名家临证医著重刊

伤寒论通俗讲话

刘渡舟 编著
傅世垣 整理

伤寒论证治类诠

任应秋 编著

上海科学技术出版社

图书在版编目(CIP)数据

伤寒论通俗讲话　伤寒论证治类诠/刘渡舟,任应秋编著.—上海:上海科学技术出版社,2009.4（2025.10 重印）
(名家临证医著重刊)
ISBN 978-7-5323-9765-5

Ⅰ.①伤…　Ⅱ.①刘…②任…　Ⅲ.①伤寒论—研究②伤寒论—注释　Ⅳ.①R222.2

中国版本图书馆 CIP 数据核字(2009)第 024861 号

伤寒论通俗讲话
编　著　刘渡舟
伤寒论证治类诠
编　著　任应秋

上海世纪出版(集团)有限公司
上 海 科 学 技 术 出 版 社　出版、发行
（上海市闵行区号景路 159 弄 A 座 9F-10F）
邮政编码 201101　www.sstp.cn

上海华顿书刊印刷有限公司印刷
开本 889×1194　1/32　印张：12
字数 296 千字
2009 年 4 月第 1 版　2025 年 10 月第 11 次印刷
ISBN 978-7-5323-9765-5/R・2647
定价：30.00 元

重 刊 说 明

上海科学技术出版社曾于20世纪50年代开始，相继出版了一大批中医临床医论医著。这些著作的撰写者，当时在中医临床理论研究或临床实践方面即是学验俱丰，建树颇多，如今看来，更是堪称为临证大家，中医泰斗，如秦伯未、任应秋、刘渡舟、邱茂良、何任等等诸老。而这些著作中的内容，亦均是源于中医临床实际，或与临床关联非常密切，其中阐微伤寒、金匮或温病学等中医经典著作之临床应用者占了不少比例，充分体现了中医经典与临床实践之间不可分割的重要关系。

近年来，一些忠实读者不断以各种方式向我们咨询这些著作的情况，其中绝大多数是求购者，甚至许以重金，因为年代久远，现在这些图书几无在书架上销售者，我们只能让读者一时失望。

有鉴于此，同时也是为了更好地留存、传承这些饱含中医临床精华之医论医著，让中医后学者能更好地领略或重温诸位名家在治学、临证、教研等各方面的方法、思路和经验，我们从中甄选了10种名家临证医论医著，分成7个分册，作为丛书首批重新刊印以飨广大读者。

本次重刊这些医论医著，我们除对原著中少数字词错误或体例不当之处给予一一修正，使质量更臻优良之外，均保持了原书的内容特色，因为我们深知，广大的读者真正需要的，就是这些名家原汁原味的临证经验和朴实凝练的语言风格。

我们殷切希望各位读者在阅读本丛书之后，对不足之处给予批评、指点，也请给我们予以鼓励和支持，我们将在此基础之上，加倍努力地将更多、更好的名家医论医著整理出来，奉献给广大读者！

上海科学技术出版社
2009 年 2 月

伤寒论通俗讲话

刘渡舟　编著
傅世垣　整理

内容提要

《伤寒论》以六经辨证为全书的纲领，有机地将理、法、方、药一线贯通，主论伤寒，兼论杂病，被后世医家奉为辨证论治的典范。

为了普及《伤寒论》的学习，本书以六经辨证为纲，将《伤寒论》六经病证的病因、病机及证候规律和传变特点，作了概括性的介绍。并广泛吸取了各个注家之长，又参以编著者的体会和经验，每个方证之后多附有临床医案。

本书可作为学习《伤寒论》的参考书，也可与《金匮要略通俗讲话》互相参证阅读。

目　录

一、概　　论

（一）《伤寒论》的产生与演变

《伤寒论》原书叫《伤寒杂病论》（或叫《伤寒卒病论》），为后汉张机所著。

张机，字仲景，南郡涅阳（今河南南阳）人，生活于公元150～219年。他曾跟随同郡张伯祖学医，经过多年的刻苦钻研，无论是医学理论，还是临床实践经验都胜过了他的老师，可谓是“青出于蓝而胜于蓝”。

张仲景生活于东汉末年，当时由于封建统治阶级的残酷剥削与压迫，特别是战争连年不断，以致民不聊生，疾疫广泛流行。张仲景的家本是一个大家庭，有两百多人，但从建安元年以来，在不到十年的时间里，就死掉了三分之二，其中病死于伤寒的竟占十分之七。这种严重的疫情，特别是伤寒病对人民生命健康的严重危害，张仲景深深感到广大人民的横夭莫救，决心认真总结前人的医疗经验，著书立说以治病救人。自秦汉以来，在总结大量临床实践经验的基础上，医学理论已逐步形成并不断完善；在应用单味药的经验不断丰富的基础上，逐步过渡到复方配伍，并开始产生复方配伍的理论，医学上的这些成就，为张氏著书创造了很好的条件，奠定了必要的基础。

《伤寒杂病论》问世不久，由于兵火战乱的洗劫，原书已散失不全。后经西晋太医令王叔和的搜集整理，使此书才又得以保存下来，但书中内容已有所调整与增减。到了宋代治平年间，高保衡、孙奇、林亿等人奉朝廷之命校定医书时，考虑到"百病之急，无急于伤寒"，因此先校订《伤寒论》10卷，颁行于世；其后又校订了《金匮玉函要略方论》（现简称《金匮要略》）。从此，《伤寒杂病论》一书就分为《伤寒论》与《金匮要略》两部书了。

现通行的《伤寒论》版本有两种：一是宋代治平年间经高保衡等人校过的刻本；一是南宋绍兴十四年（公元1144年，即金代皇统四年）成无己的注本，叫《注解伤寒论》。除以上两种版本外，还有一个《伤寒论》的别本，叫《金匮玉函经》，共8卷，亦是由高保衡、孙奇、林亿等人校刻的，与《伤寒论》同体而别名。现在，宋朝校定的原刻本已不可得，而仅存的是明代赵开美的复刻本，由于它还宋代治平本的原貌，故常被后来的医家所采用。成注本以明代嘉靖年汪济川的校刊本为最好。

《伤寒论》全书共分10卷，22篇。本书只选取其中的《辨太阳病脉证并治法》、《辨阳明病脉证并治法》、《辨少阳病脉证并治法》、《辨太阴病脉证并治法》、《辨少阴病脉证并治法》、《辨厥阴病脉证并治法》等8篇，作为介绍的主要内容，其他如《辨脉法》、《平脉法》、《辨不可发汗脉证并治法》等诸篇，因多与上述8篇内容重复，故从略。

（二）《伤寒论》是一部什么书

对《伤寒论》的认识，历代注家有不同的见解，归纳起来不外两种：一种认为《伤寒论》是辨治外感热病的专书，具体地说，是辨治伤于风寒邪气所引起的外感疾病的专书；另一种则认为《伤寒论》是一部辨证论治的书，它把一些杂病也揉在外感伤寒之中，以六经分证来统摄诸病，是论病以辨明伤寒，非只论伤寒一病。它在六经分证的基础上，察寒热，定表里，分虚实，进一步判明病变的性质、部位、邪正盛衰以及疾病发生发展的规律，从而起到了提纲挈领、执简驭繁的作用。从这个意义上讲，《伤寒论》可以说是主论外感伤寒，兼论内伤杂病，其所见者大，所包者广，它的实用价值不能低估。

为了说明本书所论述的内容，先介绍一下什么是伤寒？伤寒有广义和狭义之分。《素问·热论》说："今夫热病者，皆伤寒之类也。"是指广义的伤寒，即一切外感热病的统称；而狭义的伤寒，则专指感受风寒邪气所引起的外感病证。按《难经》所说："伤寒有五，有中风，有伤寒，有湿温，有热病，有温病。"《伤寒论》既然以伤寒命名，而且又分别论述了伤寒、中风、温病等多种外感病证，因此，可以说本书所论的伤寒是属于广义的伤寒。但从《伤寒论》中所涉及的主要内容来看，其重点仍在于论述狭义伤寒，因为有关温病的论述只是作为类证提出，以与伤寒作简明的鉴别和比较，并未作系统、全面的论述。

还需要指出，《伤寒论》所说的伤寒病也不同于西医所说的"伤寒"。从病变过程及临床表现来看，西医所说的斑疹伤寒或伤寒、副伤寒，多属于外感温热病一类，与中医所说的伤寒病有别，不能混为一谈。

什么是杂病？汉代以前，凡属于伤寒之外的疾病，可概称为"杂病"。从《伤寒杂病论》属于杂病部分的内容体会，当时所说的杂病，实际上相当于今之内科疾病，甚至比今之内科疾病的范围还要广。后来，虽然《伤寒杂病论》分为《伤寒论》与《金匮要略》两部书，但在辨证论治的具体内容上，仍是互相联系，互相渗透，难以截然分开的。况且《伤寒论》的六经分证，原为众病而设，并不是专为伤寒一病所用，它的辨证论治体系可以说是在临床上具有普遍指导意义的。所以，张仲景在"原序"中说："虽未能尽愈诸病，庶可以见病知源，若能寻余所集，思过半矣。"

（三）什么是"六经"

《伤寒论》是以六经作为辨证论治的纲领。六经就是太阳、阳明、少阳、太阴、少阴、厥阴的统称。《伤寒论》的六经分证，继承了《素问·热论》的六经分证方法，并在此基础上吸收了汉以前有关平脉辨证与治疗的实践经验，使之更加系统与完善，更具有科学性和实践性。《素问·热论》的六经只是作为分证的纲领，没有提出具体的辨证论治方法；从内容上看，也仅仅是论述了六经的热证和实证，未能论及六经的寒证和虚证。《伤寒论》的六经，能有机地将它所联系的脏腑经络的病变与证候加以概括，并着重用分析的方法指导辨证与治疗。具体地说，也就是根据人体抗病力的强弱、病势的进退、缓急等各方面的因素，对疾病发生发展过程中的各种证候，进行分析、归纳、综合，借以判断病变部位、寒热性质、正邪盛衰以及治疗的顺逆宜忌等，作为诊病治疗的依据。如风寒初客于表，表现为恶寒、发热、头项强痛、脉浮等太阳经表不利、营卫失和的证候，便是太阳病；若邪气化热入里，表现为热而不寒、口渴、汗出，甚或腹满疼痛拒按、大便燥结不下等胃肠燥热实证，便是阳明病；若邪气虽已离表，但又未入于里，与正气交争在半表半里的胁下胆经部位，表现为往来寒热、胸胁苦满、神情默默而不欲饮食、心烦喜呕、口苦、咽干、目眩等证候，便是少阳病。以上三阳经病，表示外邪侵犯人体，邪气虽盛，但正气不衰，与邪气斗争有力，表现为功能亢奋；其病变部位在表、在外、在腑；其病变性质以热证、实证为主。若病入三阴，说明机体的功能衰减，抗邪无力，寒邪入里而病于脏，表现为阳虚阴盛的虚寒证。其中，表现为脾阳虚，寒湿内困，见到吐利、腹满疼痛、喜温、喜按等证的，是为太阴病；表现为心肾阳虚，阴寒内盛，见手足厥冷、下利清谷、精神委靡、昏沉欲睡、脉微细等证的，则属少阴病；厥阴病是六经病的终末阶段，其病证以肝肾阳衰而又有阳气来复的寒热错杂证为主，表现有消渴、气上撞心、心中疼热、饥而不欲食、呕吐、下利等证。

从以上所列举的六经病证可以看出，它既是对疾病所表现的六类证候的概括，又表示伤寒病变过程中的既不相同而又相互联系的六个阶段。同时也体现了六经分阴阳，阴阳又统摄表里、寒热、虚实的六经与八纲的内在联系。

下面再简单介绍一下六经与脏腑经络的关系及六经与六气的关系。

1. 六经与脏腑经络的关系　六经是人体手足十二经的统称。由于经脉分别络属于相关的脏腑，经脉与脏腑在生理病理上是相互联系、相互影响的。所以，六经病证就是脏腑经络病变的具体表现。张介宾说："经脉者，脏腑之枝叶；脏腑者，经脉之根本，知十二经之道，则阴阳明，表里悉，气血分，虚实见……凡人之生，病之成，人之所以治，病之所以起，莫不由之。"就切实地指明了经络与脏腑的密切关系，以及通晓脏腑经络学说，对于掌握疾病的发生发展规律，判断病证的阴阳、表里、寒热、虚实，从而对进行有效的辨证论治有着极其重要的意义。

六经病证是脏腑经络病变的反映，如三阳经病，反映了六腑的病变；三阴经病，反映了五脏的病变；在经之邪不解，可随经入里，发为腑病或脏病，如太阳经证不解，可随经入里发为太阳腑证，等等；都是对六经病证与脏腑经络关系的很好的说明。又由于经脉的沟通联系，各个经脉、脏腑之间都具有相应的表里关系，而这些具有表里关系的脏腑经脉，在发生病变时的相互联系、相互影响的关系，也在六经病证中有所体现。如太阳为病，阳气抗邪于表，则出现太阳经表证；若太阳抗邪无力，而在里的少阴阳气又虚，则太阳之邪也可以内传少阴；当少阴阳气得到了恢复，有力量抗邪于外时，则病变又可由阴转阳而外传太阳。像这种具有表里关系的经脉、脏腑病证的相互联系与影响，不仅表现在太阳与少阴之间，而且也同样存在于其他六经病证之中。因此，可以从阴阳、表里、寒热、虚实等各种矛盾的运动中，去认识脏腑经络的病理变化，这就是《伤寒论》认识疾病的基本方法。从这个意义上说，六经辨证也是脏腑辨证的一个重要组成部分。

2. 六经与六气的关系　六经、六气之说，源于《内经》，用于注释《伤寒论》则以清代张隐庵为代表。他用六经的经气特点，即太阳之气为寒，阳明之气为燥，少阳之气为火，太阴之气为湿，少阴之气为热，厥阴之气为风，来说明六经为病，或寒或热，或燥或湿，从标从本不同的病证，是具有一定的指导意义的。因此，为了能深刻地理解《伤寒论》六经病证的性质、特点及其发病机制，也有必要熟悉六经六气的道理。

（四）六经病的传变

伤寒六经为病，不是静止不动的，而是经常处于传变的运动之中。一般地说，凡邪气内传，则病证由表传里，由阳入阴；而正气能拒邪外出，则病证由里出表，由阴转阳。无论病证由表传里、由阳入阴，还是由里出表、由阴转阳，都可以说是传变。所不同的是前者属邪胜病进，后者为邪衰病退，病势有轻重进退的不同。

六经病证是否传变，主要决定于人体正气的盛衰及正邪斗争的状况。正气充盛，抗邪有力，则邪气不能内传；而正气虚衰，抗邪无力，则常导致邪气内传；若邪气虽已内传，但正气在与邪气斗争中逐渐得到恢复，又具备了驱邪外出的能力，则又可使病情由阴转阳，当正胜邪却时，还可以"战汗"的形式外解。正邪力量的对比，也是相对的。六经传变不仅与正气盛衰有关，而且与邪气的盛衰也有密切关系。若感邪势盛，所向披靡，长驱直入，也必然向内传变；而邪气不甚，或在与正气斗争中变衰，则无内传之力，或虽已内传，亦可转为外出之机。由此可见，六经病证的传变是有条件的，主要取决于正邪盛衰状况。判断六经是否传变，不应以病日数计，而应凭借脉证的变化为依据，《伤寒论》中提出："伤寒一日，太阳受之，脉若静者，为不传；颇欲吐，若躁烦，脉数急者，为传也。""伤寒二三日，阳明少阳证不见者，为不传也。"都是很好的证明。

六经病证的发生发展，不仅有传经而来；而且也有直中的。"直中"是指病邪不经太阳初期阶段或三阳阶段，直接进入阴经的一种病变形式。如伤寒直中太阴，起病即见吐利、腹满而痛的太阴证候。直中以直中太阴、少阴为多见，直中厥阴的较少见。病邪所以能越过阳经而直中阴经为病，主要原因是正气内虚，抗邪无力。因此，凡属直中多较一般传经之邪为严重。

六经可以单独为病，也就是一个经一个经的单独发病或传变，也可以两经或者三经合并为病。其中，两经或者三经同时发病，称为“合病”，如太阳阳明合病、太阳少阳合病、阳明少阳合病以及三阳合病等；若是一经病未愈，而另一经病又起，有先后次第之分的，称为“并病”，如太阳与少阳并病、太阳与阳明并病、少阳与阳明并病等。从病情来看，合病多属原发，其势急骤；并病多属续发，其势较缓。

（五）六经病的主证、兼证、变证与挟杂证

六经病证复杂多变。学习《伤寒论》不仅要牢牢掌握六经主证，同时还要注意六经的兼挟证和变证，这样才能有效地指导辨证治疗。以太阳病的中风证为例：发热、汗出、恶风、脉浮缓是主证，当用桂枝汤治疗；若更见项背强几几，则属太阳中风的兼证，应治以桂枝加葛根汤；若“服桂枝汤，大汗出后，大烦渴不解，脉洪大者”，则是太阳中风的变证，此时不宜再用桂枝汤，应该用白虎加人参汤治疗。至于所见的各种挟杂证，多与患者脏腑的寒热虚实有关。如有伤寒二三日，由于患者中气不足，兼见心悸而烦，用小建中汤治疗的挟虚证；也有“大下后，六七日不大便，烦不解，腹满痛”，宿食不尽，用大承气汤治疗的挟实证。

从整个六经病证来讲，其主证可以看作是辨病之常，其兼证、变证及各种挟杂证均可看作是辨病之变。知常方可达变，熟悉各经主证的证候及治疗，对于指导各种变证、兼挟证的辨证论治有重要意义。同时，也应该看到《伤寒论》中提出的多种误治后的变证，以及患者素质与宿疾不同所反映出来的各种挟杂证，又大大地丰富并充实了六经辨证的内容，突出并加

强了《伤寒论》辨证论治的思想，从而不难看出《伤寒论》确实具有伤寒与杂病合论的这一特点。

（六）《伤寒论》的治法与方剂

《伤寒论》的六经病证是复杂多变的，而与之相适应的治疗方法也是多种多样的，诸如麻桂的汗法、瓜蒂的吐法、硝黄的下法、芩连的清法、姜附的温法、参草的补法、柴芩的和法、虻蛭的消法，等等，可以说是集汗、吐、下、温、清、补、和、消八法之大成。《伤寒论》中载方 113 首，用药 91 味，组方严谨，用药少而精，方以法立，法以方传，字字有规矩准绳，用之也得心应手。

有关方剂的记载在现存的古医籍中，最早见于《内经》，它仅载 13 方，远不能满足临床治疗的需要。到了汉代，由于药物的不断丰富和发展，特别是复方的广泛应用，使方剂学在配伍理论、临床实践方面，均有较大的进展。近几年出土的汉代医药木简，为我们提供了这方面可靠的文物根据。从 1972 年 12 月在甘肃武威出土的一批东汉早期的医药简牍来看，内有医方 30 多个，而且几乎全是复方，用药约 100 种，可见当时的方药已有相当水平。虽然《伤寒论》中所载的方和药，并不全是张仲景所独创，但张仲景对于继承并发扬汉代以前的医药学遗产，将理、法、方、药一脉贯通，开创辨证论治的治疗原则方面，做出了重大贡献。《伤寒论》中的许多方剂，如桂枝汤、柴胡汤、白虎汤、承气汤、理中汤、四逆汤、乌梅丸、泻心汤等，经过了 1700 余年的实践考验，证明确实用之有效。

（七）《伤寒论》的辨证论治精神

《伤寒论》在古典医籍中，以辨证论治著称，辨证论治精神贯穿于全书的始终。

辨证的方法，并不是从《伤寒杂病论》开始，张仲景在《伤寒杂病论》序文中提到"撰用《素问》、《九卷》、《八十一难》、

《阴阳大论》、《胎胪药录》，并《平脉辨证》，为《伤寒杂病论》”，这里的《平脉辨证》是一部医书，已失传。日本山田正珍氏说：“《平脉辨证》诸书，今皆不传。”说明汉代以前就有了辨证的学说，并为伤寒六经辨证奠定了基础。其实，作为中医学术基本特点的辨证论治精神，早在《内经》就有所体现。特别是我国古代朴素的辩证法思想阴阳学说，影响并引进医学领域之后，开扩了医家辨认疾病的眼界，并以此奠定了辨证的思想基础。《素问·阴阳应象大论》强调“善诊者，察色按脉，先别阴阳”；后世的八纲辨证，以阴阳为辨证的总纲，其原因也就在此。看病时能运用阴阳的辨证思想，就能“知丑知善，知病知不病，知高知下，知坐知起，知行知止，用之有纪，诊道乃具”，否则，就“知左不知右，知右不知左，知上不知下，知先不知后，故治不久”。阴阳学说渗透到了中医学术领域的各个方面，它不仅用以说明人体的生理功能、病理变化，而且也用以指导临床的诊断和治疗。

张仲景继承了阴阳学说，并结合临床实践，使之又有了新的发展。《伤寒论》的六经辨证，就是以阴阳为纲，即用三阳、三阴的阴阳两纲总统于六经。进行六经辨证，应首先解决病发于阴，还是病发于阳，辨明阴阳，则是治病求于本。然后，进一步探求病位之所在、病情之所属、病势之进退，而判明表里、寒热、虚实，体现了八纲辨证贯穿于六经辨证之中。

六经辨证，通过八纲认识到疾病的阴阳、表里、寒热、虚实八个主要方面，可以说是辨证中不可缺少的先决条件。但是，如果只辨到八纲为止，那还是不够的，因为它还没有具体地把人体的脏腑经络的病理变化结合起来，就好像找人只找到了街道，还没有找到住户一样，仍然不能确切而深刻地阐明各种复杂的病理变化，并指导临证治疗。而六经辨证就恰好解决了这个问题，它把八纲落实到脏腑经络上，使八纲辨证和脏腑辨证有机地结合起来，从而补充了八纲辨证的不足之处。

由于六经辨证贯穿着八纲而联系于脏腑经络，尤其是以脏腑经络生理、病理变化作为物质基础，从而使辨证言之有物，而不是空中楼阁。前人在研究《伤寒论》六经时曾指出：“经者径也。”据经则知邪的来去之路；“经者界也”，据经则知病有范围，彼此不相混淆。有了范围，有了界线，就能使我们在辨证时一目了然，见头项强痛，可知是太阳经脉受邪；见缘缘面赤、额痛、鼻干，可知是阳明经脉受邪；见耳聋、胸胁苦满，可知是少阳经脉受邪；见腹满时痛，可知是太阴经脉受邪；见咽痛，可知是少阴经脉受邪；见巅顶痛、干呕吐涎沫，可知是厥阴经脉受邪。若离开经络学说，上述各个证候的发生与机制，就无法解释。又由于经络系统的联络交会，使人体的五脏六腑、表里上下、四肢九窍、皮肉筋脉等各个组织器官联结成为一个有机的统一整体，因此六经辨证也特别注意脏腑经络病变的相互影响。如发热、恶寒而脉浮者，是属太阳经表受邪；若脉不浮而反见沉象，则知太阳表邪而又内累少阴。太阳与少阴为表里，当少阴阳气不足而外感风寒时，可以两经同时受邪，形成太阳与少阴的“两感”证。脾与胃互为表里，在发生病变时亦相互影响，故有“实则阳明，虚则太阴”的说法。这种病变的相互影响，表现在具有表里关系的经络脏腑之间，所以，辨证不能离开经络。宋代朱肱认为：“治伤寒先须识经络，不识经络，触途冥行，不知邪气之所在。”

辨证掌握了六经，就有了范围，有了规矩准绳，它是《伤寒论》的核心。在这个基础上，张仲景又举出多种变证的辨证，用以羽翼六经辨证的不及。变证，是指误治后，证情发生了变化，甚至是治坏了的病证。它可以不受六经的限制和传经的约束，完全根据作者的想法和意图，具有很大的灵活性和机动性。正由于有内容丰富多彩的变证，穿插在六经辨证之中，因而大大地扩展了《伤寒论》的辨证范围。《伤寒论》中大约有近三分之一的篇幅论述误治的变证，这些变证所涉及的内容也是极为广泛的，如书中提到由于汗不得法引起的变证，就有“发汗后恶寒者，虚故也；不恶寒但热者，实也”，还有“发汗后，腹胀满者”，“发汗后……汗出而喘，无大热者”，“发汗后，其人脐下悸者”，“发汗过多，其人叉手自冒心，心下悸欲得按者”等等，可以说寒热虚实各个方面，无所不包，面面俱到，显示了辨证的多样性和复杂性。

《伤寒论》的辨证论治精神，还突出地表现在把许多相互关连又互相矛盾着的证候及治法串连在一起，反复比较、鉴别，从中得出正确的结论，把人们的辨证思维引向深化。如书中提到的“伤寒，汗出而渴者，五苓散主之；不渴者，茯苓甘草汤主之”，“太阳病，身黄，脉沉结，少腹硬，小便不利者，为无血也；小便自利，其人如狂者，血证谛也”，“自利不渴者，属太阴”，“自利而渴者，属少阴也”，都是通过一两个主要证候的鉴别、比较，使辨证分明。又如太阳病有麻桂的可汗法，又对“尺中迟者”、“尺中脉微”，以及“咽喉干燥者”、“淋家”、“疮家”、“衄家”、“亡血家”、“患者有寒”等不同情况，提出“不可发汗”的禁忌。阳明病证虽以下法为主，但在强调攻下的同时，又列举了禁下之证；在可下与不可下之间，反复分析，反复推敲，以详辨其什么情况可攻，什么情况不可攻；什么时候是“屎未鞕”，又什么时候为“屎定鞕”；什么时候先用小承气汤，又什么时候必用大承气汤；什么情况下不可下而可导，又什么情况下不可攻而可润等等，真是辨证分析淋漓尽致，提出的治法丰富多彩，使人眼界大开，思路广阔。

综上所述，可以看出《伤寒论》的辨证论治是继承了《内经》的学术思想，把具有朴素辨证法思想的阴阳作为分经认证的纲领，以指导对疾病的诊断和治疗；创立了六经辨证的体系又兼论杂病，从而使其辨证内容更加丰富。辨证在于分析，深入细致的分析、鉴别与比较，正面和反面并举，一分为二的看问题，这是六经辨证的基本方法，也是做出正确诊断和治疗的必要前提。

(八) 怎样学习《伤寒论》

学习任何一门科学,都要掌握良好的学习方法,有了好的学习方法,可以收到事半功倍的学习效果。对于怎样学好《伤寒论》,古今医学家介绍了许多宝贵的经验,尽管他们处在不同的社会历史环境,学习《伤寒论》的深度、广度与要求不同,倡导的学习方法也不尽一致,但在一些基本方面还是差不多的,下面作简要介绍。

1. 首先要熟读原文,在熟悉原文的基础上重点掌握方证

学习《伤寒论》,主要是学习它的辨证论治规律与方法,而这些规律与方法,均贯穿于原文之中。虽然后人为了学习与研究的方便,将原文划分为若干单元,并从各个不同角度加以注释。但我们的学习不能强客弱主,一定要立足于原著。对《伤寒论》的原文(或者说条文)要熟读,重点条文要能够背诵,这不仅对全面系统地理解掌握《伤寒论》理论体系有重要意义,而且对指导临床辨证论治也有极大的方便。"熟能生巧",书读熟了,就打下了良好的基础,在应用时才能得心应手。原文要熟读,但也不是平均对待,重点的条文更要读熟记牢。什么是重点?从指导临床辨证治疗的需要考虑,应该说凡是辨证治法方药完备的条文都是重点。一部《伤寒论》载方113首(其中禹余粮丸方阙),它代表着113个方证,有些方证多次出现在前后条文之中,如桂枝汤证、麻黄汤证、白虎汤证、承气汤证、小柴胡汤证、四逆汤证等,但它们不是简单的重复,而是辨证内容的充实与论治方法的扩展。因此,这些条文都应该在熟读的基础上记牢,最好是能够背诵下来。当然,还有些条文,如"病有发热恶寒者,发于阳也;无热恶寒者,发于阴也……""患者身大热,反欲得近衣者,热在皮肤,寒在骨髓也;身大寒,反不欲近衣者,寒在皮肤,热在骨髓也",以及辨各经病脉证的提纲等等,虽然未提出治法与方药,但由于其辨证精确,具有指导全局、提纲挈领的作用,故亦需要背诵记牢,

熟读原文或背诵重点条文，最好选用白文本，即不加注释的《伤寒论》。

2. 要学习好《伤寒论》，还必须有较好的古汉语基础　《伤寒论》成书于1700多年前的东汉时期，它的写作无论在语言文字及语法习惯方面，均有其时代特点。比如《伤寒论》与其他许多古医书一样，均用繁体字，这与现在之简体字就有很大不同；再如汉代的一些词句，如“圊”、“更衣”、“哕”等证候概念与使用方法同现在用语也不大一样，或者已经搁置不用了。在写作方面，对《伤寒论》的几种重要笔法，如倒装句、省笔、插笔、互文见义、假宾定主等亦均应有所了解和熟悉。如果我们不了解这些特点，不懂得汉代语言文字及语法结构等方面的一些基本知识，要学好弄通《伤寒论》是难以办到的。为了掌握古汉语基础知识，为进一步学习《伤寒论》及其他古医籍创造条件，应该学好医古文这门课程。而在学习《伤寒论》的时候，为了掌握它的医理，也一定要注意研究它的文理。

3. 熟悉并掌握中医药基本理论，是学好《伤寒论》的一个重要前提　《伤寒论》是讲辨证论治的，属于辨证医学的专著。但它的学术思想是有继承性的，它继承了汉以前的医学成就，并吸取了当代的医学成果，以阴阳五行、运气、脏腑经络、病因病机，诊法治则及方药学等基本理论知识作为它的理论基础。因此，要想学懂、学深《伤寒论》，就必须首先学习好现代编写的《中医学基础》以及《内经》、《难经》等古典医籍。同时，还要学习《神农本草经》。《神农本草经》成书在《伤寒论》之前，是我国现存最早的中药学著作，它所论述的有关药物性味功能的理论，与《伤寒论》的用药规律最为接近。故此，学习《神农本草经》对探讨《伤寒论》的用药与治疗，则有着十分重要的参考价值。特别值得一提的是，要学好《伤寒论》，还必须学习《金匮要略方论》。它与《伤寒论》原本为一书，均系张仲景所著，现在分为两部书，但它们在学术思想，所论病证以及理法方药等各个方面，都是互相联系，互相发明，互相印证，互相补充的。如《伤寒论》在举出半夏泻心汤证时，由于只强调与柴胡证、结胸证的鉴别，故述症有些不太完备，但这一不足，在《金匮要略·呕吐下利病脉症治篇》得到了补充与发明。类似情况甚多，不一一列举。这说明参看并对照《金匮要略方论》来学习《伤寒论》，无疑是会大有帮助的。

4. 与临床实践相结合，是学习《伤寒论》的最基本方法，也是学好《伤寒论》的关键所在　理论来源于实践，又必须接受实践的检验。实践是检验真理的唯一标准。《伤寒论》来自于实践，是我国汉代医疗实践的总结，不仅有很高的科学性，而且有很强的实践性。它自东汉问世以来，至今仍继续不衰，被人们誉为中医药科学宝库中的一颗耀眼夺目的明珠，吸引着千百万医家去学习、探讨，其原因就在于此。我们今天学习《伤寒论》，探讨它的辨证论治规律，绝不仅仅是为了获得理论上的充实，更重要的是为了让它指导临床实践，为人类解除疾病痛苦。多临床，早临床，是学习中医的一条好经验，是勿庸置疑的一条正确途径，学习《伤寒论》更需如此。《伤寒论》中包涵的许多深奥理论和辨证论治的规律与方法，需要通过临床实践去验证，在验证中加深理解；对诸多伤寒注家长期争论不休的问题，需要通过临床实践，学以致用，才能把《伤寒论》辨证论治的知识与技能真正学到手，使这些宝贵遗产得到继承与发扬。从古到今，学习或研究《伤寒论》的学者甚多，而真正有所发明、有所作为者，是那些在临床上探索的人们。作为间接经验，他们的心得体会、医案医话等，都很值得我们学习借鉴。

5. 最后要指出的是，学习《伤寒论》一定要注意上下、前后条文之间的联系　而善于前后互参，对比分析，则是学习《伤寒论》的一个重要而且有效的方法。《伤寒论》以六经辨证为纲，贯穿着脏腑、经络以及阴阳、表里、寒热、虚实等辨证内容。在它的编写体例上，虽然以六经病分篇，但每一篇的内容，却又不限于讨论一经之内的病证。各个条文虽有相对独立性，但也不是各自孤立，互不相关的，而是互相联系，互相补充，互相发明的。在学习的时候，只有把前后条文有机地联系起来，才能学得深透，领会得全面，从而把握住六经辨证论治的完整体系。比如太阳病篇，第1条举出太阳病辨证纲要，接着是太阳中风、太阳伤寒及太阳温病的辨证要点，然后分别论证太阳病的传变，太阳经证及腑证的辨证治疗与禁忌，太阳病误治或失治所引发的各种变证、坏证以及太阳病类证的辨证与救治。这一篇在六经病各篇中所占条文最多，所涉及的病证亦最广，几乎六经病证无所不包，而且还多有杂病内容。但该篇结构非常严谨，上下条文联系也非常紧密。六经病的其他各篇也均是如此。因此，我们学习《伤寒论》，一定要在一条一条学习的基础上，特别注意上下、前后条文之间的联系，着重各类病证之间的反复辨证与相互鉴别。有些伤寒注家为了学习与研究的方便，他们将《伤寒论》原条文顺序打乱，进行重新归类编辑，如柯韵伯《伤寒来苏集》按方类证的方法，尤在泾《伤寒贯珠集》按法类证的方法，沈金鳌《伤寒论纲目》按症类证的方法，等等。现在的高等中医院校统编教材《伤寒论选读》，也是对原文进行了归类选编，它与上述几种类证方法不同之处在于突出了按病机分证的特点。它们的这些归类研究方法，不仅对揭示六经病证之间联系与差异很有帮助，而且对系统掌握并运用六经辨证论治规律与方法亦大有裨益。同时也告诉我们，学习《伤寒论》不仅要注意研究条文之间纵的联系，而且还要注意探讨各类方证之间横的联系。

二、辨病发阴阳寒热纲要

《伤寒论》的辨证方法，是以阴阳为纲统摄六经，进而辨清表里、寒热、虚实诸证。根据这一特点，把阴阳辨证大法，冠于六经辨证之前，是有其指导意义的。

凡邪气伤人，要了解病发部位，病变性质，只有通过辨证才能认识。要辨证则应先辨阴阳，才能抓住病的根本。张景岳在《类经·阴阳类》中说："人之疾病……必有所本，或本于阴，或本于阳，病变虽多，其本则一。"这就说明疾病虽然千变万化，但其根本不外阴与阳两大类别。因此，掌握了辨别阴阳病证的规律，也可以说是掌握了辨证根本大法。

怎样辨别病证是属阴，还是属阳呢？《伤寒论》作了明确的回答："病有发热恶寒者，发于阳也；无热恶寒者，发于阴也。"发热与恶寒是两个相互矛盾的证候，但这再个证候可以集中反映人体阳气的盛衰，抗邪能力的强弱。阳气有温煦机体、抗御外邪的作用。若阳气亢盛，能积极抵抗外邪，集于体表，就会有发热的表现；同时，由于阳气已被邪气所伤，处于不利状态，所以在发热的同时又有恶寒。恶寒，就是怕冷。患者发热与恶寒同时并见，说明感受外邪，阳气虽被邪气所伤，但并不衰弱，仍然有力与邪气抗争，使病拒于外而不得入于内，故谓"发于阳"；若只见恶寒，不见发热，说明机体阳气虚衰，无力与邪气抗争，病变已入于里，所以说是"发于阴"。

由于阴阳统摄六经而为八纲之总纲，因此，掌握阴阳的辨证规律，对指导六经辨证及表里、寒热、虚实的辨证有很大的现实意义。

一般地说，三阳经病均有发热，表示阳气有余，邪气亦盛，正邪斗争激烈，其病变属表（或属里）、属热、属实；三阴经多不发热而恶寒，说明阳气不足，抗邪无力，病变属里、属寒、属虚。

阴阳盛衰可验之于寒热，已如上述。但寒热又有真假之分，不可不辨。如患者身大热，好像是阳盛热证，但反想多穿衣服或多盖被子，说明身热是假象，是由于阴寒盛于内，逼迫阳气浮于外所致，属于内有真寒外有假热的阴盛格阳证，所以说是“热在皮肤，寒在骨髓也”。反之，患者身大寒，或表现为怕冷，或表现为手足厥冷，但他不想多穿衣服或加盖被子以取暖，这说明身寒是假象，是由于阳热郁闭于内，格阴于外所致，属于内有真热外有假寒的阳盛格阴证，所以说是“寒在皮肤，热在骨髓也”。

辨寒热真假，以患者身大热或身大寒，欲得近衣或不欲近衣，作为鉴别诊断的依据，是抓住了本质上的要害。但由于假象多见于重病患者，故在临证时，还应综合全面情况，方不至有误，如真寒假热证常伴见口不渴，或虽口渴但不欲饮水、尿清长、舌淡、脉大而软或数而无力等症；真热假寒常伴见口渴喜冷饮、尿黄赤、脉数、舌红等症。总之，只有慎重对待，全面分析，才能切实做到透过现象看本质，去伪存真。

三、辨太阳病脉证并治

太阳病，是外感病的初期阶段，由于这个时候正气开始抵抗，正邪斗争还只限于体表部位，故称为"表证"。

太阳病可分为太阳经证和太阳腑证两大类。由于证候表现不同，太阳经证又包括中风和伤寒两类；太阳腑证又包括蓄水和蓄血两类。除太阳的经腑证之外，还有邪热蕴郁胸膈不得伸发的虚烦证，热与痰或水互结的结胸证；若中焦寒热阻塞，升降失调，还可出现心下痞证；太阳病治不得法，也就是误治，还会发生种种变证；另外，还有一些类似太阳病的证候，作为太阳病类证以与太阳病鉴别比较。太阳与少阴为表里，若少阴阳气不足而感外邪，还可形成太阳与少阴同时俱病的"两感"证。

太阳病的治疗：经证属表，当用汗法；因感受风寒邪气，故宜以辛温解表之法。腑证蓄水，用通阳行水法；蓄血，用破血逐瘀法。若属太阳与少阴的"两感"证，当温经解表并用。至于其他诸证，或用温法，或用清法，或用补法，或用泻法，自当随证施治。

（一）太阳病辨证纲要

要掌握太阳病的辨证特点，首先应该弄明白什么是太阳，什么是太阳病。

太阳，指足太阳膀胱。太阳膀胱，其位居于下焦，内藏津液。肾阳蒸化膀胱津液，形成一种雾露之气，达于体表，叫作"太阳之气"。太阳之气，行于体表，具有温煦肌表，管理汗孔开合，防御外邪，保卫机体的作用，故又称为"卫气"。太阳之气也就是卫气运行于全身，古人认为卫气一日一夜行50周，昼夜各行25周，每日早晨当阴气尽时，则阳气出于目，目张则卫阳之气上行于头，然后循颈项而下行太阳经脉。由于太阳之气行于体表，在六经的最外层，又具有卫外的功能，所以就有“太阳主表，为六经之首，总统营卫，而为一身之外藩”的说法(《灵枢·营卫生会》)，说“太阳主外”，也是指它的部位及功能而言。

我们都知道肺是主表的，这里又提出太阳亦主表，它们有什么关系呢？

肺主表，是因为肺主宣发，能把卫气布散到体表，以行使温煦、卫外的功能。而太阳主表，则指太阳之气行于体表。太阳之气就是卫气，它出于下焦，由肾阳蒸化膀胱津液所产生，受胃的水谷之气而赡养，然后又通过上焦开发以“熏肤、充身、泽毛”。《灵枢·本藏》指出“肾合三焦膀胱，三焦膀胱者，腠理毫毛其应”，“肺合大肠，大肠者，皮其应”，就说明了脏腑相连，在内之脏腑与在外之皮毛相应的表里关系。皮毛属表，太阳之气行于表，是由少阴肾气所化，经肺气的宣发敷布外达皮毛，所以说肺气合于表而太阳之气则主表。

足太阳膀胱经是人体最大的一条经脉，循行路线最长，与督脉并行于人身的背部。背为阳之府，是人体阳气最集中的一个部位，太阳经从这里通过，所以说它是“阳经之长”。足太阳膀胱经行于内脏时，属于膀胱腑而络于肾脏。膀胱主藏津液，但它还要赖于肾气的作用使津液气化升降。以上介绍的可以说是太阳的生理。

由于太阳之气行于表，所以当外邪侵袭人体时，太阳必然首当其冲。太阳受邪，太阳之气抗邪于体表所表现的证候，就是太阳病。太阳主表，所以说太阳病就是表证。对于太阳病的主要脉证表现，《伤寒论》中作了概括：“脉浮，头项强痛而恶寒。”可作为辨太阳病的主要依据。

太阳病为什么见浮脉呢？因为邪气初客体表，太阳之气开始抵抗，气血趋向于外以抗邪，故脉应之而浮。“浮脉为阳表病居”，说明浮脉是表证的纲脉，凡见浮脉，当先考虑病在表。所谓“头项强痛”，是形容头痛项强，顾盼俯仰不能自如。《灵枢·本脏》说：“经脉者，所以行血气而营阴阳，濡筋骨而，利机关者也。”今太阳受邪，经气运行不利，故出现头项强痛的证候。头为诸阳之会，足太阳经上额、交巅、络脑、下项，所以太阳之为病必见头项强痛。太阳之气行于体表，行使其温煦卫外的功能。太阳受邪，温煦卫外的功能失常，故见恶寒恶寒，是各种外感疾病的初起阶段，即表证阶段的必见证，它对判断病邪是在表还是已经入里，有重要的鉴别意义。“有一分恶寒，便有一分表证”，这个临床经验总结，就说明恶寒一证是判断病邪在表的一个重要标志。太阳为病，卫阳之气被郁，正气奋起与邪气斗争，还应见发热。而太阳病提纲中并未提发热，这是因为外邪入侵人体，卫阳被遏伤在先，故恶寒每先见于发热。《伤寒论》中说“太阳病，或已发热，或未发热，必恶寒”，就指出了太阳病发热可有迟早，但恶寒是必见的。太阳病是邪在表未入于里，故舌苔以薄白为多见。

以上脉证，是从太阳病脉证中抽出来的具有共性的证候，它反映了一切表证的最基本的证候特点，具有普遍的指导意义，所以把它们列为太阳病的辨证纲要。

（二）太阳病经证

太阳病，根据其证候特点，可以分为经证和腑证两大类。所谓太阳经证，是指病邪侵扰太阳经表而未聚结于太阳之腑所表现的证候。由于经与腑有表里之分，所以太阳经证就是太阳之表证；太阳腑证可以看作是太阳之里证。前面介绍的“脉浮、头项强痛而恶寒”的太阳病，主要是指太阳经证。

太阳病经证，按其所见脉证不同，习惯上又常分为太阳中风与太阳伤寒两种证候。

1. 太阳中风证治　太阳中风，是指风邪外袭，在太阳病

“脉浮、头项强痛而恶寒”的脉证基础上，更见发热、汗出、恶风、脉缓等证的一种太阳表证，不同于“脑血管意外”的中风。因太阳中风，用桂枝汤治疗，故太阳中风证又称为“桂枝汤证”。有关太阳中风的证治，下面就从桂枝汤主证、桂枝汤加减证和桂枝汤的禁忌证加以介绍、说明。

（1）桂枝汤主证。桂枝汤是治疗太阳中风的主方。要了解桂枝汤证，也就是要了解太阳中风证的病变特点，首先要从风邪的性质及其致病特点谈起。

风为阳邪，风阳袭卫，卫阳与风邪相搏，故见发热，发热证的出现既迅速又较突出。由于卫阳被风邪所伤，失去了卫护肌表、管理汗孔开合的作用，再加上风邪的疏泄，迫使营阴不能内守，因而自汗出。出汗越多，肌腠就越疏松不固，卫气也就更难抵御风邪的侵袭，故患者特别怕风。汗出肌疏，营阴外泄，反映在脉象上，就呈现了缓慢而有松弛虚弱感的一种缓脉。《伤寒论》中对太阳中风的脉证与病变机制，作了很形象的描述和很好的说明：脉“阳浮而阴弱”，即见浮取有余，重按不足的浮而缓弱的脉象“翕翕发热”、“淅淅恶风”、“啬啬恶寒”，形容像多着衣服那样的发热，像冷水淋在身上一样的怕风，而怕冷又表现出一种畏缩的样子。同时，由于风邪外袭，影响了肺气的宣发和胃气的下降，肺气不利则鼻鸣，胃气上逆则干呕。太阳中风的病理，《伤寒论》把它概括为“荣弱卫强”。“荣弱”是说营阴失去卫阳的固护而外泄，反映了正气不足的一面；“卫强”指风邪犯于卫分，反映了邪气盛实的一面。总起来看，风邪外袭以致营卫不和，就是太阳中风最基本的病变特点。

太阳中风证，既然是风邪外袭，营卫不和，治法就当解肌驱风、调和营卫，宜用桂枝汤。桂枝汤由桂枝、芍药、炙甘草、大枣、生姜组成。方中桂枝温通卫阳，配生姜之辛，以解卫分之风邪；芍药味酸能敛阴和营，配大枣之甘，可滋养营阴之弱；甘草和中扶虚。以上诸药内含辛、酸、甘味，由于辛甘化阳，可助卫;酸甘化阴,能以和营,故桂枝汤有调和营卫的功效。本方服法要求服药后喝热稀粥,其目的是使谷气内充,既可借以资汗源,又可强营卫以助抗邪之力。

太阳中风当用桂枝汤治疗,但桂枝汤却不仅限于治太阳中风证。如本属太阳伤寒证,经过汗下之后表邪仍不解;或虽经汗解,但又复感风寒病在表者,均应以桂枝汤再行解表。为什么此时要用桂枝汤呢?这是因为病原属伤寒,但已经汗下,尽管表证仍在,也不宜再用峻汗法,用桂枝汤可解肌发表,调和营卫,虽发汗以祛邪,但不损伤正气。正如《伤寒论》中所说:"伤寒发汗,已解,半日许复烦,脉浮数者,可更发汗,宜桂枝汤。"

还有一种情况,即有的患者内脏并没有什么毛病,只是不时的自汗,或伴以发热,这是什么原因呢?这是因为"卫气不和","卫气不共荣气谐和故尔"。也就是说,虽然患者营气和顺,但卫气不和,不能与营气密切协作,以致营卫各行其事,卫气不能外固,荣阴不能内守,因而"常自汗出"或"时发热自汗出而不愈"。这种既非太阳中风,又"脏无他病"的荣卫不和证,也要用桂枝汤,在未发病之前服药取汗,使营卫调和则愈。

曾治一患者,李某,女,53岁。每日都有两三次发热、汗出,患病已一年。查其饮食、二便、睡眠皆佳。曾按阴虚治疗,服药廿余剂无效。诊其脉缓软,舌淡苔白,辨为营卫不和之证,遂用桂枝汤原方,只服二剂则热止汗不出。

柯琴在评价桂枝汤时说:"此为仲景群方之魁,乃滋阴和阳,调和营卫,解肌发汗之总方也。凡头痛发热,恶风恶寒,其脉浮而弱,汗自出者,不拘何经,不论中风、伤寒、杂病,咸得用此发汗;若妄汗、妄下,而表不解者,仍当用此解肌。如所云头痛、发热、恶寒、恶风、鼻鸣、干呕等病,但见一证即是,不必悉具,惟以脉弱自汗为主耳。"柯氏综合了《伤寒论》的有关条文,既概括指出了桂枝汤的应用范围,又告诉我们不可拘泥,要灵活运用;但灵活也不能失掉原则,要坚持辨证论治,要始终以客观脉证为施用方药的依据。下面举个病例以说明这个道理。

一男性患者，年六十，患荨麻疹，瘙痒钻心，数月不愈。其脉浮而弛缓，并见汗出而恶风寒，舌苔薄白，断为风邪稽留，营卫不和之证。用桂枝汤原方，不增减一味，嘱其啜热稀粥温覆取汗，一剂则疹退痒止。此例之所以用桂枝汤治荨麻疹取得疗效，其主要原因就是见到了桂枝汤的主要脉证，即汗出、恶风，脉浮缓，也就是遵循了辨证论治的法则。

太阳中风，当用桂枝汤。一般情况下，太阳中风患者服用桂枝汤，均可汗出而解。但也有“太阳病，初服桂枝汤，反烦不解者”，这不是桂枝汤无用，是由于在经之邪太盛，服汤不能骤解，以致阳郁而增烦。遇到这种情况，应先针刺风池、风府二穴，以疏散在经之风邪，然后再服桂枝汤如法取汗，就能把病治好。

（2）桂枝汤加减证。对桂枝汤进行加减化裁，以治疗太阳中风的各种兼见证，就叫作桂枝汤的加减证。

【桂枝加厚朴杏仁汤证】桂枝加厚朴杏仁汤，即桂枝汤加厚朴和杏仁。这个方在《伤寒论》中用以治疗太阳病中风又兼气喘的证候，即“喘家作桂枝汤，加厚朴杏子（即杏仁）佳”。

喘家，就是素有喘疾的人，又触冒风邪而病太阳中风。由于风邪外袭内迫于肺，以致肺气更为不利而作喘，应用桂枝汤以解肌驱风，加杏仁、厚朴宣肺降气以平喘。这是用桂枝加厚朴杏仁汤的一种情况。另外，还有两种情况，也用桂枝加厚朴杏仁汤治疗：

其一，患太阳病中风，并无气喘之宿疾，只因风邪外袭内迫，影响了肺气的宣发与肃降，故在汗出、恶风、脉浮缓、苔薄白等太阳中风的脉证基础上，更见胸满气喘。

其二，太阳病表不解，大便不通，本应先解表，然后再用下法。但医生一开始就用了攻下的方法，以致表邪乘机内陷而迫肺，肺气不利，所以作喘。此时因表邪仍未解，故当以桂枝加厚朴杏仁汤，外解风邪，内利肺气。

许叔微在《伤寒九十论》中，举了一个桂枝加厚朴杏仁汤的治例，对后人运用此方有一定启示。他说，有一个武将被敌人俘虏后，关押在船舱里，数日才得以逃脱。跑出来后，这个武将饱饱吃了一顿，就坐在露天，解开衣服歇息，不料第二日就得了伤寒。先请来一个医生，说是过饱伤食之证，而用下法；又请来一个医生，说是感受外邪，而用汗法，这样又下又汗。杂治几日不仅不见好，反而更增喘息，前医茫然不知所措，就又请来了许叔微诊治。许看了患者后说，这是太阳病用了下法，而表仍未解又见微喘，当用仲景的方法，以桂枝加厚朴杏仁汤治疗。前医见开此方，还有些疑惑不信。经服此药，一剂而喘定；再服，则汗出脉和身凉而病愈。

【桂枝加葛根汤证】太阳病，本有头项强痛的太阳经输不利之证。若太阳中风，经输不利严重时，不仅颈项强急不舒而且连及背部，以致顾盼俯仰受限，这就是《伤寒论》中所说的“项背强几几”。几几，本是形容短翼之鸟伸颈欲飞而又不能飞的样子，在这里用以比喻项背强急而不舒。一般来讲，此证多见于伤寒无汗表实之证，而今却反见汗出、恶风，故知这个证候，仍属太阳中风的范围，还要用桂枝汤以解肌驱风，加葛根则可以疏通经脉以治项背强急。

原宋本《伤寒论》中记载，此方中尚有麻黄，但林亿等人又在方后注：既有汗，不当有麻黄。故后来的注家，多按照林亿等人的见解，去掉了麻黄。

【桂枝加附子汤证】桂枝加附子汤证，是太阳中风又兼有表阳虚的证候，可见于太阳病发汗之后。

太阳病用发汗的方法治疗理所应当，但为什么病没有治好，反而伤了表阳呢？问题就在于汗不得法。按要求，太阳病发汗只宜发微汗，不可大汗令“如水流漓”。若发汗太过，不仅邪不去、表不解，反而使阳从汗泄，更伤卫阳。表不解，则仍见汗出、恶风；表阳虚，肌表不固，则汗漏不止；汗出过多，津气俱伤，筋脉失养，气化不利，所以“小便难，四肢微急难以屈伸”。此时，表不解又兼见亡阳脱液，故以桂枝汤解肌发表，加附子以温经回阳、固表敛汗。

本证既有津伤，但方中并不加生津益阴的药物，其理何在？陆渊雷作了很好的说明：“津伤而阳不亡者，其津自能再生；阳亡而津不伤者，其津亦无后继。是以良工治病，不患津之伤，而患阳之亡……桂枝加附子汤之证，伤津而兼亡阳也，仲景则回其阳而已，不养其津，学者当深思之。”

有关桂枝加附子汤的用法，举一个例子说明。同事仆老师，在回乡探亲前向我求方，他说有一个亲戚患自汗证，身体虚惫不堪。曾用黄芪、党参、龙骨、酸枣仁、浮小麦等止汗固表药不效，问我怎么办？我告诉他，如无热象，可试用桂枝加附子汤。他回乡后用此方果然取效。后来，他对我说，阳虚出汗，非附子而不能止，若早看到这一点，病也不至于拖延至今哪！

【桂枝去芍药、桂枝去芍药加附子汤证】太阳病应当用汗法不能用攻下法，若误下则属逆其病机，可使在表之邪内陷。由于阳气开发于胸中，表又近于胸位，因此误下往往使表邪内陷胸中，影响阳气的开发以致胸满。此时，其脉若沉紧有力，恐为结胸之变；若脉来急促，按之而软，说明阳气虽因误下受挫，但仍能与邪气抗争，病在阳而未入阴，在胸而未入腹。正因邪气去表未远，故用桂枝去芍药汤，以鼓舞心胸阳气，驱邪从表外出。

桂枝去芍药汤，方用桂枝、炙甘草以扶心胸之阳；配以生姜、大枣辛甘发散，使内陷胸间之邪从表解。因芍药酸寒，其性阴凝而敛，不利于胸阳的宣通畅达故不用。

若在上证基础上更见微恶风寒，说明阳气损伤较重，显现出温煦失职之象，故须于上方中加附子，以扶阳气之虚损。

治验举例：王某，男，36岁。自诉胸中发满，甚或作痛，每逢严冬季节发作更甚。兼见咳嗽，气短。切其脉弦而缓，握其手冷如冰，问其小便则清而长。参合上述脉证，断为胸阳不振而有寒。因冬月阴寒最盛，阳受其困，故病情增剧。为之处方：附子9克，桂枝9克，生姜9克，大枣7枚，炙甘草6克。

患者见上方除姜枣外，仅二味药，有些不相信。一周后他高兴的告诉笔者，服上药多年宿疾已愈。

【桂枝加芍药生姜各一两人参三两新加汤证】太阳病未经发汗的身体疼痛，是表不解；已经发汗后的身体疼痛，多为气血两虚，不能濡养筋脉所致。凡属表证的身疼，其脉应浮；属气血虚的身疼，脉多见沉迟而涩。气虚血少，充盈鼓动血脉的力量不足，故脉沉迟而涩滞不畅。表证身疼，治当汗解；汗后气血不足的身疼，则应温补，用桂枝加芍药生姜各一两人参三两新加汤治疗。

桂枝加芍药生姜各一两人参三两新加汤，是由桂枝汤加重芍药、生姜的用量，再加人参所组成。桂枝汤有调和营卫的作用；加重芍药以滋养营血；加人参补气生津，调营养卫；重用生姜可宣通阳气，使药力达于体表。

曾治一樊姓妇女，新产之后，忽而身痛，自服生化汤两帖无效。随笔者实习的学员诊为气血两虚身痛，用当归、黄芪、党参、白术、甘草等药，服之有效但治不彻底。切其脉沉缓无力，舌淡苔白，嘱用新加汤，三剂而病愈。学员不解，纷纷问询是什么道理？笔者对他们说，关键在于桂枝汤走肌表而参芪走里，身疼痛一证是在表的营卫气血不足，故进参芪其效则缓，而服桂枝汤就取得了满意的疗效。

【桂枝去桂加茯苓白术汤证】病有类似太阳病，实非太阳病，临证时不能不加以辨别。如有一种病表现为头项强痛，翕翕发热而无汗，并有小便不利，心下胀满微痛。若辨头项强痛、翕翕发热为表不解，投以桂枝汤发汗；或认为心下满微痛是里邪凝结，用攻下法治疗均不见效，如《伤寒论》中所说："服桂枝汤，或下之，仍头项强痛，翕翕发热，无汗，心下满微痛，小便不利。"此证汗之不解，下之不愈，究竟是什么病证呢？由于膀胱气化失司，水邪内停，故小便不利；水邪凝结，影响中气不运，所以心下胀满微痛。经脉与脏腑相通，腑病影响了在外之经气不和，故见头项强疼、翕翕发热等证，这是水遏阳郁不得宣畅的表现，属于太阳之邪内陷，以致膀胱气化失职的水饮内停之证。与太阳中风的翕翕发热、汗出、恶风之证截然不同，所以不能用桂枝汤，应该用桂枝去桂加茯苓白术汤治疗。

桂枝去桂加茯苓白术汤，由芍药、炙甘草、生姜、大枣、茯苓、白术组成。因为表无邪，故不用桂枝；水饮内停，小便不利，故加茯苓、白术；方中用生姜，可健胃以散心下之饮；用芍药助疏泄以解心下之痛；甘草、大枣有培土制水的功效。因本方所治之证，属太阳之里影响于太阳之表，并无太阳表证存在，故不需汗出而解，只要"小便利则愈"。

陈慎吾老大夫，曾治一发热患者，屡经医治，发热不退。问其小便不利，而胃脘胀满不舒，脉沉而弦，舌苔白而水滑，辨为水饮内停，阳气外郁，乃不治热而治水，用桂枝去桂加茯苓白术汤，三剂热退而安。

对桂枝去桂加茯苓白术汤证，也有不同的看法，《医宗金鉴》认为："去桂当是去芍药。此方去桂，将何以治仍头项强痛、发热、无汗之表乎？……故用桂枝汤去芍药之酸收，避无汗心下之满，加苓、术之渗湿，使表里两解，则内外诸证自愈矣。"自《医宗金鉴》提出"去桂当是去芍'之说后，对这个问题就展开了争论，同意《医宗金鉴》观点者亦有不少人，故将此见解提出来，供参考。

以上列举了桂枝汤的加减诸证，虽不能面面俱到，但可举一反三，触类旁通。后世医家徐灵胎在此方基础上加黄芪、当归；叶天士则加杏仁、干姜、五味子等等，他们均能在辨证论治的原则指导下，作到随证加减，灵活变通，不断地扩大了桂枝汤的应用范围。

(3) 桂枝汤禁忌证。桂枝汤是治疗太阳中风证的主方。

太阳中风以发热、汗出、恶风、脉浮缓为主要临床表现和辨证依据。若患者见发热、恶寒、无汗、脉浮紧，说明所患之病是太阳伤寒，并非太阳中风，应当用麻黄汤不能用桂枝汤治疗。所以，《伤寒论》中提出："桂枝本为解肌，若其人脉浮紧，发热汗不出者，不可与之也。""解肌"指桂枝汤有解肌腠之邪的作用，是对麻黄汤解表作用相比较而言。由于太阳中风桂枝汤证与太阳伤寒麻黄汤证，在病因上有伤于风和感于寒的不同，在病理上有卫强营弱与营强卫闭的不同，在临床表现上又有汗出与无汗的区别，因此，这两种不同的病证就有完全不同的治法。若太阳中风错用麻黄汤发汗，可出现"汗漏不止……小便难，四肢微急，难以屈伸"的桂枝加附子汤证；若太阳伤寒误用桂枝汤，不仅由于药不对证而病不解，还可能由于桂枝汤中芍药的酸寒收敛，使表寒更加郁闭，变化为"不汗出而烦躁"的大青龙汤证或其他病证。对于上述一些问题，在临床上一定要认真对待，不可粗心大意，以免给患者带来不应有的痛苦。为此，张仲景也特别告诫我们："常须识此，勿令误也。"

太阳伤寒证不能用桂枝汤，这是桂枝汤禁忌证之一。此外，《伤寒论》中提出"酒客病"不能用桂枝汤。酒客，指有喝酒嗜好的人。由于长期饮酒无以节制，故酒客的湿热较盛。湿热内蕴，熏蒸于外，致营卫不和，可出现汗出、干呕、头痛等类似太阳中风的证候，称为"酒客病"。治疗应该用葛花、枳椇子等解酒利湿药物，不能用桂枝汤。若误投桂枝汤，不仅酒客病不解，反而由于桂枝汤为辛甘温之剂，辛温能以助热，甘药能以助湿，酒客服后使湿热更盛，壅滞于中，影响胃气的和降，引起呕吐。张仲景在《伤寒论》中，把这个道理归结为"以酒客不喜甘故也"。

酒客病禁用桂枝汤是有一定道理的，但在具体应用时不可拘泥。当酒客太阳中风时，无湿热表现，可用桂枝汤；虽不是酒客，但这个人湿热素盛，当病太阳中风时，桂枝汤也当慎用。日本山田正珍提出用化裁桂枝汤治疗酒客患太阳中风证:"若夫平素好饮之客,虽有中风之证,不可执桂枝之成法与之,宜减去甘、枣二物以投之。"可供我们临证时参考。

太阳病,以发汗为治疗大法。若不发汗,反泻下,就是治疗上的错误。如虽经误下,但并未导致邪气内陷,太阳之气仍能抗邪于外,即"其气上冲者",就还可以用桂枝汤发汗解表,这正如《伤寒论》中所说:"太阳病,下之后,其气上冲者,可与桂枝汤,方用前法。"若误下之后,太阳之气不上冲,表证已不在。邪气内陷于里,桂枝汤就不能用了。其实不仅误下,就是发汗不得法,或错误地用吐法、温针等方法,都会使病情发生变化,以致发生"坏病'。既然病证有变,治法方药当随之而变,此时再用桂枝汤就不中用了。如《伤寒论》中所说:"太阳病三日,已发汗,若吐,若下,若温针,仍不解者,此为坏病,桂枝不中与之也。"发生了坏病,桂枝汤又不中用,该怎样救治呢? 还是张仲景说的好,"观其脉证,知犯何逆,随证治之",也就是要遵循辨证论治的法则。

2. 太阳伤寒证治　太阳病伤寒,是指感受寒邪,在太阳病"脉浮、头项强痛而恶寒"的脉证基础上,更见无汗而喘、头疼、身疼、腰痛、骨节疼痛、脉紧等证的又一种类型的太阳表证。因其主治以麻黄汤,故太阳伤寒证又称"麻黄汤证"。太阳中风与太阳伤寒同属太阳病经证,但又是有不同病变特点的两种证候。太阳中风,因其感受风邪,汗出肌疏,故又称"表虚";太阳伤寒,因其被寒邪所伤,无汗表闭,故又称'表实"。

(1) 麻黄汤主证。要了解麻黄汤主证,即太阳伤寒证的病变特点,就要先从寒邪的性质及致病特点说起。

寒邪,在六淫邪气中属于阴邪。它侵袭人体,最容易损伤人体的阳气。阳气被寒邪所伤,失去正常的温煦作用,所以要恶寒。伤寒的恶寒是很厉害的,即使多穿衣、多盖被,或者烤火取暖,常不得缓解。寒主凝,主痛,主收引。外感寒邪,营卫凝涩不利,皮毛腠理敛缩闭塞,所以见无汗、身疼、腰痛、周身骨节疼痛。“肺之合皮也,其荣毛也”,皮毛汗孔被寒邪闭郁,肺气也就不得宣发,肺失宜降,则上逆作喘;若影响到胃气的和降,还可见呕逆。因感寒,使脉道收缩而拘急,故脉“阴阳俱紧”,寸关尺部位出现浮紧的脉象。由于寒邪伤人,卫阳被遏在先,故太阳伤寒每先见恶寒,紧接着也要发热。《伤寒论》综合了太阳伤寒的各种见证,并提出治法:“太阳病,头痛发热,身疼腰疼,骨节疼痛,恶风,无汗而喘者,麻黄汤主之。”这里提出的头痛发热等八个证候是太阳伤寒的主要证候,并以此与太阳中风桂枝汤证加以区别。

太阳中风与太阳伤寒,均属太阳病,故脉浮、头项强痛而恶寒是它们的共见证。但中风表虚以汗出、恶风、脉浮缓为主;伤寒表实以无汗、恶寒、身疼、脉浮紧为主,两者有所不同。

太阳伤寒病变的关键在于卫气之闭,卫气闭之因,在于外寒之凝滞,故本证当用麻黄汤辛温散寒以解表。

麻黄汤由麻黄、桂枝、杏仁、炙甘草组成。麻黄辛温,可发散风寒,开腠理而发汗,宜肺平喘;桂枝通阳解肌,助麻黄发散风寒;杏仁苦温利肺,助麻黄宜肺平喘;甘草调和诸药而和中。本方为辛温发汗之峻剂,炙甘草量宜小不宜大,以防有碍于发汗解表。

笔者于1967年随医疗队赴甘肃。当时正赶上隆冬季节,因冒受风寒而外感。周身关节无处不痛,恶寒特甚,体温39.8℃,无汗,咳嗽,脉浮紧。笔者自己开了一剂麻黄汤,服后躺在火炕上发汗,约一时许,通身汗出而病解。

一般地说,典型的太阳伤寒以麻黄汤发汗,用之得当,可以药到病除。如果治不及时,失于发汗,以致阳郁过甚,邪无出路,则可发生鼻衄。

为什么“伤寒,脉浮紧,不发汗,因致衄”呢?这是因为汗与血同源,外寒闭郁,当汗不汗,邪不能从汗解,势必造成阳郁更甚,以致迫血妄行,从衄而解,是正气抗邪于外的一种自然疗能，说明营分之邪有外出之路，起到了“衄以代汗”的作用。因此，麻黄汤证有“衄乃解”和“自衄者愈”的情况，人们习惯上把伤寒衄血称为“红汗”，是“出大寒”。但也有衄而不解的，多因衄而不畅，不能载邪外出，就好像汗出不彻，表邪不解一样。此时，还应再用麻黄汤发汗，以消营中之邪，使汗出邪越而血自宁，这种再以麻黄汤发汗的方法是“汗以代衄”。若衄后病不解，更见身热夜甚，舌绛苔燥，心烦不寐，脉细数等证，说明邪已化热，内陷营血，应治以清热凉血之法，万万不可再用麻黄汤发汗。

麻黄汤本有衄血之禁（后文还要提到），这里却又说伤寒“不发汗，因致衄者，麻黄汤主之”，这不是有矛盾吗？其实不然，这里所说的因表邪不解而致衄，与麻黄汤禁忌证中的先衄后病伤寒有根本不同。彼属衄家，则禁汗；而此属失汗致衄，则可汗。正如江篁南所说：“久衄之家，亡血已多，故不可汗；今缘当汗不汗，热毒蕴结而成衄血，当分其津液乃愈。盖发其汗，则热越而出血自止也。”

（2） 麻黄汤加减证。在麻黄汤的基础上进行加减化裁，治疗太阳伤寒的各种兼挟证，就称为麻黄汤的加减证。其包括伤寒挟水饮咳喘的小青龙汤证，兼阳郁烦躁的大青龙汤证，以及兼太阳经输不利的项背强几几的葛根汤证。

【小青龙汤证】小青龙汤证，是属于伤寒又兼挟水饮的一种病证，简单地说是属于外寒内饮证。《伤寒论》概括它的病变是“伤寒表不解，心下有水气”。

“伤寒表不解”，是说有恶寒、发热、无汗、身疼痛等太阳伤寒的表证存在；“心下有水气”，是指素有水饮内停犯胃，胃气不降则上逆作呕；外寒内饮，上射于肺，肺失宣降则咳喘。由于水邪变动不居，可随气机升降到处为患，故小青龙汤证的或见证特别多。如水饮走于肠道则下利；蓄于膀胱，气化失职，则小便不利、少腹满；水寒壅滞于上，阻碍气机则噎；水饮内停，气不化津，则口渴等。因属寒饮为病，所以脉弦、苔白而滑、咳吐清稀泡沫样痰，这几个脉证对本证的辨别有重要意义。治疗用小青龙汤，外解风寒，内散水饮。

小青龙汤，由麻黄、桂枝、芍药、细辛、干姜、半夏、炙甘草、五味子组成。方中用麻黄发散风寒，平喘利水；配桂枝，可增强通阳宣散的功能；干姜、细辛，可散寒化饮；半夏去痰降逆；甘草扶正和中；恐辛散太过，耗伤正气，故用五味于酸收，以保肺肾之气，助以芍药酸收微寒，敛荣阴而防动血，如此配伍，可使邪去而正不伤。方中干姜、细辛、五味子三药配合使用，以温散肺饮，止咳平喘，这也是张仲景治咳喘药物配伍的一个特点。

小青龙汤证，有寒饮内扰，故一般情况下患者口不渴；若服小青龙汤后，患者口渴欲饮，这是“寒去欲解”的反映，也就是寒饮散去而胃阳得以恢复的好现象。

本方在临床上并不仅限于治疗表寒内饮证，即使没有表证，但只要属于寒饮咳喘，就可使用。《金匮要略》就有用小青龙汤治疗“溢饮”及咳逆倚息不得卧等证的记载。若寒饮有化热趋势表现，有烦躁证者，可在本方中加生石膏。本方只要辨证恰当，临床用之多有效。但不宜久服：因它不仅能发散阳气，而且又能伤阴动血，故对某些心脏病引起的咳喘以及肺结核等病，应当慎用。

【大青龙汤证】大青龙汤证，是由于伤寒失汗，表邪不解，阳郁化热形成的表寒兼内热的证候。

表寒不解，所以脉浮紧、发热恶寒、身疼痛的表实证俱在。当汗不汗，卫阳被表寒闭郁而化热，阳热内扰，故见烦躁。这里的表寒与内热，虽是两种不同的病理变化，但两者之间有着密切的内在联系。《伤寒论》中说“不汗出而烦躁”，就指出了烦躁是由于不得汗出，阳郁不宣所致。单是表寒不解，只用麻黄汤发汗就可以了。本证是外寒兼内热，故再用麻黄汤就不行了，应该用大青龙汤外解风寒，内清烦热。

大青龙汤，可以说是在麻黄汤的基础上化裁出来的。它是麻黄汤借用麻黄的剂量，再加生姜、大枣、生石膏所组成。方中重用麻黄，助以桂枝、生姜发汗以解表；用杏仁利肺气，助麻黄以宣发；石膏辛甘大寒，配麻黄解肌以开阳气的郁闭，并能清热除烦；甘草、大枣能和中扶正，在发汗剂中还有资助汗源的作用。

大青龙汤属发汗峻剂，体质壮实的可用，体质虚弱的不可用，如患者脉微弱、汗出恶风，属中风表虚证的也不能用。若表虚证误服此方，可因发汗太多，以致发生四肢厥逆、肌肉跳动的亡阳之变。为防止汗多亡阳，张仲景特别在方后注："汗出多者，温粉扑之。一服汗者，停后服。""温粉"即米粉炒温，扑在身上，用以止汗。

有一位姓邱的医生，在笔者所在医院旁听《伤寒论》课，当讲到大青龙汤证树，他介绍了用这个方治愈了一个病例：他家乡在抗旱打井时，一壮年社员，遍身汗出如洗，缒绳下井，井底寒气逼人，顿时汗消，随之即病。发热恶寒，一身疼痛而烦躁难耐。邱医生看了患者，认为是大青龙汤证。但考虑当时正是暑夏季节，又不敢贸然进药。后在别的医生鼓励与协助下，他给患者开了一付大青龙汤。只服一煎，患者遍身汗出，热退身凉而神安。

大青龙汤，用以治疗"不汗出而烦躁"的表寒内热证，这只是其适应证的一个方面。还有一个方面，就是在不得汗的同时，不仅阳气被郁不得发越，而且行于肌表的水液也凝滞不流，由于阳郁而水滞，则脉由紧变缓，并可出现周身沉重或兼见疼痛；或四肢酸沉，难于抬举；或四肢关节肿痛等证，此时亦可用大青龙汤，以发泄其水邪，使从汗出而解。《伤寒论》中所述"伤寒，脉浮缓，身不疼，但重"，以及用"大青龙汤发之"，就都是针对饮邪而言的。

（3）葛根汤证。太阳病经证，若由风邪所中，使太阳经脉不利，见"项背强几几，反汗出恶风"等症候，属太阳表虚兼经输不利证，当用桂枝加葛根汤治疗；若被寒邪所伤，见"项背强几几,无汗恶风”等证,属太阳表实兼经输不利证,应以葛根汤治疗。同为“太阳病,项背强几几”,但有中于风、伤于寒的表虚、表实的不同,其鉴别要点在于有汗与无汗。

伤于寒邪,寒性凝滞收敛,故无汗;太阳经气不利,津液不能上输,筋脉失于濡养,故项背拘紧而不舒。葛根汤不仅能发汗解表以散寒,且能升津液以舒筋脉。

葛根汤,由葛根、麻黄、桂枝、生姜、炙甘草、芍药、大枣组成。方用葛根,既能解肌表之邪,又能升津液,濡养筋脉,以缓项背之拘紧;麻黄、桂枝、生姜辛温散寒,可发汗解表;芍药佐葛根,可利血脉以缓筋急;甘草、大枣和营卫而守中,也可制约麻、桂之辛散。

病案举例:封姓工人,病恶寒,遍身无汗,循脊背之筋疼痛不能转侧,脉浮紧。此外邪袭于皮表,故恶寒无汗。况脉浮紧,证属麻黄,而项背强痛,因邪气及于背输经络,宜治以葛根汤。葛根五钱、麻黄二钱、白芍二钱、甘草二钱、生姜四片、红枣四枚。

服药后,顷刻,觉背内微热,再服背汗遂出,次及全身,安睡一宵,病遂愈。(《经方实验录》)

3. *辨麻桂越婢合方的小汗证* 太阳病经证,已介绍了属于中风表虚的桂枝汤证,属于伤寒表实的麻黄汤证。但还有一部分太阳经表证,或因迁延日久,或因已服发汗解表药物,太邪虽去而小邪仍在,此时既不能单用麻黄汤,也不能独用桂枝汤,根据病情,张仲景在《伤寒论》中又另设桂枝麻黄各半汤、桂枝二麻黄一汤、桂枝二越婢一汤等三个小汗法,以补桂枝汤、麻黄汤等治疗的不足。

(1) 桂枝麻黄各半汤证。太阳病表证不解,延迟八九日之久,当考虑有传经入里的可能。但判断是否已传经,则必须以客观脉证为依据。现患者不呕,说明未传入少阳;大便正常而不燥结,即“清便欲自可”,说明也没有内传入阳明;发热恶寒同时并见,说明病邪更没有内传三阴,仍在于表。邪在表,正气与之斗争，正有胜负，邪有进退，故时凉时热，寒热休作，像发疟疾一样一日发作二三次。如果寒热不等，表现为发热时间多怕冷时间少，即所谓“热多寒少”，切其脉不紧不数，呈微缓脉象，说明在正邪斗争过程中正胜邪却，是疾病自愈的征象，可不用治疗；若其人恶寒多发热少，脉微而不兼和缓之象，说明这个患者阴阳气血俱虚，正气衰不能胜邪，这种情况非但不可发汗，就是吐、下也在所禁忌；若其人脉不缓不微而见浮象，面色正赤带有发热的表现，说明有小邪在表留恋不解，以致阳郁不得宣泄，汗欲出而不得出，邪郁肌表不得发散，故皮肤必发痒，治疗宜以桂枝麻黄各半汤发点小汗。

桂枝麻黄各半汤，是桂枝汤与麻黄汤的合方，其药有桂枝、芍药、生姜、炙甘草、大枣、麻黄、杏仁。由于本证小邪在表，稽留日久，又不得小汗出，故见脉浮、发热、身痒等证。古人认为“痒为泄风”，也就是说痒是风邪外泄的一种表现，故此证当因势利导，“汗而发之”。然邪气不甚，如用麻黄汤发汗，则嫌其峻烈；用桂枝汤发汗，则又嫌其太缓。此证既不可不汗又不可多汗，故取桂枝汤与麻黄汤各三分之一的剂量合和服之，发一点小汗，就可以把病治好。

（2）桂枝二麻黄一汤证。凡服桂枝汤发汗，应以“微似有汗者益佳”，如果发汗太多，不仅病不除，而且还会变生他病。如服桂枝汤发汗后，患者脉洪大，是阳明热象，但不见烦渴的里热证，说明邪仍在表，故可再服桂枝汤发汗解表。切不可因脉洪大过早服用白虎汤，用则将有冰伏邪气，反不得外解之患。若服桂枝汤大汗后，证见发热、恶寒，病形如疟，一日发作二三次，说明虽经汗后，但仍有小邪郁于肌表不解，当须发汗以解表。由于已经发过汗，故不宜发汗太多，用桂枝二麻黄一汤，取桂枝汤剂量的十二分之五、麻黄汤剂量的九分之二，合而服之，使汗出不致过多。

（3）桂枝二越婢一汤证。桂枝二越婢一汤证，是表不解、阳郁而有化热趋势的一种证候，故与上述两个方证有所不同。

太阳病表邪不解，正邪斗争，故发热恶寒，阳气被郁将化热，故发热多恶寒少，脉由浮紧变为微弱。此证虽然从太阳伤寒而来，但由于证情有变，不宜再用麻黄汤；又因表有小邪，但已有阳郁化热趋势，故桂麻各半汤与桂二麻一汤也不能解决问题，当用桂枝二越婢一汤小发汗，以宣解阳郁之邪。

桂枝二越婢一汤，是桂枝汤与越婢汤的合方，由桂枝、芍药、炙甘草、生姜、大枣、麻黄、生石膏组成。此方从药味组成及功能来看，可以说和大青龙汤接近，但大青龙汤证重，本汤证为轻；大青龙汤治不汗出而烦躁，本汤治热多寒少而脉不紧。本证既需发汗又不能大汗，既要发越郁热又不能过于寒凉，故方剂的用量只取桂枝汤二分（相当于四分之一），越婢汤一分（相当于八分之一），小制其剂，发小汗以解郁热。

桂枝麻黄各半汤、桂枝二麻黄一汤与桂枝二越婢一汤这三个方子，都有发小汗以解在表之小邪的作用，这是它们的共性，但也有不同之处，尤怡在《伤寒贯珠集》一书中曾合论三方并一一作了比较，可供参考。他说："桂枝麻黄各半汤、桂枝二麻黄一汤、桂枝二越婢一汤，三方并两方合用，乃古之所谓复方也。细审其制，桂枝麻黄各半汤，助正之力，侔于散邪；桂枝二麻黄一汤，则助正之力多，而散邪之力少，于法为较和矣；其桂枝二越婢一汤，本无热证而加石膏者，以其人无阳，津液不足，不胜桂枝之任，故加甘寒于内，少变辛温之性，且滋津液之用。而其方制之小，示微发于不发之中，则三方如一方也。故桂枝汤不特发散邪气，亦能补助正气，以其方甘酸辛合用，具生阳化阴之妙；与麻黄合剂，则能尽麻黄之力，而并去其悍；与石膏同用，则能资石膏之益，而不挠乎权。是虽麻、石并行，而实以桂枝为主，盖非滋养营卫，则无以为发汗散邪之地耳。凡正气不足，邪气亦微，而仍须得汗而解者，宜于此三方取则焉。"

（三）辨不可发汗证

汗法，是解表法。太阳病表不解，必须发汗，即“其在皮者，汗而发之”。上面介绍的表实无汗用麻黄汤；表虚有汗用桂枝汤；表实挟热的用大青龙汤；表实挟寒饮的用小青龙汤，都属于汗法。而表有小邪，日久留恋不解，或发热身痒，或寒热如疟，或热多寒少，也应再汗，但不能大发汗，可选用桂麻合方与桂枝越婢合方，属于小汗法。至于邪客经输，项背强几几而有汗的用桂枝加葛根汤，无汗的用葛根汤，无疑也属于汗法之列。可见《伤寒论》中有关发汗以解除表邪的方法是相当全面详尽的。但是，我们应该认识到，人体在疾病过程中之所以能够发汗以驱除外邪，绝不单纯是药物的力量。不管是生理性的，还是病理性的出汗，都是阳气作用于阴液的结果。《素问·阴阳别论》说“阳加于阴谓之汗”，就指出了汗是阳气蒸化津液，出于体表所形成。因此，如果患者阴阳气血不足，特别是津液亏少，就必定缺乏汗源，以致难得汗出；若此时不顾正气之虚，汗源不足，强行发汗，不仅病不会好，而且会发生种种坏病。所以，从这个意义上讲，辨不可发汗与辨可发汗具有同等重要意义，实不可忽视。

辨不可发汗是《伤寒论》，特别是太阳病篇的重要辨证内容之一。《伤寒论》中说：“脉浮紧者，法当身疼痛，宜以汗解之。假令尺中迟者，不可发汗。何以知然，以荣气不足，血少故也。”就简明地提出了辨可汗与不可汗的依据，以及为什么不可发汗的道理。脉浮紧，是寒邪束表，营卫之气凝涩不利，见无汗、身疼痛，应该用麻黄汤发汗以解表；若虽见身疼无汗，但脉不浮紧而尺脉反迟，或沉，或微，说明患者里虚，荣血不足，汗源不充，就不能再用麻黄汤发汗。“尺中迟”，即尺脉见迟象，是“荣气不足，血少”的反映。因血汗同源，夺血者无汗，强发其汗则必更伤营血，故曰“不可发汗”。

举《伤寒九十论》中凭脉辨不可发汗的病例，供参考：“乡人邱忠臣，寓毗陵荐福寺，病伤寒。予为诊视，其发热、头痛、烦渴，脉虽浮数无力，自尺以下不至。予曰：虽麻黄证，而尺迟弱，仲景云，尺中迟者，荣气不足，血气微少，未可发汗。予以建中汤加当归、黄芪，令饮之。翌日病者不耐，其家晓夜督发汗药，其言至不逊。予以乡人隐忍之，但以建中调理而已。及六七日，尺脉方应，遂投以麻黄汤，啜第二服，狂言烦躁且闷，须臾稍定，已出汗矣，五日愈。”

“尺中迟者，不可发汗”，只是《伤寒论》凭脉辨不可发汗的一个例证。根据“荣气不足，血少故也”的禁汗道理，可以推论，凡见细或微的脉象，均不应发汗。因为微主阳虚，细主血弱，气血虚弱，自然不能再汗。下面再说一说审证而辨不可发汗的几种情况。

“咽喉干燥者，不可发汗”。咽喉是一个重要的门户和通道，有许多经脉从这里通过，特别是有少阴经脉从这里通过，并载阴精以濡润。咽喉干燥不润，反映了少阴心肾精血皆虚，阴液不足之象。这种情况，即使出现麻黄汤证，也不可发汗。若误用发汗法，则阴液益枯，邪未解而正先亡，其后果不堪设想。

“淋家，不可发汗，汗出必便血”。淋，是指小便淋沥不尽、尿意频繁而量少、尿道涩痛的一种病证。初起多属湿热下注，久病即为淋家，多伤下焦之阴。此时若误发其汗，必导致阴津愈伤，火热愈炽，以致灼伤血络，迫血妄行而发生尿血的坏证。

“疮家虽身疼痛，不可发汗，发汗则痉”。久患疮疡的人，叫作“疮家”。由于长期流脓淌血，致气虚血少，营卫衰薄。虽患有身疼痛的表证，也不得发汗。若更发汗，则津液外泄，气血更伤，筋脉失养，可能发生肢体强直、拘挛，甚至牙关紧闭、角弓反张的痉病。

“衄家，不可发汗，汗出必额上陷，脉急紧，直视不能眴，不得眠”。平素常衄血的人，虽患表证，也不可发汗。因为久衄之人，阴血必伤；汗与血同源，更发汗则血益伤。阴血亏虚，经脉、目睛、心神失其濡润滋养，故额上皮肉塌陷，血脉急紧而不柔，目直视而睛不转，神志不宁而不得卧寐。

上述疮家与衄家禁汗的主要原因是阴血已伤，不能再发血虚之汗。由此可知，无论什么原因造成的失血，以致发生亡血病变的患者，均不能再发汗，故《伤寒论》中说："亡血家，不可发汗。"若不顾阴血的亏虚更发其汗，不但邪不去反而更会虚其虚，使血亡及气，阴虚及阳，肌肤、筋脉失去温煦与濡养，发生身寒、振栗的证候。

禁汗，不仅限于亡血的人，就是经常好出汗的人也要禁汗。好出汗的人，又称"汗家"。这种人多因卫阳不固，而汗出不止；汗出既久，又可伤津耗液。"汗为心液"，"夺血者无汗"。若更发其汗，则心之阴阳气血更虚。心气虚，心无所主，故发生恍惚心乱而不能安宁的证候；阴液伤，则出现小便后尿道疼痛的证状。对此证，《伤寒论》提出了可用禹余粮丸治疗。由于这个方是个阙方，故将《甦生的镜》补禹余粮丸方录下来以供参考：禹余粮、龙骨、牡蛎、铅丹、茯苓、人参研成末，粳米为丸，朱砂为衣，如绿豆大，空心麻沸汤送下。

最后，还有一种情况也不能发汗，那就是里有虚寒的患者，虽外见表证，也不得发汗。里有虚寒，即阳虚有寒。若更发汗，阳气愈虚，阳虚不能温中，则胃肠冷甚。如果患者素有蛔虫，蛔虫因里寒而上窜，可发生吐蛔的证候；若患者无蛔寄生，则可发生虚寒性呕逆，吐出不消化的饮食物。属于中阳不振的虚寒吐蛔，实践证明用理中汤加乌梅、蜀椒治疗有效。

以上所列举的咽、淋、疮、衄、血、汗、寒等七种证候，虽有病在上、病在下、病在肌表、病在内脏的不同，但从其不可发汗来讲，它们都有正气不足的特点。凡正气虚损的患者，不管是阴虚、阳虚，还是气虚、血虚，即使有表证存在，也不能发汗。因为发汗是为了祛邪，发汗祛邪还必须依赖于正气的作用，故发汗应以祛邪而不伤正为基本出发点。若不当发汗而强发汗，则必更伤正气，正气不足也就无力拒邪外出，因而也就达不到发汗以解表的目的。由此看来，以上介绍的不可发汗之例，也正是为可汗而设；在可汗与不可汗之中，体现了辨证的观点。

（四）辨传经与不传经

任何病证都不是静止不变的，六经病证也是如此。掌握六经病证的发展变化规律，了解它的来龙去脉，也就是辨别传经与不传经，这对指导治疗和判断疾病的预后有重要意义。六经病证传与不传取决于三个因素：正气抗邪力量的强弱，邪气轻重及其伤人程度，治疗和护理是否及时得当，这些已在概论中讲了，就不再重复。

辨传经与不传经，要以客观脉证为判断的依据，不能拘于发病的时间长短。如伤寒病第一日，多是太阳先受邪。太阳受邪，即为太阳病，应见脉浮、头项强痛而恶寒。一天的病程，是很短的，但不能排除病情有变，应该密切观察脉证的变化。如果太阳病的浮脉不变，说明病变仍在太阳之表，没有传入他经，此即"脉若静者，为不传"；若患者的脉证发生了变化，出现了想吐，烦躁不安，脉数急的证候，反映了阳热太盛，邪气有余，是要传经的征象。所以，《伤寒论》中说："颇欲吐，若躁烦，脉数急者，为传也。""伤寒一日"，病程短，可能传经也可能不传经；那么病程长了，是不是就一定要传经了呢？《伤寒论》告诉我们："伤寒二三日，阳明少阳证不见者，为不传也。"就是说得伤寒病二三日，本有传变的可能，但如果不见烦热口渴等阳明证，和往来寒热、胸胁苦满等少阳证，说明病情没有变化，病变仍在太阳，没有传到别的经，此时仍应从太阳病的治法解表发汗。

太阳病不仅有传经与不传经的可能，而且还有经尽自愈的情况。《伤寒论》根据《素问·热论》记载的"七日巨阳病衰，头痛少愈"，提出"太阳病，头痛至七日以上自愈者，以行其经尽故也”。七日是经气来复之期。太阳病至七日以上，头痛等表证不治自愈，说明因时日的推移，正气日渐恢复，太阳之气旺而有力驱邪外出。所谓“行其经尽”，是指太阳一经行尽，并不是历传诸经。经尽则复，太阳行其经尽，则太阳之气必将来复，因而也就产生可愈的机转。如果经尽不愈，则有传经的可能。表不解，卫阳郁闭化热入里，即可内传阳明。为了防止太阳到阳明的传变，可先针刺足阳明经穴，“使经不传则愈”。根据前人经验，足阳明经穴可选足三里和冲阳。针足三里有增强阳明抗邪能力的作用，刺冲阳可以取得迎泻传入阳明之邪的效果。这种未雨绸缪的治法，具有“治未病”的积极意义。

（五）辨太阳腑证并治

经脉与脏腑相连，阳经系腑，阴经系脏。太阳经为三阳经之一，内系太阳之腑。太阳在经之邪不解，可随经入腑，形成太阳病腑证。若随经之邪，影响膀胱气化功能，形成太阳蓄水证；随经之邪与血相结，便发生太阳蓄血证。

1. 太阳蓄水证治　太阳蓄水证，常可由经证传变而来。太阳病表证不解，或虽经发汗，但汗不得法，均可导致太阳之邪随经入里。在经之邪虽已入腑，但太阳经表之证并未尽解，从而形成了“有表里证”的特点。脉浮、发热、汗出，反映了太阳经邪尚未全解，表证仍在；烦渴欲饮，或饮水则吐，小便不利，反映了太阳之腑受邪，病已由表及里。太阳膀胱为水府，主藏津液、赖气化功能，既可使水蒸腾于上，又可使水排泄于下而为尿。太阳之府受邪，影响于膀胱气化功能，气化不利，水津不能上承以和阳，故见烦渴欲饮；饮水又不能消，水逆于胃，故水入则吐，成为“水逆”证；水蓄膀胱，不能正常排泄于外，所以小便不利。

此证发热、汗出而烦渴能饮，与阳明病的白虎汤证很相似，然而白虎汤证必口燥舌焦而小便自调，本证则舌苔水滑而小便不利，两证比较，迥然有异，当细心辨识。太阳腑证蓄水，表里经腑同病，用五苓散两解表里。

五苓散由猪苓、泽泻、白术、茯苓、桂枝组成。方用猪苓、茯苓、泽泻淡渗以利水；白术助脾气，以使水津四布而不聚；桂枝辛温，既能解肌表之邪，又能通阳化气以行水。药用米汤和服，与服桂枝汤要喝粥的意义一样；并多饮热水，可助药力以发汗解表，化气行水，故《伤寒论》中说"汗出愈"。

五苓散原剂型是用细末状的散剂。"散者，散也"，取其迅速发散的作用。但临床上也可用汤剂或丸剂。因本方作用之重点在于化气行水，通利小便，故凡膀胱气化失常，水饮内停而见小便不利者，均可酌情使用，即使没有表证也可以用。

2. 太阳蓄血证治　太阳在经之邪，下入于腑，热与血结，形成太阳蓄血证。对于血蓄的部位，《伤寒论》提出"热结膀胱"、"热在下焦"。后世注家又提出许多不同看法，舒驰远根据蓄血的脉证表现和小肠属太阳之说，认为蓄血部位应在小肠，似乎有一定道理。

蓄血有新久之分，热与瘀的程度也有轻重之别，下面就瘀血初结、瘀血已成和瘀血轻证作些介绍。

（1）瘀血初结证治。太阳病不解，在表之郁热随经入里与血相结，从而形成太阳蓄血初结的证候。因热与血结在下焦，其证属实，故少腹拘急，甚至硬痛拒按。太阳与少阴为表里，少阴心主血而藏神，太阳热与血结，浊热上扰少阴，心神不宁，故见烦躁，但未达到狂乱的程度，所以谓之"其人如狂"。

由于此证热与血初结，血结不坚而热气有余，故存在"血自下，下者愈"的机转。如果不能自下而愈，就当用攻逐的方法治疗。但若表证未全解除的，还不能马上攻逐瘀血，应该先行解表，待表解后，再用桃核承气汤攻逐瘀血。

桃核承气汤由桃仁、大黄、桂枝、炙甘草、芒硝组成。方中大黄、芒硝泻热，软坚，破结；桃仁破瘀生新，协同硝、黄攻逐瘀血；桂枝通阳行气，以利血脉；甘草调胃和中以护正。本方内含调胃承气汤，服后有泻利作用，使瘀热从大便出，故方后注“当微利”。

病案举例：李某，年廿余。少腹满胀，身无寒热，坐片刻，即怒目注人，手拳握紧，伸张如欲击人状，有顷即止，嗣复如初。脉沉紧，舌苔黄暗，底面露鲜红色。此病已入血分，《内经》云“血在上善忘，血在下如狂”也，当用桃核承气汤，一剂知，二剂已。（《遯园医案》）

（2）瘀血已成证治。太阳病六七日，为表邪入里之期。若表证仍在，脉应见浮；今脉微而沉，说明邪已去表入里。沉脉主里，微有滞涩之象，主气血壅滞。邪内陷入里，但又“反不结胸”，说明病位不在上中二焦，又非与痰水互结，而是太阳之邪随经入于下焦，与血相结成为蓄血证。《伤寒论》中以自注句的形式概括了这个证候的病机，即“以太阳随经，瘀热在里故也”，瘀与热结于下焦，故少腹硬满；心神被瘀热所扰，以致发狂不识人；是瘀血，并非蓄水，故小便自利。因本证属瘀血久结，故见少腹硬满、发狂等证较初结之证重。治疗用抵当汤，破瘀泻热。

抵当汤由水蛭（炒）、虻虫（去翅，炒）、桃仁（去皮尖）、酒洗大黄组成。方中水蛭、虻虫为虫类破血药，性峻猛，善破瘀积恶血；佐桃仁、大黄活血化瘀，推陈致新，清泻血热。因本方破坚荡结，力大功专，故取名“抵当”。

《续名医类案》记载一病例：张意田治一患者，七月间患壮热舌赤，少腹闷满，小便自利，目赤发狂，已卅余日。初服解散，继则攻下，但得微汗，而病终不解。诊之，脉至沉微，重按疾急。夫表证仍在，脉反沉微者，邪陷于阴也；重按疾急者，阴不胜其阳则脉流薄急，并乃狂矣。此随经瘀血，结于少腹也，宜服抵当汤。乃自制虻虫、水蛭，加桃仁、大黄煎服。服后下血无算（无法计算，形容很多）。随用熟地一味，捣烂煎汁，时时饮之，以救阴液。

笔者按蓄血证治法则，用抵当汤治精神病，取得满意疗效。附录病例于后，供参考。

王某，女，19岁。患精神分裂症，住某精神病医院，治疗一年，病愈出院。回家后，精神正常，能料理家务，邻居及亲朋都认为她的病已愈。出院后3个月，发现月事不至，少腹胀痛，心神烦躁，其母亦未介意。又延迟2个月，则旧病复发，开始骂人甚凶，继之则殴打父母，两目发直，脉沉迟有力，舌质紫暗，辨为蓄血发狂，投以抵当汤，两剂而月事来潮，下瘀块甚多，病随之而愈。

（3）瘀血轻证并治。伤寒不解，身有热而少腹满，说明病不在表已入下焦之里。病入下焦有太阳蓄水与太阳蓄血之分，若少腹满而见小便不利的属蓄水；而今少腹满，小便“反利者”，说明是血瘀下焦，即如《伤寒论》中所说“为有血也”。本证只见少腹满，没有急结、硬痛之象，也没有如狂、发狂的证候，故与前证比较，则属于蓄血之轻证，因而不能再用峻猛攻下的汤剂，应用抵当丸下瘀血，缓缓图之。

抵当丸与抵当汤的药味组成相同，只是减少了水蛭、虻虫的用量，加重了桃仁的用量，使其攻逐瘀血的作用比抵当汤缓和。且本方用丸剂，丸者缓也；又一剂分做四丸，每次只服一丸，用量很少，其攻逐力也就更缓。以汤改丸，可连渣服，其药力作用的时间绵长，从而使瘀结荡涤无遗。

以上介绍了太阳腑证，对太阳经证来讲属太阳之里。太阳腑证的成因，可由太阳经证不解，病邪随经入里所致。随经入里之邪与水相结者，为蓄水；随经入里之邪与血相结，即“瘀热在里”的，则为蓄血。少腹急结或硬满，是太阳腑证的共同证。若是水蓄膀胱，气化失职，故见口渴、小便不利；若为血结下焦，浊热扰心，但无碍膀胱气化的，则见如狂、发狂而小便自利。可见，小便之利与不利，对辨太阳腑证之蓄血还是蓄水有着极为重要的意义。

（六）虚烦证治与治疗禁忌

太阳病经发汗吐下后，余热不解，内陷胸膈而致烦，称为“虚烦”。“虚”是指汗吐下后，伤了正气，正欲胜邪而不能，使邪气内陷有可乘之机；另一方面，邪热虽内陷胸膈，但未与痰、水等实邪结聚。因此，不能简单地把虚烦理解为正气虚而致烦的证候。

虚烦证用栀子豉汤治疗，故虚烦证又叫“栀子豉汤证”。下面就通过讲解栀子豉汤证、栀子豉汤的加减证和栀子豉汤的禁忌证，来介绍有关虚烦的证治与禁忌。

1. 栀子豉汤证　按治疗法则规定，邪在表宜汗，在胸当吐，在腹应下。汗、吐、下法均为邪实而设。若经汗、吐、下后，而见心烦不得眠，说明实邪虽去而余热不解，蕴郁于胸中所致。这种证候发作严重时，可使人反复颠倒，不得卧寐，心中懊侬，烦闷特甚而无可奈何。因于胸中郁热而致烦，故治以栀子豉汤，宣透胸中郁热而除烦。

栀子豉汤，仅由栀子、豆豉两味药组成。栀子苦寒，善清心胸烦热以解火郁；豆豉味苦，能升散邪热之结。两药相须，一宣一降，宜泄火郁而除烦。

虚烦证由于邪热蕴郁心胸不解，而更见心胸窒塞、郁闷甚或疼痛等证的，亦均可用栀子豉汤治疗。

2. 栀子豉汤加减证　虚烦兼有挟证时，当加减化裁栀子豉汤进行治疗，故栀子豉汤的加减证就是虚烦的兼挟证。

在栀子豉汤证，即虚烦的基础上，兼见少气的，则在栀子豉汤中加炙甘草以益气；兼呕吐的，则加生姜以降逆止呕；兼腹满的，则去豆豉，加厚朴、枳实理气以消满。若用巴豆制成的丸药峻下之后，而见身热、微烦，说明表里之热虽微，但中焦阻气已受挫，当用栀子干姜汤治疗。栀子干姜汤，即栀子豉汤去豆豉，加干姜，既能清胸中之热，又能温中焦之阳。

3. 栀子豉汤禁忌证　栀子豉汤苦寒走泄，易伤阳气，故

《伤寒论》中特别提出“凡用栀子豉汤，病人旧微溏者，不可与服之”。“病人旧微溏”，是指平素大便总是溏泄的患者，多属脾气虚寒，服栀子豉汤后更伤阳气，故不宜服用。

栀子豉汤在原煎服法中有“得吐者止后服”的说法。其实，栀子豉汤并非涌吐之剂，故多数患者服后并不会致吐；但也有个别人服药后作吐的，这是因为胸脘火热蕴郁太甚，得药力与之相搏，郁极乃发而上逆作吐，故这时的吐是使郁开热解而致愈的一种机转。

笔者曾治一患者，王某，男28岁。数日来，心中烦郁，懊侬难眠，低头不语，家人靠近则挥手斥去。舌红脉数，然大便不结，辨为虚烦之证，服栀子豉汤。当日晚，笔者刚睡不久，即闻有人叩门甚急，出去看，原来是患者之弟。言其兄服药不久，突然呕吐，满头大汗，一家人惶惑不解，让笔者速往诊视。到了他家，患者却已熟睡，次日其病即愈。此例说明服栀子豉汤，确有吐者。这种吐，可以看作是郁开热解的一种反映。遇此情况，当不必惊慌。

（七）结胸证治

结胸，主要是邪热与痰水互结的一种病证，其病变部位可上至胸中，下及少腹，病变性质属热实者居多。此外，亦有寒痰内结的，则属寒实结胸。

结胸证的形成，有因于太阳病误下，以致表热内陷与水饮结聚而成，如《伤寒论》说：“病发于阳而反下之，热入因作结胸……所以成结胸者，以下之太早故也。”也有虽未经误下，但太阳病不解，邪热内传入里与水饮互结而致的。

根据病位大小、病情轻重以及寒热性质的不同，结胸可分为大结胸、小结胸以及寒实结胸等证候。下面就分别介绍结胸证的几个主要方证。

1. **大陷胸丸证** 结胸有大小之分，邪气结聚的部位有上下之别。大陷胸丸证，属水热互结的大结胸证，其邪结聚的部位偏于上。其证除见胸中结鞕或疼痛外,并见汗出、项背强急、俯仰困难等证候。此即《伤寒论》中所说:“结胸者,项亦强,如柔痓状。”柔痓,是痓病的一种。痓病,是以项背强急、口噤,或角弓反张为主要临床表现的一种病证。其中无汗者为刚痓,有汗者为柔痓。水热胶结,势甚于上,以致汗出、项强,能仰不能俯,俯仰艰难如柔痓状,当用大陷胸丸缓下在上之水热。水热去则项背强急得以缓解,故《伤寒论》中说“下之则和”。

大陷胸丸由大黄、葶苈子(炒)、芒硝、杏仁(炒黑)、甘遂、白蜜组成。方用大黄、芒硝泻热破结;甘遂为泻水之峻药,可泻下使水下行;葶苈、杏仁利肺以清泄胸间水热;恐药力太强,泻下迅暴,难以扫尽在上之邪,故制以白蜜之甘缓,且能滋润强急。又本方小制其剂而为丸,只“取如弹丸大一枚”,是峻下制之以缓,以攻为和的方法。

本证有汗出、项强,与桂枝加葛根汤证项背强几几、反汗出恶风,很相似,但病因不同。本证是水热结胸,故当见胸中结硬或疼痛,其势偏于上,影响颈项不和而强急;桂枝加葛根汤证,是太阳中风表虚而经输不利,故见汗出、项背强几几。病因、证候不同,治法各异,临证时应仔细辨认。

2. **大陷胸汤证** 大陷胸汤证,是水热互结所致的大结胸的典型证候。所谓大结胸,一是指水热互结之势重;一是指水热结聚的范围大,不仅局限在胸间及胃脘部位,表现为“心下痛,按之石鞕”;更有甚者可扩大到“从心下至少腹,硬满而痛不可近”。“从心下至少腹”,说明了病变部位之大;按之像石块一样的硬,以及硬满而痛,不敢用手触摸,又说明了病势之重。大结胸的脉象多见沉紧。沉主里主水,紧脉主实主痛,沉紧脉也是水热结聚成实而致痛的一种反映。

若大结胸证,由“太阳病,重发汗而复下之”,以致津伤邪陷,则还会兼见大便燥结,数日不下,舌燥少津,口渴,午后三、五点钟的时候发热(即日晡潮热)等阳明府实证。

大陷胸汤是泻下水热之峻剂,也是治疗大结胸证的主方。由大黄、芒硝、甘遂组成。大黄、芒硝、甘遂三药互相配合,可破结泄热逐水。其用药量较大陷胸丸为大,且用汤剂,取其速攻力猛。由于本方为泄下之峻剂,故方后注"得快利,止后服",以防损伤正气。

从大陷胸汤丸的制剂及用法看,甘遂均用散剂,不用煎剂,说明古人已知其有效成分不溶于水,煎剂效力差。根据药理研究证明,甘遂泻下的有效成分为一种黄色树脂状物质,不溶于水。

近年来,中西医结合治疗急腹症,用大陷胸加厚朴治疗重症肠梗阻,肠腔积液较多,有腹膜刺激症的患者,有一定疗效。

3. 小陷胸汤证　小陷胸汤是治疗小结胸证的主方。小结胸,是痰与热互结,其病位正在心下(即胃脘),上不及项背,下不及少腹,疼痛较轻,按之则痛,脉象多见浮滑。《伤寒论》中说"正在心下,按之则痛,脉浮滑",就概括了小结胸病的脉证特点,并以此与大结胸病"从心下至少腹,硬满而痛不可近"、"脉沉而紧"加以鉴别。大结胸是水热结聚深在胸腹,故脉沉紧;小结胸是痰热结于心下,部位表浅,故脉浮滑。大结胸虽也有心下痛,但不按亦痛,自与小结胸的"正在心下,按之则痛"不同。

小陷胸汤由黄连、半夏、瓜蒌实组成。方用黄连苦寒以泻心下热结,半夏辛降善涤心下痰饮,瓜蒌甘寒滑润能清热除痰以开结。本方与大陷胸汤都由三味药组成。大陷胸汤用大黄,本方用黄连,同可泻热但有强弱之不同;大陷胸汤用甘遂,小陷胸汤用半夏,同有泻利痰水的作用,但有轻重之分;大陷胸汤用芒硝,小陷胸汤用瓜蒌,同为泻利邪结,但又有缓急的区别。所以名为大小,是因为病有大小、轻重、缓急的不同。

《伤寒总病论》有服小陷胸汤"微解下黄涎即愈"的说法,验之临床确如所言。

孙某,女,54岁。胃脘疼痛,已有月余,痛处微见高起,按之则痛。西医怀疑是癌,建议作钡餐造影,以便确诊。在未检查前,疼痛突然加重,找笔者诊视。察脉弦而滑,苔黄略腻,问其饮食尚可,大便虽通但不畅,小便色黄,心烦急躁。综合分析可知,弦滑脉主痰饮;苔黄腻,反映痰与热瘀;心下高起,按之则痛,为痰热内结,脉络瘀滞于心下之证。为疏:糖瓜蒌一枚(剪成条先煎)、黄连9克、枳实9克、郁金9克、半夏15克。服一剂痛减大半,再服一剂,大便泻下黄涎,胃脘痛止。

4. 三物白散证　大陷胸汤证与小陷胸汤证,即大结胸和小结胸,均属于热实结胸的范围。这里介绍的三物白散证,则属寒实结胸。热实结胸当见发热、口渴、心烦、舌苔黄腻或黄燥等热证表现。寒实结胸,则以"无热证"与热实结胸相鉴别。寒实结胸,是因寒痰凝结所致。有病在膈上者,可见胸中硬痛;也有病在膈下的,当见心下硬痛,或从心下至腹部硬满而痛。由于寒痰凝结,腑气不通,故还常见大便秘结不下。本证治疗,可用三物白散以温散寒结、除痰逐水。

三物白散由桔梗、巴豆(去皮心,炒黑研细)、贝母组成。因本方用散剂,故取名三物白散。方用桔梗、贝母开胸中结滞以消痰;巴豆辛热,攻寒逐水以破结。因巴豆为烈性泻下药,服之易伤胃气,故应"以白饮和服"。服本方,一般均可泻利,这是寒实邪气排中的正常反映。若不利,可进热粥一杯,以助药力;而利下不止,则可进冷粥一杯以止泻。

5. 陷胸汤的禁忌与结胸证预后　大陷胸汤为泻下峻剂,非里实者不可轻投,故只有在太阳表证已解,脉沉紧,里结成实时,才能用此方攻下。如果脉浮大,浮主表,大则为虚,反映表邪未解,里未成实,就不能用大陷胸汤攻下。若误用陷胸汤攻下,则必损伤正气,使里气受挫,在表未尽之邪即可乘虚内陷,形成邪盛正衰的危重证候,所以《伤寒论》中提出:"结胸证,其脉浮大者,不可下,下之则死。"

从大结胸的临床表现看,其病证无疑是属大证、重证的。因此,只要里结成实而当下,则应放手急下,祛邪即所以安正,绝不能因循观望，坐失良机。若踌躇不决，失去了泻下祛邪的机会，以致“结胸证悉具”，也就是心下痛，按之石硬，不大便，舌燥而渴，日晡小有潮热，从心下至少腹硬满而痛不可近等诸证俱备，而更见烦躁不宁，说明邪盛正衰，正不胜邪，真气散乱，此时再行攻下则正气不支，不行攻下则邪实不去，故其预后多不不良。

结胸病证，虽谓“结胸”，实则病位在于胸膈脘腹，即心下或从心下至少腹，其病变特点是水与热互结。若属于“胁下水”，即水饮结聚在胸胁部位则不属陷胸汤的治疗范围，应该用十枣汤治疗。十枣汤证与陷胸汤证有相似之处，故两证可作比较鉴别。如十枣汤证也有心下硬满堵塞感，但无按之痛或硬满而痛不可近的表现。其辨证要点在于“引胁下痛”，即呼吸、咳嗽、变换体位时牵引胁肋作痛。由于水饮聚结胸胁，影响三焦气机不利，故还常兼见汗出、头痛、干呕、短气等证。脉见沉弦，舌苔水滑，与陷胸汤证的舌脉亦有所不同。

十枣汤证，只是水饮为患，并无邪热，故不用泻热药，只取大戟、芫花、甘遂，以攻逐水饮。又因用毒药峻下，恐伤害脾胃，有损正气，故用肥大枣10枚煎汤，送服药末。这样既可培补中土，扶正以制水，又可监制三药的毒性，取名“十枣汤”的意义也就在此。本方也用于治疗悬饮。“悬饮”，即如《金匮要略·痰饮咳嗽病篇》所说：“饮后水流在胁下，咳唾引痛，谓之悬饮。”近代多用于治疗顽固性水肿以及胸水、腹水等。由于本方泻下力猛，故用时当慎重。

《经方实验录》有用十枣汤的病案，现附录于后：张某，男，成人。水饮为患，心悸、胸胀、干呕、短气、胁下疼痛，脉左右皆弦，辨为水饮无疑。治用炙芫花五分、制甘遂五分、大戟五分，为细末，分两次服。先煮肥大枣10枚使烂，去渣入药末，略煎和服，得下而愈。

（八）心下痞证治

心下痞，是胃脘部感觉堵塞不通的一种病证。其特点是外形看不出有何变化，或见心下突起，按之濡软不痛，但个别也有痛的，如《伤寒论》中所说“按之自濡”、“但满而不痛”，显然与结胸证的“心下满而鞕痛”有别。

痞证的形成，《伤寒论》提出“病发于阴，而反下之，因作痞”和“脉浮而紧，而复下之，紧反入里，则作痞”，说明本无实邪反下或本属太阳伤寒而误下，均可导致里气不和而邪陷，气机痞塞而成痞。心下即胃之上脘，地处中州，在胸之下，腹之上，为上下交界，气机升降的交通要道。气机上下升降失常，痞塞于中，必致心下痞。根据临床所见，饮食所伤，气郁不舒，以致脾胃不和，也是形成心下痞的主要原因之一。

从病机上讲，痞证主要是气机（气的升降流通）障碍，并非痰、水、食等有形物质的结聚，这与结胸证也是不同的，两者有虚实之分。

1. *半夏泻心汤证*　半夏泻心汤证，是心下痞满而挟有痰饮的一种证候。它的见证，《伤寒论》中是作为与大陷胸汤证相比较而提出的，即“心下满而鞕痛者，此为结胸也，大陷胸汤主之；但满而不痛者，此为痞……宜半夏泻心汤。”《金匮要略·呕吐哕下利病脉证治篇》则作了较为详细的描述：“呕而肠鸣，心下痞者，半夏泻心汤主之。”从两书所举之证并结合临床可以看出，心下痞满、呕恶、肠鸣下利或大便不调、脉弦滑、苔白腻等，是为半夏泻心汤的辨证要点。本证是由于脾胃不和，升降失序，中焦痞塞，寒热错杂，痰饮内生所致。胃气不降则恶心呕吐；脾气不升，故肠鸣下利；气机痞塞于中，故心下痞满。用半夏泻心汤苦降辛开，和胃降逆，涤痰化饮。

半夏泻心汤也属和解剂之一。方由半夏、黄芩、黄连、干姜、人参、炙甘草、大枣组成。因气机升降不利，中焦痞塞，胃气不降而生热，故以芩、连之苦寒以降之；脾气不升而生寒泻利，故用干姜之辛热以温之；痰饮扰胃，上逆作吐，故用半夏化饮降逆以止呕；脾胃气弱，不能斡旋上下，故以参、草、枣以补之。本方清上温下，苦降辛开，蠲痰消痞，为治疗心下痞的主方。

介绍一个病例：张某，男，36岁。素有酒癖，因病心下痞闷，时发呕吐，大便不成形，日三四行，多方治疗，不见功效。脉弦滑，舌苔白。此证为酒湿伤脾，升降失调，痰从中生。痰饮逆胃则呕吐，脾虚气陷则大便不调；中气不和，气机不利，故作心下痞。拟方：半夏12克、干姜6克、黄芩6克、黄连6克、党参9克、炙甘草9克、大枣7枚。服一剂，大便泻出白色黏涎甚多，呕吐遂减十分之七；再一剂，则痞、利俱减，又服两剂则病痊愈。

2. 生姜泻心汤证　生姜泻心汤证，是心下痞满而挟有水气的证候。其主要脉证：心下痞硬，噫气带有食臭味，肠鸣有声，泻利，胁下阵痛，或见下肢浮肿，小便不利，脉沉或弦，舌苔水滑。本证和半夏泻心汤证在病机与证候上有相似之处，均属脾胃不和，升降失常，气机痞塞的病变，心下痞是它们的共见证。不同的是半夏泻心汤证挟痰饮，生姜泻心汤挟水气。本证由于脾虚不运，水邪流于胁下，或走于肠间，故见胁痛、肠鸣、下利；脾虚不能消谷，故见消化不良、干噫食臭等证。

生姜泻心汤即半夏泻心汤另加生姜并大其用量，而减少干姜的用量，从而使本方加强了宣散水气的作用，若见小便不利，可加茯苓以淡渗利水。

病案举例：潘某，女，49岁。心下痞塞，高起如拳，嗳气频作，呕吐酸苦水液，肠鸣辘辘，大便溏，饮食不思，日见疲惫。脉滑按之无力，舌胖嫩，苔水滑，面虚浮而黄。触按其胃脘部，似有块物，但重按即无，抬手又起，中空无物，故属气痞。拟方：生姜15克、干姜3克、黄连3克，黄芩6克、党参6克、炙甘草9克、半夏9克、茯苓18克、大枣7枚。服二剂，则心下块物消退，饮食好转。照原方又进二剂，诸证皆除。为巩固疗效，又服二剂而痊愈。

3. 甘草泻心汤证　甘草泻心汤在《伤寒论》中用于治疗太阳表证几经误下，以致中虚邪陷客气上逆而形成的心下痞证。"客气"是对人身的主气即正气而言，也可以说就是内陷的邪气。

凡表不解，均不可下；如误下，必损伤脾胃之气。脾胃气虚，水谷不化，则肠鸣下利日数十次；升降失常，气机不利而痞塞，寒热格拒而错杂于上下，故见"心下痞鞕而满，心烦不得安"。这种痞硬并非下后实热内结，而是外邪本微，攻下太峻，使胃虚邪陷，客气上逆所致。若再误把虚当成实治，复用攻下的方法，则必致胃气更虚，心下之痞更甚。

甘草泻心汤所用药物，同于半夏泻心汤。唯重用炙甘草以扶下后之胃虚，除客气之逆，为强主弱客之法。原《伤寒论》中甘草泻心汤无人参，但《金匮要略》、《千金方》、《外台秘要》均有人参；而且半夏泻心汤、生姜泻心汤中也都用人参，本方证属下后胃虚，益胃补虚当用人参，故在原方中加人参。

4. 大黄黄连泻心汤证　前三个泻心汤证，在一定程度上都具有上热下寒、寒热错杂的特点，大黄黄连泻心汤证属于热气痞的证候。

因于无形热邪结聚心下，故见心下痞，按之软而不硬：阳热邪气痞塞于中焦气分，故"其脉关上浮"。脉有寸、关、尺三部，可分候上、中、下三焦的病变。关脉浮，是中焦阳热盛的表现，本证虽无有形实邪结聚，但属热证，故当见心烦、尿赤、舌红苔黄，甚或脉数、吐衄等证。

大黄黄连泻心汤，由大黄、黄连两味药组成。大黄、黄连苦寒以泻心胃之火热。因是气痞，无燥实邪气可泻，故药不用煎煮法，而用"麻沸汤"即滚开水渍泡取汁，意在取其气而薄其味，作用在于清热以消痞，不是泄下以去实。

曾治孙某，男，60岁。病鼻衄而心烦，心下痞满，小便色黄，大便不爽，舌苔黄，脉寸、关皆数。辨为心胃之火，上犯阳络，胃气有余，搏而成痞。用大黄9克、黄连6克、黄芩6克，以麻沸汤浸药，只饮一碗，其病应手而愈。

5. *附子泻心汤证* 附子泻心汤证，是热痞又兼表阳虚的证候。其临床表现在热痞见证的基础上，患者反见“恶寒汗出”之证。发热、恶风、汗出者，是太阳中风；今无热，而恶寒汗出，是卫阳不足之象。卫阳即表阳，出于下焦，是肾中阳气所化生，达于体表即可“温分肉、充皮肤、肥腠理，司开合”。下焦阳虚，则卫阳化生不足，失去其温煦和固护肌表的功能，故见恶寒、汗出，治疗用附子泻心汤。

附子泻心汤的药物组成是大黄、黄连、黄芩、炮附子。方用大黄、黄连、黄芩苦寒泄热以消痞，附子温经扶阳。以麻沸汤浸三黄，而另煮附子取汁兑服，意在泻热轻扶阳重。

《遯园医案》记载一病例：宁乡学生某，得外感数月，屡治不愈。延诊时，自云：胸满，上身热而汗出，腰以下恶风。时夏历六月，以被周绕。取视前所服方，皆时俗清利，搔不着痒之品。舌苔淡黄，脉弦。与附子泻心汤，阅二日复诊，云药完二剂，疾如失矣，为疏善后方而归。

6. *旋覆代赭汤证* 旋覆代赭汤证，是属胃虚挟饮、肝气上逆的心下痞证。

伤寒发汗后，又误用吐、下，表证虽解，但胃气已虚，胃虚则肝气来乘，水谷不得运化而变生痰饮。痰气痞塞，故心下痞满；气逆不降，故嗳气频作，而痞仍不解，此即“噫气不除”。本证之脉多见弦滑，但按之却软。

旋覆代赭汤由旋覆花、代赭石、人参、生姜、半夏、炙甘草、大枣组成。旋覆花消痰下气散结，代赭石重镇降逆，二药配合使用，善能降气以治嗳呃；半夏、生姜辛温而开，可涤痰散饮而消心下痞硬；人参、甘草、大枣益气补中，使中气运则津液布，痰饮除则气道通，气机得利则痞噫自除。

用本方时，药物剂量当调配适当，否则会影响疗效。一次笔者带毕业生实习，某学生治一妇人，病心下痞而嗳气频作，断为痰气上逆，笔者旋覆代赭汤，服药不见效，因而请笔者为之诊治。笔者全面地检查了患者，断定该生诊断无误，用方也对，但为何不效？细审其方，发现代赭石用了30克，生姜却只用3片。笔者对这个学生说，问题就出在这里。因为痰气盘踞中焦成痞，挟肝气上出于胃为嗳气，但方中不能重用生姜以散饮消痞，即不能奏克敌制胜之权；又重用代赭石重以镇逆，使药力直趋而下，不能协旋覆花以理肝气之逆，也就是方药虽对证，但药用剂量不称，所以无效。遂改生姜为15克、代赭石为6克，再服果然见效。

以上介绍了"心下痞"的六个方证。掌握了这六个方证，虽不能概括全面，但也可以说是抓住了主要内容。一般地讲，凡心下痞证，服泻心汤，多能治愈。若服泻心汤，"痞不解"，并见烦渴、小便不利的，说明是因水饮内停，阻塞气机而成痞，故用泻心汤无效，应该用五苓散，使其小便通利则愈。

寒热上下错杂，气机痞塞于中而成心下痞，当用泻心汤，已如上述。若"伤寒胸中有热，胃中有邪气"，虽属上热下寒、寒热错杂，但不见心下痞，亦不能用泻心汤，应以黄连汤清上温下，平调寒热。"胸中有热"，即热在上，使胃气不降，故患者总想呕吐；"胃中有邪气"，即寒在下，使气血凝滞，脾气不升，故见腹痛，或下利。

黄连汤内有黄连、炙甘草、干姜、桂枝、人参、半夏、大枣等七味药。方用黄连以清胸中之热，干姜温脾胃之寒，桂枝宣通上下之阳气，半夏降逆止呕，人参、甘草、大枣益胃安中，使之有利于斡旋上下，调理寒热阴阳。

黄连汤与半夏泻心汤仅有一药之差，即半夏泻心汤去黄芩，加桂枝，则成黄连汤。二方比较，黄连汤用桂枝，偏于温通，多用治上热下寒，阴阳不和，呕吐腹痛等证；半夏泻心汤有黄芩，偏于清热，常用治胃气不和，心下痞满，呕吐下利等证。柯韵伯说："此与泻心汤大同，而不名泻心者，以胸中素有之热，而非寒热相结于心下也。”徐灵胎又说：“诸泻心之法，皆治心胃之间寒热不调，全属里证；此方以黄芩易桂枝，去泻心之名而曰黄连汤，乃表邪尚有一分未尽，胃中邪气，尚当外达，故加桂枝一味以和表里。”这两位注家的意见，可供我们参考。

介绍一个病例：徐州李某，呕吐而大便作痢，日三四行，里急后重，有红白黏液。病经一载，各处就医而病不愈。因事来京，经朋友介绍，让笔者为之诊治。脉弦而滑，按之无力，舌红而苔白，此乃寒热错杂之证。若只治其一，或以寒治热，或以热治寒，皆不能奏效。当寒热并用，仿黄连汤法，拟方：黄连9克、干姜9克、桂枝9克、半夏9克、人参6克、炙甘草6克、大枣7枚。前后共服六剂，一载之疾，从此而愈。

（九）辨太阳病变证治法

“变证”是指经过误治后，病情发生了变化，甚至是被治坏了的病证。它的证候类型很多，虽然是从太阳病误治而来，但其病变却远远超出了太阳病的范围。因此，我们在这里另立一节加以讨论。

一般地说，凡属太阳病，无论中风或伤寒，也无论主证和兼证，均有它们各自的规律。而太阳病的变证就不同了，它的形成原因复杂，病情多变，出入于阴阳、表里、寒热、虚实之间，而不受六经传变规律的约束。正因为它跳出了六经传变的圈子，所以学习它，对于提高我们辨证论治的水平，以指导临床实践，就有着极其重要的意义。

太阳病变证，从《伤寒论》中所举的内容看，多来自于太阳病汗、吐、下等误治之后。虽然不能排除汗、吐、下诸法用不得当，均可导致病情变化而形成变证甚或坏病，但也不能拘泥一切变证都是从汗、吐、下误治而来，或断言汗后一定发生什么病变，吐后、下后又一定发生什么病变，而应该把汗、吐、下等误治看作是引发变证的一个条件和转机。至于有关变证的辨证与治疗，则还要按照《伤寒论》所提出的"观其脉证，知犯何逆，随证治之"的原则，以客观脉证为依据，具体情况作具体分析，灵活对待，灵活处理。

1. *表里先后、标本缓急与调整阴阳的治疗法则* 在介绍变证的具体内容之前，先讲一讲表里先后、标本缓急的治疗法则，这不但对变证的治疗有指导意义，而且也是防止发生误治的根本保证之一。

急则治标，缓则治本，是指导治疗的原则。凡表里同时俱病，按常规治法，应先解表，而后治里。但在具体运用时也不可拘泥，应视表里证候的缓急而决定治疗的先后。若表证急，本应先发汗以解表而反用下法以攻里，属治不得当，故《伤寒论》中说"本发汗，而复下之，此为逆也"；若先发汗，则为恰当的治法，故曰"治不为逆"。反之，里证急，表证缓，本应先下以治里，而反用汗法治表，也是不合适的，若先行以救里急，而后再汗，则治不为逆。标本缓急的另一治法：患者既有下利清谷不止的少阴寒证，又有身体疼痛的太阳表证，如果拘于先表后里治疗法则，应先发太阳之汗以解表；但下利清谷，阳虚阴盛，为本已虚，再发虚人之汗，必伐少阴之根。在这种情况下，既然少阴本证为急，太阳标病为缓，便当急以四逆汤（方见少阴病篇）先温其里；大便调和，里证已愈，而表仍不解，则当再用桂枝汤急救其表，以防表邪内传。所以，用桂枝汤而不用麻黄汤解表，是因本属里虚，正气方复，不当峻汗之故。再如"病发热头痛"，是太阳表证；表证当见浮脉而反见沉脉，说明兼有少阴之里虚，证属太阳、少阴的表里"两感"证，治疗当解表温经并施，用麻黄附子细辛汤（方见少阴病篇）。若服麻黄附子细辛汤表里兼治，病仍不愈，反映了少阴阳虚为甚，当急用四逆汤以温少阴之阳，不仅增强了太阳的抗邪能力，而且加强了解表的功能，即"扶正以祛邪"。

由于滥用汗、吐、下等治法，促使太阴病发生了变化，成为变证或坏病，则应"观其脉证，知犯何逆，随证治之"。这是处理误治变证的一条总则。但也有一些治坏了的病证，由于患病机体存在着一定的抵抗外邪和自然修复的能力，亦可不治自愈。《伤寒论》中说："凡病，若发汗，若吐，若下，若亡血，亡津液，阴阳自和者，必自愈。"讲的就是这种情况。"凡病"，是泛指一切疾病。若用汗、吐、下等法以祛邪，是指的有余之病。若亡血、亡津液，是指的不足之证。为此，虚证也好，实证也好，不管是什么样的疾病，就其最基本的病理变化来说，均属阴阳的偏盛偏衰，即阴阳失调。若通过患病机体本身的能动作用，使阴阳得以调整而达到自和，病就可以自愈；若不能自愈，就需借助于各种治疗方法来调整阴阳。但不管用什么方法治疗，实际上都属外界条件，只有通过内因，即促使患病机体的阴阳协调和合，才能达到治疗目的。为了进一步说明这个道理，《伤寒论》还举了汗、下而致亡津液，不治自愈的例证："大下之后，复发汗，小便不利者，亡津液故也，勿治之，得小便利，必自愈。"下后复汗，伤了机体津液，发生一时性的小便不利，不要误认为是停水而用利尿药物再伤津液；只要患者气化功能不衰，饮食水谷能够不断化生以补充，待小便自然通利时，说明津液已复，阴阳自和，病也就好了。这里虽然讲的是疾病自愈的道理，但同时告诉我们，治疗疾病也在于调整阴阳，使其达到相对的平衡，就是说达到"阴阳自和"，亦为治疗疾病的基本出发点。

2. *邪热迫肺作喘证治*　太阳病或汗或下，治不得法，表邪不解，化热内犯于肺，肺受热迫津液外渗，故见汗出而热不解；肺失清肃宣降之职，故气逆作喘。汗出而喘，但不恶风寒，故"不可更行桂枝汤"，也就是不属于桂枝加厚朴杏仁汤证；汗出而喘，"无大热"，说明也不属于阳明里热，是既非表又非里，而为邪热迫肺之证。因肺主气，司呼吸，故凡咳喘气逆的病证，当首先考虑是肺的病变。所以《伤寒论》中指出"汗出而喘。无大热者，可与麻黄杏仁甘草石膏汤"，以清热宣肺而定喘。

麻黄杏仁甘草石膏汤，用麻黄宣肺开郁，佐杏仁利肺平喘，重用生石膏以清肺热，甘草和中益气，配石膏又可甘寒以化生津液。

汗出用麻黄，无大热用石膏，似属不要，实则麻黄协桂枝方能走表发汗，若与石膏相配伍，则重在宣泄肺热而不在于发汗，故本方有汗、无汗，身有大热或无大热，均可服用。

本方临床用治肺炎、气管炎、鼻窦炎等病而属于肺热者，均有一定疗效。举一个病例：

郑某之子，初春出麻疹，疹未齐而骤回。身热高至39.8℃，气喘鼻煽，环口发绀，证情十分严重，脉数而滑，舌苔黄褐而干。此证为疹毒内陷，火热刑金之证。治当宣肺清热，透疹外出。麻黄2.4克、杏仁9克、桑叶6克、生石膏18克、羚羊角1.2克、瓜蒌仁6克、浙贝6克、甘草1.5克。服一剂热退而喘平，前胸后背透发疹点甚多。但咳嗽仍甚，转方以桑菊饮加蝉衣、贝母、竹茹、玉竹等药调理而愈。

3. 协热下利证治　本为太阳中风桂枝汤证，不当下反用下法，以致邪陷于里下利不止，若脉由浮缓变为急促，说明阳气有余，仍有抗邪外达之势，是“表未解也”；邪陷化热，上熏于肺，外蒸于肌表，故见“喘而汗出”。肺合皮毛，与大肠相表里，表不解而邪内陷，则肺与大肠俱热，故协热下利，喘而汗出，宜用葛根黄芩黄连汤解肌清热、表里兼治。

葛根黄芩黄连汤由葛根、黄芩、黄连、炙甘草组成。葛根既能辛凉解表，又能升腾津液，起阴气而止泻利；芩、连苦寒，清里热，厚肠胃而止利；甘草和中安正。本方既能外解表热，又能清解里热，故为表里两解之剂。临床用治表不解而又有热泻、热痢的病证，疗效很好。

桂枝加厚朴杏仁汤证、麻杏甘膏汤证、葛根黄芩黄连汤证均有汗出而喘，但其病变是不同的。桂枝加厚朴杏仁汤证与麻杏甘膏汤证，虽病变重点都在肺，但有寒热之别；麻杏甘膏汤证与葛根黄芩黄连汤证，虽然皆以热邪为主，但有热在于肺，以喘为主，热在于肠，以泻利为主的不同，临证时当加以鉴别。

4. **误治变虚证治** 太阳病汗不得法，或误用吐下，均可伤及正气而形成虚证。因《伤寒论》主要内容是讲寒邪伤阳而致病，故太阳病误治变证，是以伤阳而成阳虚证者居多。

（1）心虚作悸证。太阳病本应发汗，但不能发汗过多，汗为心之液，是阳气蒸化津液而成，汗出过多则心阳随之而耗，心脏失去阳气的庇护，则空虚无主，而见悸动不安。实则拒按，虚则喜按。心悸而常以手捂住心窝部，即“叉手自冒心，心下悸，欲得按”，是正气不足的一个标志。心阳虚作悸，当用桂枝甘草汤甘温补心。

桂枝甘草汤，仅桂枝、炙甘草两味药。桂枝辛温补心阳之虚，甘草甘温益气和中而滋血脉。本方辛甘化合为阳，补心阳而不燥，滋血脉而不寒，药少力专，为补心阳的基本方。

马元仪治一妇，病经一月，两脉浮虚，自汗恶风，此卫虚而阳弱也。与黄芪建中汤一剂汗遂止……越一日，病者叉手自冒心间，脉之虚濡特甚，此汗出过多而心阳受伤也。仲景云：发汗过多，患者叉手自冒心，心下悸欲得按者，桂枝甘草汤主之。与一剂良已。（引自《印机草》）

（2）心虚烦躁证。太阳病不用麻桂发汗，而以火劫发汗，后又用攻下的方法，不仅伤其心阳见心悸欲按，而且心神亦浮动不安而更见烦躁。“火劫”是指烧针、温针、熏、熨、灸等火攻的方法，强行胁迫发汗（“劫”与“胁”，古字通用）。凡误用火攻所引起的变证，则称“火逆”。有关火逆的变证，后边还有专题介绍。这里所介绍的火逆是指烧针（把针体烧热再行针刺的方法，谓之烧针）用以劫汗，而伤了心阳。《素问·生气通天论》说：“阳气者，精则养神。”心主藏神，今心阳虚，神失所养，故见心悸而烦躁不宁。治疗用桂枝甘草龙骨牡蛎汤，补益心阳，安神定悸。

桂枝甘草龙骨牡蛎汤，用桂枝甘草以复心阳之虚，龙骨、牡蛎潜阳镇逆，收敛心气以安神定悸。

(3) 心虚惊狂证。本证可以说是心虚烦躁证的进一步发展。因为“伤寒脉浮”，是病在表，应当发汗，若误“以火迫劫之”，即用火攻的方法强行发汗，则必致汗出过多而伤亡心阳，轻则见心悸、烦躁，重则心气散乱、心神浮躁而见惊悸、狂躁、卧起不安等证。且阳虚则水津不化，而易凝聚为痰饮；痰浊邪气乘心气之虚而上扰，也是导致神志不宁，出现精神症状的重要原因之一。心虚惊狂证，宜用桂枝去芍药加蜀漆龙骨牡蛎救逆汤治疗。

桂枝去芍药加蜀漆龙骨牡蛎救逆汤，既可以说是桂枝汤的变方，又可以说是由桂枝甘草龙骨牡蛎汤加味而成。其组成药物有桂枝、甘草、生姜、大枣、牡蛎(熬)、蜀漆、龙骨。用桂枝、甘草以扶心阳之虚；生姜、大枣以调营卫之气；此证重在阳虚，当避阴就阳，故去芍药；涤痰逐饮须加蜀漆；牡蛎、龙骨，不仅兼能化饮，而且能敛神定志以治惊狂。因本方主治的证候由火逆所致，故取名“救逆”。

(4) 心阳虚欲作奔豚证。奔豚的豚，即小猪。因本病发作时，有气从少腹上冲于胸，甚或直达咽喉，就好像小猪自下向上奔窜一样，故名。

患者素体阳虚，或汗多伤阳，心阳虚不能制水，水邪冲动，故“其人脐下悸”。脐下即少腹，位居下焦而属于肾。脐下悸动，而气来上冲于心胸，说明是肾水初动，故称“欲作奔豚”。下焦肾水所以欲动，其病源在于上焦心阳不足，故用茯苓桂枝甘草大枣汤温心阳，伐水邪。

茯苓桂枝甘草大枣汤重用茯苓以伐水，桂枝助心阳而降冲逆，甘草、大枣益气健脾，培土以制水。本方要求用甘澜水煮药，义在不助水邪。《伤寒论》中介绍了作甘澜水法：“取水二斗，置大盆内，以杓扬之，水上有珠子五六千颗相逐，取用之。”以杓反复的扬水，炼之使甘，以缓其水寒之性。

(5) 心阳虚已发奔豚证。若用烧针强行发汗，即“令其汗”，必损心阳；阳虚卫外不固，针处又被寒邪所乘。阳虚感寒，心火上衰则肾水无制，水寒之气冲逆于止则“必发奔豚”，患者感觉“有气从少腹上冲心”，甚至上冲至咽喉，发作欲死。治疗方法，可先用艾炷灸针处各一壮，温以散寒；然后与桂枝加桂汤，强心阳，降冲气。

桂枝加桂汤，即桂枝汤加重桂枝用量，如《伤寒论》中所说“更加桂二两”。桂枝辛温，可益心阳，散风寒，降水气。本方重用桂枝的目的，就在于强心阳以降水寒冲逆之气，正如方后所注：“以能泄奔豚气也。”

桂枝加桂，是加桂枝还是加肉桂，其说不一。方有执认为“所加者，桂也，非枝也”。但从《伤寒论》中“更加桂二两”、“今加桂满五两”等句分析，还是加桂枝为对，而不是加肉桂。

崔某，女，50岁。其病颇奇，自觉有一股气，从两足沿阴股一侧往上行，至小腹则胀，至心胸则悸、闷，头出冷汗。少顷，气往下行，诸证亦随之而消。每次发作均有欲死的恐怖感，精神极为紧张。素患腰酸，腰冷，带下等证。面色青黄不泽，舌质淡嫩，苔白而润，脉弦数无力。此证当属奔豚，然而气不从少腹却沿少阴经脉上窜，实为临床所罕见。凡上冲之证，多因在上之阳不足，制水无力导致阴邪上干。今阴来搏阳，所过之处而见其害，或胀或悸；阳与阴争，故脉虽数而按之无力。弦为阴脉，水饮病可见弦脉。舌淡苔白，无疑也是阳虚的表现。方以桂枝加桂汤以伐肾邪而降逆，另送黑锡丹二钱温阳镇冲。每隔一日服一剂，服五剂病愈。

（6）心阳虚水气上冲证。太阳病或吐或下，外邪虽解，然心阳受伤，中气受挫，水无制上冲而为病，故见“心下逆满，气上冲胸”；胸阳不振，水气凌心，故见心悸；水气阴浊上蒙清阳，所以头目舷晕；脉沉主水，紧则为寒，脉沉紧是水寒为病。治当温阳化水，宜茯苓桂枝白术甘草汤。若更发汗，则愈伤阳气。“阳气者……柔则养筋”，阳虚不能柔养筋脉，则会出现肢体振颤摇动的证候。

茯苓桂枝白术甘草汤，用茯苓淡渗利水，桂枝温阳降冲，白术、甘草健脾补中筑堤以制水泛。本方在《金匮要略》中用治痰饮。“心下有痰饮，胸胁支满，目眩，苓桂术甘汤主之”，“夫短气有微饮，当从小便去之，苓桂术甘汤主之”，据笔者个人经验，若患者痰盛，可于本方中加半夏、陈皮；若头目眩晕为甚而因于饮者，可加泽泻；若兼见血压偏高者，可酌加化瘀之药如红花、茜草、牛膝等。

陈某，女，52岁。素有大便秘结，常五六日一行，坚如羊屎。口干渴，但饮又不多。每到夜晚，自觉有气从心下上冲，继而头晕、心悸、气短、胸闷等证俱见。身有轻度浮肿，小便短涩不利，颜面虚浮，目下色青。脉沉弦，舌胖嫩，苔水滑。此证水病似燥，因津液不得敷布而致。水为阴邪居于下，病则必犯阳气而逆于上，所以证见头晕目眩、胸满、心悸；水邪不去，则气化不行，津液不布，故上见口干而渴，下则小便不利，大便秘结。更参其脉与舌，确定心阳不足，水气为患无疑。为疏：茯苓30克，桂枝9克，白术6克，炙甘草6克。服两剂则头晕、心悸减，原为又加肉桂3克，助阳以消阴；加泽泻12克，利水以行津。又服两剂，小便自利，大便每日一行，面色转红，诸证随之而愈。

（7）心虚动悸脉结代证。《伤寒论》中说：“脉按之来缓，时一止复来者，名曰结。又脉来动而中止，更来小数，中有还者反动，名曰结，阴也。脉来动而中止，不能自还，因而复动者，名曰代，阴也。”从上述可知结代脉属于搏动缓慢而有歇止的一种脉象。其中，歇止时间短，复跳稍快的，即“更来小数者”，是结脉；歇止时间长，即“不能自还，因而（有曰‘略久’，有谓‘良久’）复动者”，是为代脉。今之脉学，则更以止无定数和止有定数来作为区分结脉与代脉的标准。结脉主气血凝结，亦见于气血不足；代脉主脏气衰微，气血亏虚，亦见于七情惊恐、跌仆损伤。

心主血脉。心脏气血素虚，又感寒邪，正虚邪扰，甚则动摇心宫，而致气血不续，故脉来结代；心虚不能自主，所以心动悸非常。治以炙甘草汤益气养血，复脉定悸。

炙甘草汤由炙甘草、生姜、人参、生地黄、桂枝、阿胶、麦冬、麻子仁、大枣组成。炙甘草益气补中，化生气血，以复脉之本，为主药；人参、桂枝、生姜益心气，通心阳；生地黄、麦冬、阿胶、麻仁、大枣补心血，滋心阴，以充养血脉。以清酒煎煮药物，可通经络利脉道，又使药力不滞。全方益阳滋阴相互为用，使阳能助阴则脉复，阴能助阳则心动悸自安，脉亦自和。因本方具有复脉的功能，故又名“复脉汤”。

本方对功能性心律不齐、期前收缩有较好疗效。本方去人参、桂枝、生姜、大枣，加白芍，名加减复脉汤，治阴血虚脉结代，心动悸。温热病后期，真阴大亏，虚风内动，心动悸。以加，减复脉汤去麻仁，加牡蛎，名一甲复脉汤；加牡蛎、鳖甲，名二甲复脉汤；加牡蛎、鳖甲、龟版，名三甲复脉汤。

郑某，男，56岁。经常头晕，鼻衄，心烦少寐，耳鸣如蝉，不时有失神欲倒的感觉。视其人身材高大，面赤如丹，舌红苔少。脉弦而结。此证为心肾之阴双虚，以致阴不潜阳，肝风鸱张，上旋清窍。为疏：生地30克、麦冬24克、龟版18克、白芍12克、炙甘草12克、玄参12克、石决明30克、生牡蛎30克。服两剂而神倦思睡，日夜不醒；二日后，神爽清醒，头晕耳鸣大有好转，脉虽弦但已不结。转方又加鳖甲、五味子，服十数剂，渐愈。

（8）心肾双虚证。发汗过多，伤损心阳，则“其人叉手自冒心，心下悸，欲得按”，属桂枝甘草汤证。若更“重发汗”，不仅心阳愈虚，且必伤及肾阳。肾为先天之本，肾中元阳为一身阳气之根，诸脏阳虚，穷必及肾。肾开窍于耳，肾虚则“必两耳聋无闻也”。许叔微说：“伤寒耳聋，发汗过多者，正气虚也。”本证在心阳虚的基础上更见肾虚耳聋，则非桂枝甘草汤所能治，而应考虑用桂枝甘草汤加参附以补心肾之阳气。

（9）胃虚水停证。太阳病发汗不当，可伤太阳之气，外邪随经入里，影响膀胱气化功能，以致形成津不上承而口渴，水蓄膀胱则小便不利的五苓散证；若伤及中焦胃阳，胃虚不能游溢水精，以致水邪停留而不化，可见心下悸动按之应手，胃脘部有振水声和如囊裹水之感。因胃虚水停中焦，无碍膀胱气化，故小便自利而口不渴。《伤寒论》说："伤寒，汗出而渴者，五苓散主之；不渴者，茯苓甘草汤主之。"不仅指出了胃虚水停的治法方药，并以渴与不渴作为五苓散证与茯苓甘草汤证的主要鉴别点。

茯苓甘草汤由茯苓、桂枝、生姜、炙甘草组成。方用桂枝、茯苓通阳利水，生姜温胃以散水，甘草补脾和中。若服药后，患者由不渴转为渴欲饮水，是为水去阳布而欲愈的好现象。临床用本方，若能配合茯苓饮（茯苓、人参、白术、枳实、橘皮、生姜）同用，则效果更佳。

（10）脾虚烦悸证。太阳病仅二三日，即见心悸而烦，说明不是外邪传经入里所致，而是病者中气虚，素禀不足。脾胃中气为后天之本，气血荣卫化生之源。脾胃虚，中气弱，气血化生不足，心失所养，故"心中悸而烦"；荣卫不足，虚而内怯，抗邪无力，故外证亦难以速解。此时当用小建中汤补脾建中，扶正以驱邪，里气壮则表自解。

小建中汤，是桂枝汤的一个变方，即桂枝汤倍用芍药的剂量，再加饴糖。方中以桂枝调和荣卫；倍用芍药，以滋荣血而利血脉；加甘温之饴糖，补中扶虚缓急。此方从中州变生气血，以治悸烦与腹痛等证。所谓建中，即建立中气的意思。

张近川翁：始以内伤外感，过服发散消导之剂，致胃脘当心作痛，六脉皆弦而弱，此法当补而敛之也。白芍五钱，炙甘草三钱，桂枝一钱半，香附一钱，大枣三枚，饴糖一合，煎一帖而瘳。（引自《赤水玄珠》）

（11）脾虚气滞腹胀证。"发汗后，腹胀满"，表证虽解，但因脾气素虚，发汗更伤脾气，脾虚运化失职，气壅湿滞所致。此证，补中则愈塞，攻之则愈虚，既属虚中挟实，则治当补中有行，用厚朴生姜半夏甘草人参汤。

厚朴生姜半夏甘草人参汤用厚朴宽中除满，生姜辛开理气，半夏开结燥湿，人参、甘草健脾培土以助运化。临床实践证明用此方时，人参、甘草等补气药的量不宜大，而厚朴、半夏、生姜等行气散结药的用量不宜小，即掌握三补七消的比例，方能取得较好疗效。

张石顽治陈孟庸，泻利腹胀作痛，服黄芩、白芍之类，胀急愈甚，其脉洪大而数，按之则濡，气口大三倍于人迎，此湿热伤脾胃之气也，与厚朴生姜半夏甘草人参汤二剂，痛止胀减，而泻利未已，与干姜黄芩黄连人参汤二剂，泻利止而饮食不思，与半夏泻心汤而安。（引自《张氏医通》）

医案中之“气口”，指右手脉；“人迎”，指左手脉。凡内伤脾胃之气，则气口脉大于人迎；凡外感伤寒之邪，则人迎脉大于气口。察人迎与气口，可作为辨内伤与外感的依据之一。

（12）中寒吐逆脉证。胸膈胃脘阳气素虚之人，再发汗则阳愈虚，阳虚浮动，所以脉来反数。脉数主热，但有真假之分，阳盛而热者，脉当数而有力，消谷能食；虚阳浮动而见数脉，是属假热，也就是《伤寒论》中说的“数为客热”，必按之无力；阳虚不能腐熟消化水谷，因而不能食，或食后谷不化，胃气上逆而作吐。《伤寒论》中所说：“此以发汗，令阳气微，隔气虚，脉乃数也。数为客热，不能消谷，以胃中虚冷，故吐也。”就是对中寒吐逆的脉证、病因与病机的概括分析与说明。

本证《伤寒论》未载方。根据其“胃中虚冷”而见吐逆的病变特点，可考虑用理中汤（见太阴病篇）加丁香、吴茱萸，以温中补虚、降逆止呕。

（13）吐后内烦证。太阳病本当发汗以解表而反用吐法，虽然吐亦能使气外达，而令人汗出，起到一定解表驱邪的作用，但吐后必伤胃中津液，津伤化燥，阴不和阳而虚热内生，故吐后表证虽解而不见恶寒，但接着而来的则是恶热，不欲近衣以及烦躁等津伤内热的证候发生。因虚热内扰，烦自内生，均由吐后所致，故《伤寒论》中说："此为吐之内烦也。"

《医宗金鉴》为吐后内烦提出治法：吐后内生烦热，是为气液已伤之虚烦，非未经汗下之实烦也。唯宜用竹叶石膏汤，于益气生津中清热宁烦可也。

（14）肾阳虚水泛证。太阳病误以吐下的方法治疗，伤了中、上焦的阳气，可致水气冲逆而为病，是属苓桂术甘汤证，已如前述。若太阳病发汗太过，损伤了下焦肾阳，亦可因于阳虚不能制水而引起水泛为病。太阳与少阴为表里，太阳之气由少阴肾阳所化。过发太阳之汗，必内伤少阴肾中之阳，因而虽然发汗，但汗出病却不解。且由于少阴肾阳虚不能敛藏于内而外浮，故"其人仍发热"；阳虚水泛，上凌于心，放心下悸动；上蒙清阳，则头目眩晕；阳气者，柔则养筋，阳虚筋脉失养，则筋肉瞤动，肢体振颤，站立不稳而欲仆倒在地。治以真武汤温阳利水。

真武汤由茯苓、芍药、生姜、白术、炮附子组成。附子辛热，温经回阳以散寒水；辅以白术温运脾气，补土以制水；术、附合用，还可温煦经脉以除寒湿；茯苓淡渗，协白术以利水；生姜辛温，可温散水寒；芍药和血脉、缓筋急，且能制约附、姜之辛燥，使之温经散寒而不伤阴。本方用治肾阳虚水泛为病，与苓桂术甘汤不同，故方中用附子而不用桂枝。服大青龙汤，发汗太过，出现四肢厥逆、筋惕肉瞤等亡阳证，即可考虑用本方治疗。

曾治一司机李某，男，32岁。患头痛病，每在夜晚发作，疼痛剧烈，必以拳击头部始能缓解，或服用止痛片。问起病原因，他说：夏天开车，因天气炎热，常在休息时痛饮冰镇汽水或啤酒，每日无间，至秋即觉头痛。问除头痛外，尚有何不适？答：两目视物常有黑花撩乱。望其面色黧黑，舌质淡嫩、苔水滑，脉沉弦而缓。此阳虚水泛，浊阴上窜，清阳被蒙则眩，阴阳相争故头痛。为疏：附子12克、生姜12克、茯苓18克、白术9克、炙甘草6克、白芍9克、桂枝6克。服六剂，头痛大减。继服苓桂术甘汤四剂，巩固疗效而痊愈。

（15）肾阳虚烦躁证。“下之后，复发汗”，在治法上是一误再误。误下伤里阳，下后复汗则表阳亦伤。阳主昼，阴主液，也就是白天阳气旺盛，夜晚阴气旺盛。汗下后阳虚之体能在白昼阳旺之时与邪抗争，故“昼日烦躁不得眠”；入夜阴盛，阳虚无力与邪交争，故“夜而安静”。阳虚阴盛，病入三阴，故不见少阳病的喜呕，阳明病的口渴，以及太阳的头痛、脉浮等表证。脉沉主里，微主阳虚。“脉沉微，身无大热”而见微热，说明阳虚阴盛，格阳于外。证情危重，当急救回阳，用干姜附子汤。否则，贻误病机，恐一身脱汗而不可救。

干姜附子汤用干姜、附子大辛大热，以复脾肾之阳。附子生用，取其力更猛。与四逆汤比较，本方不用甘草之缓恋，有利于迅速发挥姜、附消阴回阳的作用。煎汤一次顿服，使药力集中，收效更快。

阴虚烦躁不得眠，以入夜为甚，与本证迥然不同，应从苔脉加以鉴别。

（16）肾阴阳俱虚烦躁证。汗下不得当，不仅能伤阳，且由于津液的外泄，亦可导致阴伤。“发汗，若下之，病仍不解，烦躁者”，就反映了因于汗下误治，使阴阳俱虚，水火阴阳不能相互交济，以致阳不得阴则烦，阴不得阳则躁。本证的烦躁不分昼夜，故与阳虚阴盛的干姜附子汤证有别，也不同于阴虚阳亢虚热内扰的烦躁证。治疗用茯苓四逆汤，扶阳兼以救阴。

茯苓四逆汤由茯苓、人参、生附子、炙甘草、干姜组成。方用附子、干姜以温经回阳，用人参益气生津以救阴，茯苓益阴气而宁心养神，甘草和中。

（17）阴阳两虚与阴阳转化证。汗乃阳气蒸化津液而成，故发汗太过既可伤阳，又能伤阴。发汗后，表证解当不恶寒，若反见恶寒或恶寒更甚而振栗，说明发汗太过伤了卫阳，而失于温煦所致。另一方面，由于津从汗泄，荣阴亦必随之而损。荣阴不足，筋脉失养，则见四肢挛急疼痛。阴阳两虚，所以脉见微细，治当扶阳益阴并施，用芍药甘草附子汤。

芍药甘草附子汤用芍药以补荣阴，附子以补卫阳，炙甘草依附于阴阳之间和中而兼顾。

若汗后，患者不恶寒只发热，说明表证虽解，但胃中津液已伤，津伤则化燥生热，而转为阳明胃家实证，故《伤寒论》中说："发汗后……不恶寒，但热者，实也。"胃家实热，当见大便干结，治应泻下以和胃气，与调胃承气汤（方见阳明病篇）。

以上所述芍药甘草附子汤证和调胃承气汤证，说明同是发汗之后却有两种不同的结果，有从阴化寒者，亦有从阳化热者；有致虚者，亦有成实者；其所以有阴阳转化的不同，主要是因为患者机体有强弱之分，脏腑有寒热虚实之别，也就是说"病从类化"。

（18）随证施治。以上介绍了太阳病的各种变证及治疗，从中不难看出张仲景是始终贯彻"观其脉证，知犯何逆，随证治之"的辨证论治法则的。为了更好地指导人们在实践中运用这个法则，他在《伤寒论》中又举出随证施治的具体病例作为示范，以冀一隅三反。

"伤寒脉浮，自汗出，小便频，心烦，微恶寒，脚挛急"，说明太阳表证不解，而少阴之阴阳复虚。阳气虚，固摄、温煦的功能失职，故自汗、小便频数而微恶风寒；阴液不足，阳热上扰，筋脉失于濡养，故心烦，脚挛缩拘急。在里之阴阳皆虚，而外证又不解，自当正邪兼顾，用桂枝加附子汤，扶正以祛邪。若此时不顾患者少阴之里虚，"反与桂枝汤欲攻其表"，这是治疗的错误。服汤以后，必致阳愈虚不达四末，而四肢厥逆；阴愈伤不能上滋，而咽中干燥；阴阳俱虚，水火不相既济，而见烦躁吐逆。

这个病例的病情本来就较为复杂，又经误治之后，使病情更加复杂。对于复杂多变的病证，应分清标本缓急，进行有步骤的治疗。本病初起患伤寒，伤寒为病，重在伤阳，故在治疗时，亦当首先扶阳，用甘草干姜汤，使其阳生则阴长。待手足温，厥逆回，阳气复，再服芍药甘草汤以复其阴，阴液既复，则筋脉濡润，两脚挛急得以缓解而可以自由曲伸。如是则阳气能以温煦，阴液亦能濡养，即达到“阴阳自和”，则病必自愈。若在上述治疗过程中，由于人的体质差异而有寒热的变化，如服温药扶阳太过，以致胃热而见谵语、大便干结，则应“少与调胃承气汤”以泻下实热，使胃不燥而气自和，则谵语自止；若重复发汗，又加以烧针劫汗，一逆再逆，一误再误，而其人阳气大伤，四肢厥逆更甚，此时再用甘草干姜汤以复阳也无能为力，应予四逆汤救治。

甘草干姜汤用炙甘草、干姜辛甘以化阳，重在扶中焦的阳气。脾主四肢，四肢为诸阳之本，中阳得复，则四肢厥逆自愈。用此方时，甘草剂量要重，应大于干姜用量的一倍以上，这样可以保证在扶阳的同时而无害于弱阴。

芍药甘草汤以芍药配甘草，酸甘化阴，和血柔筋缓急，善治两脚拘挛、筋脉拘急之病。

从以上病例可以看出不管用什么治疗方法，或用热，或用寒，或用泻，或用补，都应该“见是证而用是方”，也就是一切从实际出发，以客观脉证作为施治的依据，而不能凭主观臆测。同时，也启示我们在处理复杂多变的病证时，要根据病情的轻重缓急做到治有先后，随机应变，照顾全面，不应该不分先后主次，墨守成规，顾此失彼。

举一个用芍药甘草汤的病例：李某，男，25岁。右腿鼠溪部生一肿物，形如鸡卵，表面不红，用针管抽不出内容物。右腿拘紧，伸而不能直，强伸则剧烈疼痛，足跟不能着地。每到夜晚，小腿经常抽筋，痛苦不堪。脉弦细而数，舌红而少苔。脉证合参，可知本证属阴血不濡，筋脉失养，挛而收引，故筋聚而成包块，腿难伸直，拘急转筋作痛。为疏：白芍24克，炙甘草12克。嘱服三剂，以观后效。患者见此方药仅两味，面带不信之色。虽勉强服药，但实少病愈信心。可是服药后，却效出意外，仅一剂而筋不抽痛，夜得安睡；进二剂，则鼠溪包块消退;服第四剂,足跟即能着地。

5. 火逆的变证　关于火逆的变证,前面已做过一些介绍,主要讲的是火劫发汗而导致伤阳的病变。这里讨论的是“因火为邪”,即火邪所引起的热盛伤阴以致动血阴伤的各种变证。

(1) 太阳中风误火。太阳中风,本应以桂枝汤发汗以解肌,若误“以火劫发汗”,则不仅风邪不能解,且又加火邪为害,必伤其血气。气受热则动荡,血被火伤则流溢,气血沸腾,自必失其运行的常度。况风为阳邪,火亦阳热,风火相煽,火助风威,风助火势,“两阳相熏灼”,溶其血液则身体发黄。阳热炽盛,迫血上行则欲衄;火热灼津,阴液虚竭则小便难。火劫发汗,不仅伤津,而且耗气,气血阴阳俱虚,身体失于濡润则枯燥。火热之气上蒸则头汗出,而颈项以下无汗。火炽津伤化燥,燥热内结,腑气不利,故见口干咽烂,腹满微喘,大便干结不通。若此时不抓紧治疗,拖延日久,则胃热盛发生谵语;胃阴大伤,失于和降,则生呃逆;若热极津枯,肾阴虚竭,水不济火,心神躁动,则可出现手足躁扰不安、捻衣摸床等阴竭昏糊的危候。其预后可以从小便的情况来判断:若其人小便先难后反利,反映了阴液尚未尽亡,生机尚在,故属“可治”;若小便已无,则是化源告绝,阴液消亡,而预后不良。

(2) 伤寒阳郁误火。“脉浮热甚”,是表邪闭郁卫阳不得宣泄的太阳伤寒表实证,以发汗解表法治疗。若反用艾灸以温阳,即“实以虚治”,用治虚寒在里的方法来治表实阳郁之证,必致邪无出路,郁而化热,火热上炎,灼伤津液则咽喉干燥,灼伤阳络则吐血。

(3) 表实内热误火。太阳病二日,表邪未解反见烦躁,说明或是素有内热,或是表不解而阳郁化热,形成表实里热证,此时应解表清里并施,不应用火来治。若“反熨其背(用瓦熨或用某种药物粉碎、炒热,布包敷于背部)而大汗出”,则必因汗出而致正虚,火邪乘虚入胃,胃中津液被劫,因而变生躁烦、谵语等阳明胃家实证。火逆而成阳明躁热胃家实，当用下法治疗。如果未经治疗。病至几日后，通过机体的自然恢复，使得津液渐充，火邪势衰，正气有力驱邪外出，亦可通过“战汗”，或下利而使邪气外出作解。

（4）温病误火。“太阳病，发热而渴，不恶寒者，为温病”。温病亦属太阳病之一，故其初起，形似伤寒。但由于伤寒是感受寒邪而表闭，故其脉弦紧，左右弹指有力；温病是感受温热邪气而津伤，故多见脉细弱而口渴。温病初起，邪在表，见发热、头痛、口渴、微恶风寒而脉浮弱者，当以辛凉解表，使之微汗出则愈；麻桂羌防等辛温燥烈劫阴之品，皆在所禁，当然更不能用火攻之法。若误用火劫，必助热伤阴，以致邪陷心包，而见神昏谵语，甚则灼伤阴液，筋脉失养，热极动风，而见痉厥、抽搐等证。一次火逆误治，使病变坏，还尚可苟延时日；若一再误治，则患者将有生命危险。所以，《伤寒论》中特别告诫说：“一逆尚引日，再逆促命期。”

（5）阴虚误火。《伤寒论》中说的“微数之脉”，是指脉数而无力。“数脉为阳热可知”，但有虚热实热之分，数而有力者为实热；数而无方者属虚热，常见于阴虚不能制阳。所发生的内热，治当滋阴和阳以清热，绝不能施以艾灸益阳劫阴以助热。若误用艾灸，必然“火上浇油”，成为烦逆之变。这种以驱逐寒实邪气的灸法，误用于阴虚火旺的患者，叫作“追虚逐实”。尽管艾火之邪不甚，但对阴虚之体来说，内攻也是有力的。本属阴虚筋骨失于滋润，再被火灼则阴血更耗，甚则肢体痿废，故为“焦骨伤筋，血难复也”。可见阴虚误火而致变的后果是相当严重的，一定要引起我们的特别警惕。

从以上诸火逆变证之多，可以推断在张仲景生活的时代，各种火疗的方法是相当盛行的，所用范围也很广泛。但由于火邪能助阳增热，伤阴动血，故用不得当，也会后患无穷。今世所用火疗方法已较古代差得多了，但附子、干姜、麻黄、桂枝等辛热药物，仍为临床所广泛应用，若触类引伸，以彼例此，则温热病误用麻桂之弊，亦绝不可忽视。

（十）太阳病类证与治疗

太阳病类证，是指类似太阳病的证候。由于《伤寒论》中所讲的太阳病，主要是指风寒邪气客于肌表的证候，所以这里的太阳病类证，实际上指的是太阳病类伤寒证。

1. 温病　温病亦属太阳病之一，故与太阳伤寒有相类似之处，但因其感受温热邪气，故又与伤寒不同。

六淫外邪，亦分阴阳。寒邪属阴，易伤人阳气，故其为病，太阳首当其冲；温邪属阳，伤人阴液，故其为病，太阴首当其冲。前者是足经受邪，后者为手经受邪。两经虽有手足之分，但其为病却不无联系，故太阳伤寒有太阴肺气不利的咳喘，而太阴温病亦见脉浮、头痛、恶寒等太阳病的证候。《灵枢·营卫生会》说："太阴主内，太阳主外。"太阴，即手太阴。内，指营气。太阳，是足太阳。外，指卫气。营与卫在人体是对立的统一，其为病则互相影响，故仲景把伤寒与温病统称之为太阳病。然温病虽属太阳病，但又不同于伤寒。《伤寒论》中说："太阳病，发热而渴不恶寒者，为温病。"就明确指出温病不待传经，即见口渴等热伤津液的证候，而与伤寒传里化热有别。病证不同，治法亦不同，温病当以辛凉解表而不能用辛温劫阴之药。

2. 风温　风温在《伤寒论》中是作为温病误以辛温发汗而引起的坏证提出的，即"若发汗已，身灼热者，名风温"。其实，风温为病不仅来自温病误治，亦可由感受温邪与风邪，即风温合邪，共同侵袭人体而成。因温为阳邪，风亦为阳邪，风温合邪化热伤阴较一般温病更为迅速而且重笃，故风温病证见身热灼手，其热象亦较明显而突出。风温邪气客于表，故脉象同于太阳病而"阴阳俱浮"。风性开泄，热迫津液外泄，故自汗出；热盛伤气，气随津泄，故见身重；热盛神昏，故多眠嗜睡；风热上熏，心肺不利，故鼻息必鼾而语言謇涩难出。此时若再误用攻下，必然更伤阴精，引邪内陷。阴液大伤，故小便困难而不利；精不上注于目，故两目直视；邪气内陷，心神被蒙，所以大小便不能控制而失禁。

3. 风寒湿痹证　痹者，闭也，闭塞不通之意。风寒湿三气杂合而至，经络受邪，关节筋脉不利，成为痹证。因其证以骨节疼痛为主，与太阳伤寒类同，故举出以作比较。

（1）桂枝附子汤证。风与湿合，侵袭人体，经脉气血阻滞，不通则痛，故见身体疼痛。其痛缠绵不已，酸楚难忍以致烦乱不宁，谓之“疼烦”。湿为阴邪，其性重滞，故身重疼痛转侧翻身亦觉困难。湿邪难以速解，故伤寒八九日不愈。风湿在于肌表，无关少阳、阳明，所以患者不呕、不渴。浮脉是风袭，涩为湿阻，虚为卫阳不支，脉浮虚而涩是风湿伤卫。治以桂枝附子汤散风除湿、扶阳去寒。

桂枝附子汤由桂枝、炮附子、生姜、炙甘草、大枣组成。桂枝驱风通阳，附子扶阳以温寒湿，生姜散寒以走外，炙草、大枣养正以护内。

若其人大便硬而小便自利，说明湿重困脾，脾失健运，津液不能还于胃中。此证当以上方中去桂枝以免走散津液，加白术燥湿健脾引津液还于胃中，且白术配附子，可“并走皮内而逐水气”；若其人小便不利而不便不坚者，则还应加桂枝通阳助气化以行津液。

（2）甘草附子汤证。风寒湿邪杂合而至，寒湿留于关节，凝滞不解，筋脉不利，故骨节抽掣疼痛，不得屈伸，以手触按则疼痛更甚。因寒湿所困，表里阳气皆虚，故自汗、短气、恶风怕冷而不欲去衣。阳虚水湿不化，所以小便小利、肢体浮肿。治以甘草附子汤温经扶阳以除风湿。

甘草附子汤由白术、桂枝、炮附子、炙甘草组成。方中桂枝、白术、附子并用，兼走表里以助阳化湿。本证湿留关节，邪入已深，不易速去，故治之宜缓。本方附子用量比前方为少，且以甘草名方，而使其作用缓恋持久，从而有利于衰里之邪尽解。同时，在煎服法中要求每次服药不应太多，也是不欲尽剂之意。

以上介绍的桂枝附子汤、去桂加白术汤以及甘草附子汤三个方证，都属阳虚风湿相搏证，其主要区别是：桂枝附子汤证重在卫阳虚而风湿在表，故桂附同用，温经通阳以散风湿；去桂加白术汤证，重在里阳虚而脾不转输，故去桂而术、附合用，健脾行湿以逐水气；甘草附子汤证是表里之阳皆虚，故术、桂、附并用，兼走表里，温经扶阳以缓除风湿。

四、辨阳明病脉证并治

阳明，指足阳明胃和手阳明大肠。两阳合明谓之阳明，说明阳明之阳气最盛。阳明为多气多血之经，邪客阳明，气血壅而容易化热，故阳明病属于外感热病中正邪斗争有力，热势亢盛的极期阶段。

形成阳明病的原因，有原发和继发两种。原发的阳明病，是邪气直犯阳明，在经之邪不解，随经入腑而成；继发的阳明病，多来自太阳之邪不解而内传，或由太阳、少阳病的汗不得法、误汗、吐下，伤了胃中津液所致。

阳明病在三阳病中属里证。由于阳明易从燥化，故其病变以燥热津伤，实热内结，以致腑气不通而见痞、满、燥、坚、实的里实热证为主要特点。这种病证反映于外的证候，叫"阳明病外证"，以"身热，汗自出，不恶寒，反恶热"为主，并以此与太阳表证、少阳半表半里证相鉴别。

阳明病除腑证之外，还有经证、热证、寒证以及蓄血等，其病变重点在于腑实，故阳明病以"胃家实"作为辨证纲要。

阳明与太阴为表里，脾与胃相联系，若阳明病不从燥化，而是热与湿合，则湿热蕴郁，既不能外越以为汗，也不能下泄而从小便排出，湿热交蒸，还可以发生黄疸。

阳明病证候繁多，故其治法亦较复杂，或寒或温，或汗或下，均可随证使用。但由于其病变以腑实为主，故治法的重点在于泻下，正如尤在泾所说："盖阳明以胃实为病之正，以攻下为法之的。"根据阳明病的上述证治特点，我们把阳明腑实证及其治法列在阳明病诸证之先，进而辨可下与不可下，然后再分别介绍经证、热证、寒证、蓄血证以及湿热发黄等诸证，从而使其重点突出,层次分明,便于学习掌握。

(一) 阳明病辨证纲要

阳明胃与大肠,皆属于六腑。六腑的功能是传化物不藏,即饮食入胃则胃实,通过胃的腐熟和小肠的受盛化物,下移到大肠,则胃虚而肠实,在消化过程中只有始终保持这种虚实更替,才能使胃肠之气得以通顺,六腑的这种功能特点称为“以通为顺”。若胃肠燥热,津液干涸,糟粕结硬,大便阻于肠内不得排出,使肠实胃满,不能进行正常的虚实更替,以致上下不得通顺,阳明有实无虚,从而形成阳明病。

在三阳病中,太阳主表,阳明主里。阳明里证反映于外的证候,是为“阳明病外证”。阳明病外证,见身热,汗自出,不恶寒,反恶热,与太阳之表证有本质区别。太阳表证,虽有发热,但“必恶寒”;而阳明病属里实热证,故虽身热但并不恶寒,且因其里热炽盛,不仅不恶寒反而恶热。阳明里热蒸腾津液外泄,故汗出不断而量多,《伤寒论》中形容为“汗出濈濈然”,这与太阳中风仅表现为皮肤潮润的“漐漐汗出”有所不同。阳明热盛于里,气蒸于外,以致表里俱热,气血亢奋,所以脉见洪大。《伤寒论》中说:“伤寒三日,阳明脉大。”指出了太阳病到了三日要传经的时候,如果出现了洪大的脉象,说明病已传入阳明。

综上所述,可知“胃家实”是辨阳明病的纲领,身热、汗出、不恶寒、反恶热、脉大等证候,是判定为阳明病的主要依据。

(二) 阳明病成因

阳明病有因受邪而直接发病的,如邪客阳明经,由经及腑,或胃肠积滞化热化燥等;但也有从他经传变而来的。例如:太阳病治不得法或误治,可以传变为阳明病。《伤寒论》中说:“太阳病,若发汗,若下,若利小便,此亡津液,胃中干燥,因转属阳明。"就指这种情况。太阳病当发汗,但不能发汗太过,若过于发汗,或误用泻下、利小便的方法治疗,伤了津液,津伤则化燥,胃中干燥,大肠失润,腑气不通,以致大便秘结不下,因而转属阳明病。所谓"转属",是病证转化但又未纯,具有并病之义。若一经证已尽解,完全进入到另一经,称为"转入"。如病邪已完全离开太阳,与太阳之表无关,纯入于阳明,即为太阳转入阳明。

太阳病发汗,汗出不彻或阳郁化热入里亦可转属阳明。太阳病感受寒邪,必使卫阳郁闭。若当汗不汗,或虽经发汗,但汗出不彻,均可由于卫阳闭郁不宣,寒邪从阳化热入里而成为阳明病。若证见"呕不能食",说明病已内传及胃,以致胃失和降;若阳明里热已成,蒸腾、逼迫津液外渗,可由伤寒无汗转为"反汗出濈濈然",这些都是转属阳明的标志,也是我们进行辨证的主要依据。

由于阳明与太阴有着表里关系,阳明主燥,太阴主湿,燥与湿亦能相互转化,故阳明病与太阴病有内在联系,太阴病可似转化为阳明病。太阴脾主运化水湿,太阴病脾运失职,湿不能化而蕴郁,则"身当发黄";若小便通利,湿从下泄,则不能发黄;至七八日见大便硬,说明湿已化燥,病已转属阳明。

(三) 辨阳明病腑证并治

阳明腑证,又叫阳明腑实证,以"不更衣内实,大便难"为主要临床表现,它反映了胃肠实热内结、腑气不通的病理特点。"阳明之为病,胃家实是也",这里的胃家实主要是指阳明腑证。

阳明腑实,当治以泻下。由于腑实证有轻重之分,因而治法方药亦有大小缓急之别。下面以三个承气汤证为主,分别介绍阳明腑证的各种辨证与治法。

1. 调胃承气汤证　调胃承气汤证,是阳明病腑证的轻证或开始阶段,其病变重点在于胃中燥热成实而阳气有余,但大肠之燥热结聚尚属轻浅,故本证反映在大便上,还不能说已经成硬。调胃承气汤证的成因及证候表现有如下几种。

其病未经吐下,见不大便、心烦、躁动不安等证,说明此之心烦,非属栀子豉汤证的虚烦,而属于阳明病热实结于胃的实烦,当治以调胃承气汤。

或太阳病,发汗病不解,伤了胃中津液,邪气化热入里,里热外蒸而见"蒸蒸发热",说明病已转属阳明。因为邪结不深,故并来出现其他的阳明里证,亦当用调胃承气汤治疗。

或太阳伤寒,不用汗法而反用吐法,吐后邪不外散,反因吐伤津液致邪陷阳明。邪热内结,胃肠之气不得通顺,见大便不通、腹胀满。然虽腹满但并不疼痛,说明邪结尚浅,大便亦未一定成硬,故也用调胃承气汤治疗。

或太阳病不解,阳郁化热,过经(即传经)于阳明,阳明受邪,燥热内结熏于心,则见谵语,亦当用调胃承气汤下之。谵语为实,本当大便硬结,今不然,大便不仅不硬,反而下利,说明前医曾用过巴豆制成的丸药泻下。因巴豆属于热性泻下药,所以只能下大便而不能去其燥热,且有助热增燥的流弊,为此,虽大便下利,但谵语不解。一般地说,凡属虚寒性下利,则"脉当微厥",今丸药泻下之后,脉不见微厥,依然同未下之前的脉象一样,即"脉调和者",说明虽经泻下,但内实不去,谵语不解,还应以调胃承气汤治疗。

综上所述,可知调胃承气汤是治疗燥热初结,胃气不和而肠燥尚浅,见烦躁、蒸蒸发热、腹满、谵语等阳明实证。其证虽然也见大便秘结,但还没有到伤津劫液的地步,故调胃承气汤的作用以调和胃气为主,泻下则是次要的。陈修园说它为"法中之法",也就是说它能在和胃之中又兼有泻下的双重作用。

调胃承气汤由大黄(酒洗)、甘草(炙)和芒硝组成。方中大黄苦寒泄热,芒硝咸寒软坚润燥,甘草甘缓和中,使大黄、芒硝缓恋于胃,从而变泄下为调和胃气。用本方有时要求"少少温服”，亦是为了不致大泄下，而达到和胃气的目的。

2. 小承气汤证　小承气汤证，是属大便已经成硬的阳明腑实证，故比调胃承气汤证又深重一层。小承气汤证的形成有两种情况：

一是太阳病经汗、吐、下等法治疗，邪热入里，伤了津液，胃肠干燥失于濡润，故大便已成硬。胃肠燥热很盛，劫迫津液从小便偏渗，不能还于胃肠，故大便燥结，小便却反频数。当然小便越频数量多，则津液越伤，从而更增胃肠之燥，使大便更难解下。由于热结于内，上扰于心，故还可见到烦躁。

另一种情况是阳明病，里热盛，逼津外渗则汗出多；汗出多则津愈伤，以致胃肠干燥则大便成硬。燥热不解，上熏于心，故见谵语。柯韵伯说：“多汗是胃燥之因，便难是谵语之根。”就指出了上述几个证候之间的因果关系。由于津液受伤而致燥热内结大便成硬，即当用小承气汤泻下。

小承气汤由大黄（酒洗）、枳实（炙）、厚朴（炙）组成。方中大黄苦寒以泻下阳明燥热之结，厚朴苦温以除腹满，枳实苦寒以泄痞坚，朴、枳行气导滞下行，有助于大黄的泻下作用。本方泻下之力虽比调胃承气汤强，但仍较大承气汤为缓，故取名小承气汤。

3. 大承气汤证　大承气汤证是比小承气汤证更为深重的阳明腑实证，它的病变特点是大肠燥屎已成，痞满燥坚实等证俱备，甚至还可见到燥热下伤肾阴的证候。《伤寒论》中有关大承气汤证的辨证内容很多，现综述于下。

阳明病燥屎内结，腑气不通，故可五六日甚至十余日不大便，并见腹满疼痛。燥屎结聚在结肠部位，所以绕脐疼痛。因腑实而致满，故燥屎不去，则“腹满不减”，或即使稍有缓解，亦是“减不足言”；燥热结于阳明之腑，故阳明气旺之时，正邪斗争有力，见“日晡潮热”；阳明主四末，四末为诸阳之本，阳明燥热内盛，迫汗外泄，故“手足濈然汗出”；阳明燥热攻冲而上扰心，可见“烦躁发作有时”，或“烦不解”，或“心中懊侬而烦”以至谵语妄言等证；胃热本当消谷能食，若燥屎阻滞大肠，肠实胃满，胃气不能通降，则其人“反不能食”；大肠与肺为表里，燥屎内结，大肠腑气不通，则肺气亦不能清肃下降而见喘满；腑气不行，影响血脉运行不利，故见脉迟，但脉实而有力。综上所述可知，若见腹满不能食，绕脐疼痛面拒按，日晡潮热，手足濈然汗出，烦躁，谵语，大便不通，脉迟而有力等证，说明阳明实热内盛，燥屎已成，当以大承气汤峻下。

大便燥结难下，是阳明病可下证的主要依据之一，但也不是绝对的，若患者因于阳明燥热津伤，而小便不利，燥屎内结大便困难，邪热内迫而又旁流时下，形成热结旁流，大便乍难乍易；燥热熏蒸于外则潮热，熏蒸于上则眩冒；腑气不通，影响肺气不利而见喘息不得卧，则也应以大承气汤治疗。

以上介绍的是当下而尚未攻下的大承气汤证，若已投大承气汤泻下，当时确也见功，继而又六七日不解大便，并复见腹满胀痛、烦躁不解等证，这是什么缘故呢？该不该再用大承气汤泻下呢？这是因为患者本有宿食积滞不消，虽经大下，但燥屎邪热未能尽除，而又复聚成实；或是大下之后，胃肠功能未复而又伤于食，宿食不化，胃肠之气阻滞，使腑气不通所致，此时仍应再用大承气汤泻下，务以积除热尽为度。

阳明腑证是邪热亢盛。津伤化燥的极期阶段，其病来势凶猛，变化迅速，若不及时采取果断措施以泻下燥热，“釜底抽薪”，则有涸竭阴液的危险，为此张仲景又提出以大承气汤急下存阴的阳明三急下证：

伤寒六七日，当是邪气传里之时。此时既无发热、恶寒的表证，又无潮热、谵语的里证，只见“大便难，身微热”，好像病情不重，但患者“目中不了了，睛不和”，也就是视物模糊，目睛不能转动，说明邪热深伏，阴精已被劫。《内经》说“五藏六腑之精气皆上注于目”，“热病目不明，热不已者，死”，可见“目中不了了，睛不和”，是为阴精欲竭的危象，当以大承气汤急下以存阴。

汗出，本是阳明病外证。若“阳明病，发热汗多”，有不尽不已之势，亦当以大承气汤急下。为什么需要急下呢？程郊倩作了很好的说明：“发热而复汗多，阳气大蒸于外，虑阴液暴亡于中，虽无内实之兼证，宜急下之。”

阳明病属胃家实，由于胃肠之气不得通顺，故必见腹满胀痛之证，但其证多出现在大便硬结不下之后。如果不是这样，当太阳病发汗不解，病邪内并阳明之时，迅即出现腹满疼痛的实证，说明病势发展快，燥热津伤也较为厉害，以至不待时日循序而成，亦当用大承气汤急下燥热，夺其势而安其正。

从上述大承气汤的三急下证中，我们应该认识到燥热劫阴的严重性，并提示在遇到病势急，见有劫阴征兆的阳明燥热证时，就应当放手急下，而不应坐视徘徊。否则就会出现神昏不识人、循衣摸床、撮空理线、惊惕不安、微喘直视等热极阴伤，气液衰竭的严重后果。

大承气汤由大黄（酒洗）、厚朴（炙）、枳实（炙）、芒硝组成。方用大黄泻下热结，荡涤肠中燥屎；芒硝咸寒，软坚润燥，协大黄以泻下燥屎；厚朴理气除胀，枳实破气消痞，并相互配合以推动硝、黄的泻下作用。此方泻热破结，荡涤肠胃，攻逐六腑，其力甚大，故名为“大承气汤”。

调胃及大、小承气汤，均以承气取名，“承气”即承顺胃气下行之意。腑气不通顺在于胃肠实热内结。而三承气汤均有泻下实热以使腑气通顺、胃气下行的作用，故以承气名汤。

4. 麻子仁丸证　阳明与太阴为表里，脏腑之气相通，脾为胃行其津液，燥湿相济，以维持阴阳平衡。若患者趺阳脉（即足背动脉，相当于足阳阴经冲阳穴部位，常用以候脾胃之病）浮而涩，浮为阳气偏盛，涩是阴液偏衰，说明其病为阳明胃气强，太阴脾阴弱。以胃阳之强，加于脾阴之弱，使脾为之约束，而不能为胃行其津液，津液不能还入胃中，胃肠失润而干燥，则大便硬；胃气强，燥热逼迫津液偏渗而从小便下夺，故小便反数多。像这种胃强脾弱的证候，就不能再以承气汤泻下，当用麻子仁丸泻胃兼以滋脾。

麻子仁丸由大黄、炙枳实、炙厚朴、麻子仁、芍药、杏仁组成。方用大黄、厚朴、枳实（即小承气汤）以泻阳明胃气之强，用麻子仁润肠滋燥，杏仁润燥通幽，芍药养阴和血，蜜制为丸，取其缓缓润下之意。

曾治患者刘某，男，28岁。大便燥结，五六日一行。每次大便困难异常，往往因用力太过而汗出如雨。口唇发干，以舌津舐之则起厚皮如痂，撕则唇破血出。其脉沉滑，舌苔干黄，是属胃强脾弱之脾约证。因脾荣在唇，故脾阴不足，则唇燥干裂。为疏麻子仁丸一料，服之而愈。

5. 蜜煎导法　阳明胃肠燥热而不大便，可用承气汤攻下；胃气强而脾阴弱的大便秘结，可用麻子仁丸润下。若阳明病，自汗出，本为津液外越，再用发汗的方法劫其津液，致使“津液内竭”，此时虽大便燥结坚硬，亦不能用攻下的方法以通其大便。因为津液既已内竭，再行攻下，必更伤津液，大便更加燥结不下。这种情况怎么办呢？要看患者想不想大便，如果患者不想大便，可以静静候之，待津液恢复，则大便可自下；若患者欲想大便而大便不下，其小便又数利而多，津液不能还入胃中以润燥，当用蜜煎导法。

蜜煎导法是用蜜放入铜器内，微火煎熬成饴糖状，俟其凝可成丸时做成二寸长的蜜挺，趁热纳入肛门内，即可。若不用蜜煎导法，也可用土瓜根或大猪胆汁灌肠。《伤寒论》中土瓜根方已佚，猪胆汁灌肠法是取大猪胆一枚，泻出胆汁，加少量醋，灌肠，取其酸苦涌泄而又不致伤津。

（四）辨阳明病可下与不可下

下以去实，阳明腑实证用下法是为正治，但一定要运用得当。否则，不该下而下会伤害正气，促使邪气内陷，以致引发各种变证。因此，阳明病可下与不可下，就应该仔细辨别。

“太阳病，外证未解，不可下也”。阳明病从太阳病转来，虽因阳明里热外蒸而汗出多，但仍见发热恶寒，说明“外未解也”，不能用承气汤攻下；若见潮热、腹满而喘、汗出而不恶寒、脉迟，说明表证已解，“可攻里也”。阳明病不大便，并见汗出、谵语，而又恶风，说明既“有燥屎在胃中”，又有风邪在表，叫“表虚里实”亦不当下；“过经”即太阳经证尽除而完全转入阳明，才可以用下法。若下之过早，则引起表邪内陷，更增阳明实热，发生语言错乱之证。

阳明病兼有少阳证亦不可攻下。阳明主里，少阳主半表半里。若阳明病见潮热，大便溏、小便正常、胸胁满不去，或阳明病不大便而呕，胁下硬满，舌苔白者，说明邪热未纯入胃，仍在半表半里少阳部位，此时只能用小柴胡汤（方见少阳病篇）和解表里，疏通三焦，使上焦得通而呕止，津液得下，胃气因和则大便自调，三焦通畅表里谐和，则濈然汗出而病解。少阳病喜呕，治应和解，汗、吐、下法均属少阳所禁用，故《伤寒论》中强调指出：“伤寒呕多，虽有阳明证，不可攻之。”

阳明病兼太阳表证不可下，兼少阳半表半里证也不可下，如上所述。若阳明病腹满微喘，既兼见少阳证口苦、咽干，又兼见太阳表证发热恶寒、脉浮而紧，当然也不能攻下；若不顾太阳、少阳证在，竟然攻下，必致邪气内陷，腹满更甚，津液损伤，故小便难。

病入阳明还有在经、在腑之分。在腑当下，在经亦不能用下法。“阳明病，面合色赤”，即阳明在经之邪不解，阳郁不伸而见满面通红，并无阳明里实热证的表现，就不能滥用攻下。否则，将损伤脾胃之气，使运化失职而生湿；在经之邪内陷而化热，湿热蕴郁熏蒸，可发生发热、小便不利以致黄疸等病变。

阳明病因于燥屎内结，腑气不通而致不能食，可用大承气汤攻下；但阳明病，若因于“胃中虚冷”，腐熟受纳失职，而不能食，就不能用攻下法。如果误以胃家实热而行攻下，必致胃气败坏而发生哕逆。

阳明病实热内结大便成硬，腑气不通而致腹满痛者，才可攻下；若阳明病，心下硬满而不痛，说明邪气结聚部位偏于上而又未成实，故“不可攻之”。若妄行攻下，必然使脾胃之气伤，邪气内陷，以致造成胃气败绝下利不止的恶果，故《伤寒论》中说：“攻之利遂不止者死。”

阳明病，大便硬，是可下的指征之一。而证见潮热、手足濈然汗出、小便数多则又是判断大便成硬的重要标志。所以“阳明病，脉迟……腹满而喘，有潮热者，此外欲解，可攻里也手足濈然汗出者，此大便已鞕也，大承气汤主之……其热不潮，未可与承气汤”。“阳明病，潮热，大便微鞕者，可与大承气汤；不鞕者，不可与之”，若其人“小便数者，大便必鞕”；“小便数，大便因鞕者，与小承气汤和之愈”。

阳明病大便确已成硬，燥热成实，方可攻下。若大便初硬后溏，热未结实，亦不能冒然攻下。若“初头鞕，后必溏，未定成鞕”而施以攻下，必伤脾胃之气而致运化不利，大便溏泄；若燥热确已成实，见小便通利，说明大便已经成硬，此时“乃可攻之”。

阳明腑实大便不通，当以承气汤攻下。但具体运用大、小承气汤的，又有攻下程度的不同。若见腹大满不通，脉滑而疾，说明里虽实满，但燥结不甚，则以“小承气汤微和胃气”，不能用大承气汤峻下；如见谵语、潮热、手足濈然汗出、腹满疼痛、脉迟而有力，说明燥屎已成，当用大承气汤泻下。判断燥屎形成与否，除观察潮热、手足汗出等证候外，还可先服小承气汤以测试。一般来说，服少量的小承气汤后，如果转矢气（放屁），则说明有燥屎，即可用大承气汤攻下；若不转矢气，且见大便初硬后溏，就不能再行攻下，不仅大承气汤不能用，就是小承气汤也不能用了。如果此时再误用下药，必然更伤脾胃之气，以致脾虚而发生腹胀满、不能食等证；更为甚者，不但不能食，就是饮水也要哕逆。所以《伤寒论》中再三强调“若不转气者，勿更与之”，“不转矢气者，慎不可攻也”。

（五）辨阳明病经证并治

阳明经证，是指风寒邪气初客阳明经表，尚未传入于腑的证候。

阳明经证的成因，有风寒之邪直客阳明经而形成的，也有因太阳病初得病时，汗出不彻，邪气不得外散，转属于阳明经而致的。

足阳明胃经行于身之前，从鼻面而下走于胸腹。风寒邪气客于阳明经脉，则经气怫郁，阳气不伸，因而见缘缘面赤（满面通红）、额头作痛、发热恶寒、无汗、目疼鼻干、睡卧不宁、脉浮长或浮大、舌苔薄白等证，治当疏解阳明经表之邪，用葛根汤微发其汗。若阳明病不大便、脉迟、汗出、潮热而不恶寒者，说明表解而里实已成，当以承气汤下之；如果汗出虽多，脉迟缓不见潮热仍有微恶风寒的，说明阳明经表之邪犹未尽解，因其有汗，故可治以桂枝汤解肌疏风；若阳明病，见脉浮、无汗而喘的，是风寒邪气客于阳明经表，表实外闭，肺气不宜所致，应以麻黄汤解表发汗、宣肺平喘，切不可见其不大便而先攻下。

太阳病脉浮紧，是为风寒表实，而阳明病不大便脉见浮紧，说明邪气一半在表一半入里，因为脉紧主阳明里实，脉浮则主经表有邪。只要有阳明里实的存在，就必然出现潮热，发作有定时；若无里实存在，脉但浮而不紧，说明邪气在阳明之经，不在阳明之腑，仍当发汗则愈。由于在经之邪稽留不解，久而化热，邪热伤阴，可使人发生盗汗。或阳明在经之邪不解，但又未入于腑，经热而腑不热，故见口干燥，但欲漱水不欲咽，治疗亦当疏解阳明经邪。若治疗不及时，或在经邪热太甚，薄及血分，则可发生衄血之证。同样道理，阳明经邪不解，热在经而不在里，故见“脉浮、发热、口干鼻燥”；因无损于胃肠功能，故“能食”；经热不解，灼伤阳络，亦可发生衄血。有的注家认为衄血是由于热在血分，此说有一定道理，可供参考。

“阳明病，法多汗”。若“阳明病，反无汗”，而二便亦通利，说明里无邪扰，只是风寒邪气客于阳明之经而已。如果经证不解，因循二三日，当汗不汗，邪气闭郁而影响肺、胃之气不利而上逆，则可出现呕而咳逆等证；更为甚者，经邪闭郁，阳气不伸，经气不利，还可见手足厥逆、头痛等证。若患者不咳、不呕、手足亦不厥逆，说明经表之邪闭郁不甚，因而头也不痛。

（六）辨阳明病热证并治

阳明热证，是指阳明里热炽盛，但尚未敛结成实，热在气分而弥漫全身，充斥内外，表现为表里俱热的一种证候。阳明热证与阳明腑证比较，腑证可以说是有形之里实，而热证则是无形之里热。因热证之身热来自于里热，并非邪在经表，故也不同于阳明经证。

阳明里热，弥漫全身，充斥内外，故一身表里皆热；热盛迫津外泄，故汗出；热盛津伤，故口燥舌干、烦渴而喜冷饮；阳明热甚，气血沸腾，故脉洪大或浮滑而数。上述所举大热、大汗、大渴、脉洪大，即“四大证”，可以说是阳明热证的典型证候，也是阳明热证的辨证要点。治疗应当清热生津，用白虎汤。《伤寒论》中所说：“伤寒，脉浮滑，此表有热，里有寒，白虎汤主之。”就是以脉断证并为阳明热证出其治法。伤寒脉浮滑，浮是热盛于外而表热，滑是阳盛于内而里热，表里俱热，说明太阳表邪已化热转属阳明。条文中“里有寒”的“寒”字，应作“邪”字解，具体的说就是邪热在里，邪热内炽，阳气亢盛，若能以透发于外，则表里一身皆热；如果不能透发于外，达于四末，可见身大热而手足反厥冷。由于这种手足厥冷，是阳热盛于内而格阴于外，阴阳气不相顺接所致，故称为“阳厥”或“热厥”。“伤寒，脉滑而厥，里有热”，就指这种证候，也当以白虎汤治疗。

白虎汤由石膏、知母、粳米、炙甘草组成。方中石膏大寒，善清阳明气分之热而不伤津；知母苦寒而润，既能清热又能滋肺胃之阴；粳米、甘草滋养胃府气液。四药合用，共奏清热生津之功。服白虎汤，邪热得清，阳气无阻而畅达于外，则手足厥逆自解。

若白虎汤证，"热结在里，表里俱热"，表现口干舌燥、烦躁特甚，以至"欲饮水数升"，并更见"时时恶风"、"背微恶寒者"，说明大热所及，不仅伤津，而且耗气。阴津大伤无以滋润，故口舌干燥，烦渴不解；阳气受损，无以卫外，故时时恶风，背微恶寒；热盛而气液不足，故脉洪大而芤。此时单用白虎汤清热就不足用了，应加人参以益气生津。

白虎汤虽为清热之剂，但只为阳明而设，若见"伤寒脉浮，发热无汗"的太阳表证，不见烦渴等阳明里热证，或虽见烦渴等阳明里热证，但太阳表证不解者，均"不可与白虎汤"。因为太阳表证，是卫阳闭郁所致，当用发汗之法以解阻郁之热，若误用白虎汤，或过早投入寒凉药物，则会冰伏表邪，郁遏阳气，促使邪气内传而发生种种变证。因此，用白虎汤，必以热入气分而无表证者为准。

举一个病例：刘某，女，5岁。感冒三日而热不退，体温40℃，周身出汗，而热不为汗减，烦渴欲饮，唇口干燥，脉洪大而舌苔黄。此证热在气分，内薄阳明，迫汗外出，而烦渴引饮。然大便不燥，胃虽热但不实，故可清而不可下。为疏：生石膏30克、知母9克、炙甘草6克、粳米一大撮。服二剂，热退汗敛而病愈。

（七）辨阳明病寒证并治

阳明病，虽以胃家实热为主，但亦涉及虚寒证，因六经辨证，不只是为伤寒而设，而且还包括许多杂病内容，其证涉及虚实寒热各个方面。

阳明病的虚寒证，是由于胃阳不足，寒从内生，受纳腐熟水谷无权，证见不能食。《伤寒论》中的"阳明病，若不能食者，名中寒”，即指此证而言。脾胃虚寒，中气不运，水谷精微不能正常化生与输布，因而不仅不能食，而且由于水湿内停，还可见小便不利。由于阴寒内盛，阳气不固而外泄，四肢禀气于胃，故可见手足濈然汗出。中阳不足，温运失职，胃肠寒气凝聚，可形成大便初硬后溏的“固瘕”。阳明病虚寒证，可见不能食、小便不利、手足濈然汗出，有似阳明胃家实证，但胃家实必大便燥结难下，而阳明虚寒则是大便初硬后溏，两证截然不同。

中焦阳虚，寒湿内生，还可发生黄疸。阳明病胃气虚寒，则脉迟无力，食难用饱，若饱食则胃气无力消磨，以致水谷不化，填滞中焦发生腹胀满；食郁于中，则微烦；清阳不升，则头目眩晕；水湿不能温运以下泄，故小便困难。若不及时治疗，必将使水谷不消，寒湿内蕴而发为谷瘅。瘅同于疸，“谷疸”，亦属黄疸病之一，因其发病与饮食不化有关，故名。这里的谷疸是因于寒湿所致，故治当温化，若误认为是湿热蕴郁而投以寒凉泻下，必更伤脾胃之气，不但黄疸不除，而且腹满仍然如故。

上述两证，一个见不能食、小便不利、手足濈然汗出、大便初硬后溏而欲作固瘕，属于胃寒似燥；一个见脉迟、食难用饱、小便难而欲作谷疸，属于胃寒似热，从而在主论阳明燥热成实的同时，兼述阳明胃气之虚寒，则有热有寒，有实有虚，有燥有湿，一一对比，层层分析，极尽辨证之能事。

若阳明病胃气虚寒，必不能受纳腐熟水谷以下行，胃失和降而逆于上，故“食谷欲呕”。食谷欲呕，是形容进食欲纳而又不能纳的一种证候表现，由胃气虚寒所致，故“属阳明也”。治以吴茱萸汤温胃散寒、降逆止呕。

吴茱萸汤由吴茱萸、人参、生姜、大枣组成。吴茱萸味苦而辛，能下气暖肝胃以治寒；佐以生姜温胃散寒以消饮；人参、大枣甘温补中，益气扶虚。若服吴茱萸汤，其人呕吐反而更为厉害的，说明中焦虽有寒，但膈上还有热，吴茱萸汤只能温中寒不能清上热，反有助上热之弊，故“得汤反剧”。胃中有寒，膈上有热，当寒热并用，可考虑用黄连汤。

曾治阎某，男，37岁。患十二指肠球部溃疡，已一年有余，某医院外科建议手术治疗。其病发作，常于每夜十二时左右，见左下腹胀痛，呕吐反酸，周身寒战，头目眩晕。察脉弦缓，舌质淡嫩，苔白而润。从舌脉看，反映了肝胃寒邪上逆之象。子夜为阴盛之极，故病发胀痛、呕吐；阴来搏阳，故寒战。为疏吴茱萸汤：吴茱萸12克、生姜12克、党参9克、大枣12枚。服二剂，诸证皆减，唯大便干，原方加当归9克，服十二剂，病愈。

（八）辨阳明病蓄血证并治

阳明蓄血，是血蓄在胃肠，故见大便虽硬反易，与太阳蓄血见少腹急结者不同；“血主濡之”，阳明蓄血在肠，因有血之濡润，故其人“屎虽鞕，大便反易”，色如黑漆，与阳明胃家实大便硬、燥屎难下者不同。阳明蓄血是由于离经之血不能及时排出，从而形成“久瘀血”。瘀血与热相结，上熏于心，则神识不聪，故其人喜忘。喜忘，即善忘，指应酬答对失常，语言动静。随过随忘。阳明蓄血亦当以抵当汤攻逐瘀血。

若患者无头痛、恶寒之表证，亦未全备可下之里证，唯有发热至七八日不解，当考虑热结在里，此时脉虽浮数，亦不可发汗；若其人不大便，亦可用承气汤攻下。假如已下，脉不浮而数不解，说明阳明气分之热已除，血分之热未解。这里的血热，是阳明的久瘀而又与热结，故有“合热则消谷善饥”的证候，与腑实燥结之不能食不同；热灼津伤，则大便硬而不下；瘀血濡润，故大便色漆黑而反易，也与阳明腑实大便燥结难下有别，瘀血与热内结于阳明的，治宜抵当汤。若上述脉数不解，大便不成硬而是下利不止，则属协热利，由于热灼阴络，腐败成脓，终必有大便脓血之患。以上同是下后，见脉数不解，但一个内有瘀血不大便，另一个是协热下利便脓血，其证不同。

治亦不同，前证可用抵当汤，后证就不能再用抵当汤。

（九）湿热发黄证治

阳明病热盛津伤而从燥化，则大便秘结不通而成胃家实证；若阳明病津液未伤，热与湿合从湿化，则小便不利而成湿热发黄。

阳明病由于内热蒸腾，见发热、汗出、小便数多，热与津液能以外越，无湿热蕴郁，故“不能发黄”；若虽有里热而被湿引，不能迫使津液外渗，因而不得汗出或只是头上出汗，颈项以下无汗；湿被热引则小便不利；湿热不能外出，热瘀于里，则渴引水浆，心烦懊侬；湿阻于内，故腹微满；湿热蕴结，胆液疏泄不利，则可发为黄疸。因湿热发黄，其色鲜明如橘子色，故称为“阳黄”，治以茵陈蒿汤。

茵陈蒿汤由茵陈、栀子、大黄组成。方用茵陈清热利胆以退黄，大黄泻热导滞，栀子清利三焦湿热。三药合用，可使瘀热湿浊从小便排出，故《伤寒论》中说服药后，“小便当利，尿如皂荚汁状，色正赤。一宿腹减，黄从小便去也”。本方在临床上用治多种肝胆疾患所引起的黄疸，只要是属于阳黄者，均有效。若兼见胁肋胀满或疼痛的，可加柴胡、黄芩；呕恶者，加半夏、生姜；两足发热，加知母、黄柏。

曾治刘某，男，14岁。春节间食荤腥，又感外邪，始则发热恶寒；不欲饮食，小便黄赤，心中发烦，继则全身面目皆黄染，体疲无力，懒动懒言。脉弦而滑数，舌苔黄腻。此证为外感邪热与内湿相合，蕴郁不解而为黄疸。为疏：茵陈30克、大黄9克、山栀9克、凤尾草9克、土茯苓12克、草河车9克。此方加减进退，共服八剂，黄疸退。

若病黄疸，湿热相蒸而里未实，身虽热而腹不胀满，或者用茵陈蒿汤以后余热未尽，其人尿黄、心烦，属湿热郁于三焦不解的，可用栀子柏皮汤治疗。

栀子柏皮汤由栀子、黄柏、炙甘草组成。栀子泄三焦郁热从小便出，黄柏清热燥湿，甘草和中健脾，且制苦寒伤胃。根据临床经验，本方用治肝炎的黄疸，与茵陈蒿汤交替使用，常就收到较满意的疗效。

湿热发黄，也有因于表邪不解，汗不得出而瘀热在里，与湿相合，蕴蒸而成为黄疸的，必见脉浮、发热、恶寒等表证，治以麻黄连翘赤小豆汤，外解散在表之邪，内清利湿热之郁。

麻黄连翘赤小豆汤由麻黄、连翘、杏仁、赤小豆、大枣、生梓白皮、生姜、炙甘草组成。因有表邪，汗不得出，而瘀热在里；故用麻黄、杏仁、生姜宣肺以发表；湿与热合而为黄疸，故以赤小豆、连翘、梓白皮清利湿热；大枣、甘草甘温悦脾，健脾和中，扶正以驱邪。方中连翘，原为连翘根，今多以连翘代，梓白皮有一定的催吐作用，应慎用，现常以桑白皮代。

以上所述治黄疸之三方，就其作用来讲，茵陈蒿汤是泻热，栀子柏皮汤是清热，麻黄连翘赤小豆汤是散热，临证时当审其病位所宜而选用。

（十）阳明病的预后

阳明病主要是实热阳证，虽然邪气实但正气亦盛，故治疗得当，一般预后良好，极少死亡。但如果治不及时，或治疗不当，以致邪实正虚，也会出现气脱、阴竭等险证，甚至死亡。有关阳明病的预后，在前边可下与不可下的辨证中，亦有所涉及，这里就不再重复了。下面再补充几个例证。

阳明病，外邪初传于胃而化热，热则消谷故欲食；如果邪热结聚成实而化燥，则小便数多而大便当硬，今小便反不利而大便自调，说明湿热内蕴而不成实；湿流关节，筋脉不利，故骨节疼痛；湿热蕴郁熏蒸，则“翕翕如有热状”。热能消谷而欲食，反映了其人阳气旺盛；水谷进则正气充，正气充盛就能驱邪外出，湿热邪气得以外越，则患者可忽然见狂躁、濈然汗出而病愈。《伤寒论》在解释本证的自愈机制时指出：“此水不胜谷气，与汗共并，脉紧则愈。”这里的脉紧，有的注家认为是脾胃之气旺盛的表现，脾胃气盛能驱湿热与汗共并而出，故病愈。

阳明病有实有虚，故其证可见谵语与郑声。谵语，是患者在神识不清情况下的胡言乱语，语无伦次，声长而壮，是热盛神昏的一种表现，属于实证；郑声也是神识昏迷状态下的一种胡言乱语，其特点是语言重复，声音短而细微，常见于心气内损、精神散乱的危重阶段，属于虚证。若阳明病见直视谵语，主燥热盛而阴精伤，精不灌目，目系急而不转；如在前证基础上更见喘满的，说明阴气竭、阳气亦无所依附而脱于上；如不见喘满而见下利，则是脾气不收，气陷于下，这两种情况预后均不好，故《伤寒论》中说："喘满者死，下利者亦死。"

本太阳病，发汗过多，因而转属阳明，若再重发汗，不仅竭其阴，而且亡其阳。胃中燥实不除，故神昏谵语；若脉见滑而有力，或长大而盛者，为脉证相符，病虽甚而不死；若见脉短，是为邪热盛而正气衰，阳证见阴脉，其预后多不良。

五、辨少阳病脉证并治

少阳属胆与三焦，与手足厥阴相为表里。少阳虽亦属三阳之一，但其抗邪能力不如太阳、阳明。太阳主表，阳明主里，少阳主半表半里。太阳经行于背，阳明经行于腹，少阳经脉行于身侧，居于太阳、阳明两经之间，外则从太阳之开，内则从阳明之合，从而起到枢机的作用，故《素问·阴阳离合论》说："少阳为枢。"

少阳病可从他经传来，也可由本经起病。由于邪气结在胁下少阳胆经部位，正邪斗争于表里之间，故表现为往来寒热、胸胁苦满、口苦、咽干、目眩等证候。

太阳病邪在表宜汗，阳明病邪在里宜下，少阳病邪在表里之间，故汗下皆在所禁忌，当以小柴胡汤和解为正治之法。至于少阳的各种兼夹证，则另有相应的权变治法。

（一）少阳病辨证纲要

少阳胆与三焦，内寓相火。胆附于肝，其性主疏泄。三焦为气机通行的道路。少阳受邪，气郁不疏而化火，胆火循经上炎，则见口苦；灼伤津液，故咽喉干燥；肝开窍于目，少阳、厥阴风阳上扰，故目眩。因少阳病以疏泄不利，风火内动为其病变特点，以口苦、咽干、目眩为主要临床表现，所以《伤寒论》以"少阳之为病，口苦，咽干，目眩也"作为少阳病的辨证纲要。

（二）少阳病的正治法

太阳病伤寒或中风经过五六日，若见"往来寒热，胸胁苦满，嘿嘿不欲饮食，心烦喜呕"等证，是为邪传少阳。

病邪结于少阳胁下部位，正邪分争在表里阴阳之间，邪气进而入阴则恶寒，正气胜抗邪出于阳则发热。由于邪有进退，正有胜负，故患者时而发热时而恶寒，寒来热往，热来寒往，寒热交替出现，即为往来寒热。少阳经脉从缺盆下腋，循胸过季胁，受邪则经气不利，郁而不舒，故见胸胁满闷；少阳气郁，疏泄失职，则精神沉默抑郁，郁而化火则见烦躁起急；“邪在胆，逆在胃”，少阳受邪，疏泄不利，进而影响脾胃消化功能，则不欲饮食，甚或胃气上逆而频频作呕。又因少阳居半表半里部位，其气有乍进乍退之机，故其病情亦变化多端，表现有许多或见之证：如热郁于胸中而不及于胃，则胸中发烦而不呕；若邪热耗伤津气，则口渴；若气机不舒而血脉不利，故见腹中痛；邪气结聚而及于肝，故胁下痞硬而有形；三焦水道不通利，水饮内停而上凌，故心下悸、小便不利；若邪偏于表，故口不渴、身有微热；邪气犯于上，肺气不利，则见咳嗽。在少阳病上述诸证候中，往来寒热既不同于邪在太阳之发热恶寒，也不同于邪入阳明之但热不寒；而胸胁苦满，也反映了少阳证不同于太阳病的头项强痛和阳明病的腹中胀满，因而往来寒热和胸胁苦满这两个证候，对诊断少阳病有典型意义。少阳病治疗，当以和解之法，用小柴胡汤。

小柴胡汤由柴胡、黄芩、半夏、生姜、人参、炙甘草、大枣组成。柴胡配黄芩，以清少阳经腑之热，并疏泄肝胆之气郁；半夏配生姜，能散能降，外散其结，内降其呕；人参、甘草、大枣甘温补脾，助正祛邪，以防邪传太阴。此方能升能降，能开能合，祛邪而又扶正。因其不经汗下手段，而以清透疏通作用，达到祛除病邪的目的，故将这种治法称为“和解”法。若其人心胸发烦而不呕，为痰热蕴于胸，当去人参之补、半夏之燥，加瓜蒌实清热去痰开结；口渴者，为邪热损伤津气，故去半夏之燥，加用人参的剂量，协同瓜蒌根以滋气液之不足；腹中痛，是肝脾不和，木郁乘脾，血脉不利，故去黄芩之苦寒，加芍药以平肝、和血脉而止腹痛；胁下痞硬，为邪气结聚而坚凝，故去大枣之甘缓，加牡蛎咸寒以软坚消痞；心下悸、小便不利，为水邪内停，气化不行，故去黄芩之寒凝，加茯苓淡渗以利水；外有微热而口不渴，为表邪未解，故去人参之补，加桂枝以解表邪；咳者，是寒邪客肺为病，当去人参、大枣之滞气，易生姜为干姜，再加五味子以温肺散寒。

《素问·评热病论》说："邪之所凑，其气必虚。"这一论点在少阳发病过程中得到了很好的体现。《伤寒论》中说："血弱气尽，腠理开，邪气因入，与正气相搏，结于胁下。"指出当人体气血虚弱时，腠理不固，正气无力抗邪，邪气侵入，直接结于胁下，发为少阳病。由于正邪交争，故表现为往来寒热，发作与休止有一定的时间；肝胆气郁，则神情默默而不欲饮食；由于脏腑通过经脉的络属而相连，因此脏腑为病也要相互影响，随着邪气的深入，疾病也要从腑入脏，向更深一层发展：邪从外来其位高，病在于里叫"痛下"，正气拒邪于上，必上逆而作呕。如《伤寒论》中所说："正邪分争，往来寒热，休作有时，嘿嘿不欲饮食，脏腑相连，其痛必下，邪高痛下，故使呕也。"就是对上述少阳病证病变机制的精辟分析。

若本为太阳病，而邪气内传少阳，则见胁下硬满而痛，干呕不能食和往来寒热，此时，如未经吐下等误治，其脉沉弦而紧的，说明邪气已全部离开太阳转入少阳，治疗当以小柴胡和解；若上述证情已经吐、下、发汗、温针等治法，而柴胡证已罢，却见谵语，这是属于正伤邪留所致的坏病，当仔细审察病因、脉证，"知犯何逆，以法治之"。因此，不能再用小柴胡汤了；若虽经误治，但柴胡证仍在的，说明病位、病机没有改变，仍可复与柴胡汤和解，但由于是误治正伤之后再进柴胡汤，正气得药力的帮助，奋起抗邪，驱邪外出，因而"必蒸蒸而振，却发热汗出而解"。关于战汗作解，临床上可见于几种情况：有误治后而正气仍能抗邪于外，见战汗病解的；有邪陷于里，而正气复能拒邪外出，见战汗而解的；亦有服药之后，或借助于饮食，使正气得助而拒邪外出见战汗作解的。临证时当具体分析，区别对待。

由于小柴胡汤能和解少阳半表半里之邪，故它还能治疗阳微结的病证。"阳微结"是指阳热之邪微结，其证候表现是既有头汗出，微恶寒的表证，又有手足冷、心下满、口不欲食、脉沉细而大便硬的里证。大便硬为阳结，主邪热传于里，然以外带表邪，则邪结犹浅，故谓阳微结。脉沉虽为在里，但也不能误认为是纯阴结。"纯阴结"是指少阴阴寒的凝结，纯属里证，不见表证。因为"阴不得有汗"，即病在阴经均不见汗出，而此证却有汗出，故虽见脉沉紧，亦不能断为少阴病，而属于"半在里半在外"的病证，亦当用小柴胡汤和解表里。若服小柴胡汤后，表邪解而里气未和，其病尚不了了的，可微通大便，使之"得屎而解"。

伤寒脉弦，为邪传少阳之征。若脉浮取涩滞，沉取弦劲，是脾虚而肝胆气郁的表现。脾虚肝郁，以致气血不能流畅，故见腹中急痛。根据"见肝之病，知肝传脾，当先实脾"的治疗法则，可先以小建中汤，缓中补虚以止痛；如果服药后，而腹痛仍不见好的，则还要以小柴胡汤疏利肝胆，其病可愈。

若少阳病外兼太阳之表，内兼阳明之里，半表半里枢机不利而兼表里不和，亦应以小柴胡汤和解。如太阳伤寒，病已四五日，证见身热、恶风、颈项强，是太阳之邪未解；又见胁下满、手足温而渴，说明邪热不独在太阳，而且已浮泛于少阳、阳明二经。三阳经证俱见，当治在少阳，少阳枢机一利，则三阳之邪均可相应而解。本证可用小柴胡汤去半夏，加瓜蒌根、牡蛎以和解表里、生津滋液。

下面举许叔微治疗的两个病例说明小柴胡汤的用法。

"董齐贤病伤寒数日，两胁挟脐痛不可忍，或作奔豚治。予视之曰：非也。少阳胆经，循胁入耳，邪在此经，故病心烦、喜呕、渴、往来寒热、默不能食、胸胁满闷，少阳证也。始太阳传入此经，故有是证。仲景云：太阳病不解，传人少阳，胁下满干呕者，小柴胡汤主之。三投而痛止，续得汗解。"（引自《伤

寒九十论》)

“有人患伤寒五六日,头汗出自颈以下无汗,手足冷,心下痞闷,大便秘结,或见四肢冷,又汗出满闷,以为阴证。予诊其脉沉而紧。予曰:此证诚可疑。然大便结,非虚结也,安得为阴?脉虽沉紧为少阴证,多是自利,未有秘结者,予谓此正半在里半在表,投以小柴胡得愈。”(引自《普济本事方》)

小柴胡汤是治疗少阳病的主方,本节介绍的少阳病正治法,即小柴胡汤的应用。从上所述,可以看出小柴胡汤证的见证甚多,但在临床运用时,也不必等诸证俱备才能用,只要见往来寒热、胸胁苦满等一二个主证即可投以小柴胡汤,所以《伤寒论》中提出:“伤寒中风,有柴胡证,但见一证便是,不必悉具。”

(三) 少阳病治疗禁忌

邪在表,当发汗以祛邪;邪在里,当泻下以去实;邪在少阳,非表非里,属于半表半里,只能用小柴胡汤和解表里,而汗、下之法皆在所禁忌。邪在上者,“因而越之”,当用吐法,而少阳之邪在表里之间,故吐法亦不能用。再者,少阳病无论经证还是腑证,都应治以和解之法,用小柴胡汤,这和阳明经证可汗、腑证可下的治法亦不相同。

如少阳病见耳聋、目赤、胸满而烦等证,是属邪热客于少阳经脉为病。少阳胆经起于头目,环绕于耳前后,入胸中。邪热循经上扰,经气不利,故见耳聋、目赤、胸满而烦等证,当治以小柴胡和解少阳在经之邪,不能用吐、下的方法治疗。若误治以吐下,必耗伤气血,导致心虚而悸,胆虚而惊。

头痛发热见浮脉,是病在太阳,为表证不解,当发汗解表;若脉不见浮而见弦细,说明病已转属少阳,因“少阳不可发汗”,故不能再用发汗的方法治疗,应该用小柴胡汤和解。少阳为病,内有邪热,若解表发汗不仅无益于少阳,而且会助热伤津,津伤化燥,邪陷于胃可发生谵语。如果其人津液能自然恢复，使胃中阴阳自和的，则谵语亦可不治自愈；如果胃中津液不能自和，燥热邪气不解，不但谵语不愈，而且要导致邪实正虚，更见心烦、心悸等证。

以上介绍了少阳病禁汗、禁吐、禁下，以及汗、吐、下后引起的变证。根据临床观察，凡少阳病误治之后，若其人能食而胃气不败的，预后多好；若水浆不入，胃气已败，预后多不良。

（四）少阳病机进退

少阳不但居于表里之间，而又位于阳经之末，阴经之始，故凡邪气出入进退，如表邪入里，或阳邪入阴，莫不与少阳有关。少阳主枢，除主表里之枢外，亦主阴阳之枢。

少阳主枢，具体反映在脏腑经络病变的相互影响上。"邪在胆，逆在胃"，即指出少阳病必然要影响脾胃的功能；而脾胃功能是否健全，又是判断表邪是否入里、阳病是否转阴的重要标志之一。如《伤寒论》中说"伤寒六七日不解，无大热"，反映了表邪入里；而"其人躁烦"，则标志着邪聚阳明，将形成胃家实热证。在表之邪所以能内传阳明，即"阳去入阴"，实与少阳枢机不利，不能透达表里之邪有关。正因为少阳枢机具有疏通、调节表里内外的作用，所以当三阳合病，脉见浮大上关上（浮为太阳之脉，大为阳明之脉，关上是为少阳所属部位）；三阳热盛，热壅神气而使人"但欲眠睡"；阳盛迫阴，故见睡则汗出等证时，即不能汗解，也不能用下法，唯有用小柴胡汤和解以利枢利，枢机利表里之邪得以透达，其病自愈。这就是三阳合病，治在少阳的道理所在。

少阳枢机不利，不仅可使表邪入里而内传阻明，亦可使病证由阳转阴，进一步发展成为三阴病。但能否传入三阴，也要看患者脾胃功能是否旺盛。若"伤寒三日，三阳为尽，三阴当受邪，其人反能食而不呕"，说明脾胃功能尚好。太阴脾为三阴之屏障，能食而不呕，反映了太阴脾气健旺，太阴不病则少阴、厥阴亦不会发病，故谓"三阴不受邪也"。如果此时其脉由大变小，说明邪气亦衰，疾病向好的方面发展，所以说为“欲已也”。

（五）少阳病权变治法

少阳病禁汗、禁下，宜以和解之法治疗，此言其常；但少阳病又有兼太阳、阳明等证，故又有可汗、可下等权变治法，现分述如下。

1. **柴胡桂枝汤证**　伤寒六七日，病处传变之时，若仍见发热、微恶寒、四肢关节疼痛而烦，说明邪在表而“外证未去”；同时，又见恶心欲呕、心下或连及两胁满胀堵闷，反映邪已向里发展而入少阳。先病太阳，又并少阳，而太少之邪俱不甚，故治以柴胡桂枝汤两解太少之邪，以和枢机。

柴胡桂枝汤由柴胡、桂枝、芍药、黄芩、人参、甘草、半夏、生姜、大枣组成。本方即柴胡桂枝各半汤，为太阳、少阳并病而设。方用小柴胡汤疏解少阳之邪以利枢机，桂枝汤调和营卫以解太阳在表之邪。服后或出微汗则愈。

2. **大柴胡汤证**　若太阳病过经而传变为其他经病证，当未具阳明里实证时，本不应用攻下的方法治疗。医生不明这个道理，竟两次三番用攻下的方法治疗，如果下后，柴胡证即少阳证仍在的，还应先与小柴胡汤和解，俟其蒸蒸而振，却发热汗出而解；若服小柴胡汤，呕仍不止且更甚，心下胃脘部疼痛紧张而拒按，烦躁郁闷也特别厉害，这说明少阳之邪不仅未尽，而且更兼阳明里实热结，此时当治以大柴胡汤两解少阳、阳明之邪为宜。

大柴胡汤由柴胡、黄芩、半夏、生姜、枳实、大黄、大枣、芍药组成。本方为小柴胡汤减去人参、甘草的补益，加大黄、枳实、芍药酸苦而泻，以下阳明燥结，倍用生姜以治呕不止，且可制约大黄之速下。

曾治患者李某，女，54岁。右胁疼痛，掣及胃脘，痛不可忍，满床乱滚，汗出淋漓，唯注射盐酸哌替啶（杜冷丁）方可勉强止痛。其人体肥,面颊潮红,舌根黄腻,脉沉弦滑有力。问其大便已四五日未解,小便黄赤,口苦泛恶,不能饮食。经西医检查,诊断为胆囊炎,亦不排除胆结石。据笔者分析,实为肝胃气火交郁,气血阻遏不通,故胁、脘疼痛难耐,大便不通,苔黄腻,脉有力,主里已成实,非攻下不能已。为疏:柴胡18克、黄芩9克、半夏9克、生姜12克、白芍9克、陈皮12克、枳实9克、生大黄9克、生牡蛎12克、郁金9克。药煎成分三次服,一服痛止,安然入睡;再服,大便解下甚多,心胸甚爽,疼痛未发,口苦、恶心皆除,切其脉转软,换方用调理肝胃之法获效。

3. 柴胡加芒硝汤证　如果上述大柴胡汤证,不用大柴胡汤治疗而用巴豆制剂的丸药泻下,这样,大便虽得以泻下,但胃中燥热不能解,自然少阳之邪就更不能解,因而见"胸胁满而呕"的少阳证和"日晡所发潮热"的阳明证。这种大柴胡汤证却用巴豆制成的"丸药"泻下,在治法上是错误的,不仅不能祛邪,反而会更增阳明燥热。此时虽见下利,亦不属虚,乃是实象。特别是见潮热一症,更可确定为阳明腑实无疑。此证当先用小柴胡汤以解少阳经邪,然后再用柴胡加芒硝汤兼治阳明之里实。

柴胡加芒硝汤,即小柴胡汤加芒硝。方用小柴胡汤以解少阳之邪,加芒硝泄热软坚以润阳明胃燥。本方用量小,又不去人参、甘草甘缓之品,故其泻下作用较大柴胡汤为轻。

以上介绍的柴胡桂枝汤,有汗法之意;大柴胡汤,有下法之意;柴胡加芒硝汤,有调和胃气之意。但上述三方,均是在小柴胡汤和解少阳的基础上加减化裁的,故又非一般发汗、泻下之可比。因此,尽管用汗、用下,但并不失少阳之禁,其立法用方之意,使人玩味无穷。

4. 柴胡桂枝干姜汤证　少阳主枢,介于表里、阴阳之间,影响于阳明、太阴之胃与脾。少阳枢机不利而兼胃家实热的,属大柴胡汤证,已如前述;若兼有太阴脾虚寒的,则属柴胡桂枝干姜汤证。

柴胡桂枝干姜汤证，可续发于太阳病。如伤寒五六日，已发汗不愈，而又用攻下，以致邪陷少阳，气郁不舒，故胸胁满微结；胆火上炎而灼津，故心烦、口渴；热郁不得宣泄而上蒸，故但头汗出；正邪分争，故往来寒热；无关于胃，故不呕；三焦气机阻滞，所以小便不利；内伤脾气，太阴虚寒，故见腹满或大便溏泻。此证是为胆热而脾寒，故治应清少阳之热，兼温太阴之寒，用柴胡桂枝干姜汤。

柴胡桂枝干姜汤由柴胡、黄芩、天花粉、牡蛎、桂枝、干姜、炙甘草组成。本方亦是由小柴胡汤加减化裁而来。《伤寒论》中小柴胡汤有“胸中烦而不呕者，去半夏、人参，加栝蒌实一枚；若渴，去半夏，加人参合前成四两半，栝蒌根四两”的加减法，今见心烦、口渴而不呕，故减去人参、半夏，加栝蒌根以滋津液而胜热。“若胁下痞鞕，去大枣加牡蛎”，今胁下满微结，即为痞硬之征，故去大枣加牡蛎。“若心下悸、小便不利者，去黄芩加茯苓”，今虽小便不利，但心不悸而见烦，说明是津少而有热，并非蓄水，故留黄芩使其清热；无水邪，故不加茯苓。以干姜易生姜。并加桂枝，取其辛温散结，温中散寒以行气津，故初服药可见微烦，再服则表里和、阳气通、津液行，因而“汗出便愈”。

有患者刘某，男，36岁。因患肝炎住某传染病院。症见肝区疼痛绕于后背，腹苦胀满，尤以下午为甚，大便溏泻，每日三四次，饮食衰减，体疲乏力。脉沉弦而缓，舌淡苔白。查肝功能：丙氨酸、氨基转移酶22单位/升、麝香草酚浊度试验8单位、麝香草酚絮状试验正常。此证肝热而脾寒，中气不运，清阳不升，是以腹胀而便溏，肝气疏泄不利，血脉不和，故肝区作痛绕于后背。脉见弦缓，舌淡苔白，太阴虚寒之象已露，宜治以柴胡桂枝干姜汤：柴胡9克、黄芩3克、干姜6克、桂枝6克、天花粉12克、牡蛎12克、炙甘草10克。服三剂，腹胀明显减轻，大便次数减少，饮食好转。

《伤寒论》在少阳病变治法中，提出大柴胡汤和柴胡桂枝干姜汤,这两个方子可以说是并行不悖的。实践证明,凡少阳而兼阳明实热,则当治以大柴胡汤;若兼太阴虚寒,则非柴胡桂枝干姜汤而不能治。

5. *柴胡加龙骨牡蛎汤证* 伤寒八九日,邪未传里成实,误用下法,导致邪气内陷,使三阳均受邪扰。少阳胆气被郁而失于决断,故见胸满烦惊;太阳之腑受邪,气化不行,故小便不利;阳明燥热成实,故见谵语。由于三阳皆受邪气,使太阳不开,阳明失合,而少阳枢机亦不利,故其人"一身尽重,不可转侧"。三阳俱病,主要应治在少阳,兼以泻热镇惊,用柴胡加龙骨牡蛎汤。

柴胡加龙骨牡蛎汤由柴胡、龙骨、黄芩、生姜、铅丹、人参、桂枝、茯苓、半夏、大黄、牡蛎、大枣组成。本方以小柴胡汤为主要成分,而解少阳表里错杂之邪;去甘草之缓滞,可使邪气速去;加桂枝、茯苓行太阳之气而利小便;加大黄以泻阳明热实而治谵语;加龙骨、牡蛎、铅丹镇肝胆以止烦惊。三阳热邪得解,气血流通,其身重等证也随之而愈。

本方在临床上用治精神分裂症有一定疗效,凡是肝胆气郁而致精神失常,并有胸胁满闷、口苦、惊怖不安、大便干或不爽等症者,即可使用。铅丹有毒,用量不宜大,也不可常服,应包煎。

曾治张某,男,12 岁。患舞蹈症一年有余,屡治不效。就诊时,患儿手舞足蹈,跳跃不休,令人望而烦乱。脉弦滑,苔白腻。其证属肝胆火郁而动风,痰热扰神而躁动不安,用柴胡加龙骨牡蛎汤,更加胆星、竹茹、天竺黄等清痰热息风之品,进十数剂而躁止神安。

(六) 热入血室证治

热入血室是妇女月经期间感受外邪,邪热与血相互搏结而成的一种病变。因其证见胸胁满、寒热往来,病属少阳,故在本篇介绍。

关于血室,有人认为是冲脉的,也有人认为是肝脏的,但多数人认为就是胞宫,即子宫。胞宫,有主月经和孕育胎儿的作用。由于"冲为血海"、"肝主藏血",正常的月经与胎儿的孕育均有赖于血液的供应与营养,故胞宫(血室)无疑与冲脉和肝脏有着密切的关系。当妇女正来月经,或月经刚刚来过,或是产后,由于血室空虚,即"血弱气尽,腠理开,邪气因入,与正气相搏",热与血结,影响了肝胆的疏泄功能,因而发生热入血室病证。由于邪热内陷的深浅不同,故热入血室表现的证候也不一样。

如妇人患中风或伤寒,见发热、恶寒等太阳表证,这时又来月经,由于血室空虚,表邪乘虚内陷血室。表邪入里与血结,故热除身凉而脉迟;血室受邪,肝胆疏泄不利,气血不和,故见胸胁下满,状如结胸;血热扰心,则可发生谵语。本证邪结偏于里,故用刺期门的方法,以泻肝经实热。

若妇人中风或伤寒至七八日之久,连续发作定时的寒热,虽得病之初,月事已来,但既病之后经水适断,说明表邪内陷,热入血室。热与血结,滞而不行,故经断;正邪交争,影响了少阳枢机不利,故往来寒热,像疟疾一样,而发作有时,治疗用小柴胡汤,疏解血室之邪热,以利少阳之枢利。因经水适断的"热入血室,其血必结",故用小柴胡汤治疗时,可酌加生地、丹皮、桃仁、红花、赤芍等清热凉血、活血化瘀药物。

热入血室还有表现为妇人患太阳伤寒,由于经水适来,邪热乘虚而内陷;因为心主血,血属阴,夜为阴,血热扰心,入夜则神识昏糊,"谵语,如见鬼状";气分无病,故白天神志明了。邪热内陷,入于血室而不在胃,故不能用承气汤攻下;邪已离表,当然也不能再用解表的方法治疗,所以《伤寒论》中提出"无犯胃气及上二焦"的治疗禁忌。同样道理,若妇人患阳明病而见经行下血,热入血室,发生谵语、头汗出等证,当用刺期门,泻肝经实热的方法治疗,不能误认为是胃家实热而施以攻下。

六、合病、并病

（一）太阳阳明合病

太阳与阳明二经同时受邪，相合为病，就叫作太阳阳明合病。二经合病，邪气多较为盛实，常见于以下几种情况。

若既有脉浮、发热、恶寒、无汗、头项强痛的太阳经证，同时也见"缘缘面赤，目痛，鼻干"等阳明经证；且由于太阳与阳明经表受邪，气实于表而不能主里，影响阳明胃肠之气不和而见下利或呕逆；或只表现为太阳经表证，同时因表邪太盛而内迫胃肠，上逆则呕，下奔则利；以上两种情况均属于太阳阳明合病。因胃肠之里不和主要是来自于表邪郁闭，故治疗当解表以和里。见下利的，用葛根汤解表、升清阳以止利；"不下利但呕者"，用葛根加半夏汤解表和里，降逆止呕。

还有一种是太阳表不解，肺气不宣，影响大肠腑气不得通降，见喘而胸满、不大便的，因并非里实，故不可攻下，可以麻黄汤解表宣肺，肺气得以宣降，则喘满、不大便随之可愈。

（二）太阳少阳合病

太阳少阳合病，指两经同时受邪，相合为病，既见太阳表证，又见少阳半表半里证。前面介绍的柴胡桂枝汤证，也可以看作是太阳与少阳合病而偏于表邪盛的一种类型。若太阳与少阳合病，以少阳半表半里之热邪为主，邪热下迫于肠，则见腹痛、下利；上迫于胃，则可见呕逆。其病主要在少阳，故汗下均非所宜，可用黄芩汤清泄少阳邪热以止利；若呕者，可用黄芩加半夏生姜汤清泄少阳、降逆和胃以止呕。

黄芩汤由黄芩、芍药、炙甘草、大枣组成。黄芩清泄少阳邪热，兼清大肠之热；芍药调血和肝而敛阴，合甘草可缓急止痛；大枣合甘草，可健脾和中。半夏、生姜善能散饮降逆以止呕。本方治热痢有很好疗效，后世许多治痢疾的方子多由此化裁而来，故本方有治痢祖方之称。

（三）阳明少阳合病

阳明少阳合病，亦见下利。但因脉见滑数，主内有宿食，也就是病变偏于阳明，故当以大承气汤泻下。以方测证，可知阳明少阳合病之下利，属于热结旁流，并应兼见腹满疼痛拒按、潮热、手足濈然汗出等证。此时虽有少许少阳证存在，亦不必有所疑虑，而当从阳明论治施以攻下法。《伤寒论》中提出的“脉滑而数者，有宿食也”，就是可下的依据。但由于少阳属木，阳明属土，两者之间有其制约的关系，其病变亦互相影响。若病下利，见滑数或沉实的阳明里实脉，为脉证相符，即阳明“不负”为顺，则可用攻下；若见少阳脉弦，是为木来乘土，“互相克贼，名为负也”，主阳明胃气不足，少阳邪气为甚，就不能施以攻下之法。

（四）三阳合病

太阳、阳明、少阳三阳经同时受邪而俱病，称为“三阳合病”。前面少阳病篇介绍的“三阳合病，脉浮大，上关上，但欲眠睡，目合则汗”，是病变偏于少阳枢机不利，故治以小柴胡汤和解表里。若三阳合病，偏重于阳明热盛的，则见证与治法均与前者不同。由于三阳之热偏结于里，故见腹满；太阳主背，阳明主腹，少阳主胁，三阳俱为热邪所困，则一身尽重，难以转侧；胃气通于口，胃热甚则口不知味；阳明经循于面，热邪郁蒸则面污垢不泽；胃热扰心，故见谵语；热迫膀胱失约，因而遗尿；热蒸津液外泄，所以自汗出。综合上述见证不难看出，虽属三阳合病，而邪热却偏盛于胃，因此治疗当从阳明热证下手，用白虎汤。如果不清阳明之热，而发太阳之汗，则津液愈伤，燥热愈甚，必更增谵语；本证虽热盛阳明，但并未形成腑实，因而也不宜攻下，若误下伤阳，则可引起手足逆冷、额头生汗的亡阳之变。

（五）太阳阳明并病

本太阳病，因汗出不彻而转属阳明，同时太阳表证仍在，则为太阳阳明并病，《伤寒论》中又称“二阳并病”。太阳阳明并病，由于太阳表证未能尽解，即“太阳病证不罢”，故虽有阳明证，亦不可先用下法，应以小汗法轻透表邪。若发汗太过，则有增加阳明胃燥的弊病。若因汗先出不彻而转属阳明，内热外蒸则汗出，表邪入里而不恶寒，此时太阳表证已罢，可用调胃承气汤和其胃气则愈。若太阳之邪未传入阳明之腑，而传于阳明之经，见面色缘缘正赤，说明在经之邪不解，阳气怫郁在表不得发越，当伴有发热、恶寒等表证，治疗应以葛根汤宣散阳明经阳郁之邪，或配合以熏蒸的方法发其汗。假如施以上法而发汗仍不透彻，以致阳郁化热，可使人烦躁不安；邪气闭郁、不得外散而循经流行，营卫因之凝涩，故痛无定处，“乍在腹中，乍在四肢，按之不可得”；外邪团郁，肺气失宣，故“其人短气但坐”而不得卧；营卫凝滞，血脉运行不利，故脉涩滞而不畅。脉证相合，一派闭郁阻塞之象，溯其病源，皆由于汗出不彻所致。治疗当继续解表，以疏散营卫之邪，即“更发汗则愈”。

（六）太阳少阳并病

太阳病证未罢而并及少阳，是为太阳少阳并病，简称“太少并病”。头项强痛，是太阳病不解；头目眩晕甚则昏冒，是少阳见证；少阳气郁不舒，故胸脘（心下）痞硬，时如结胸。邪在太阳，少阳二经，虽有进一步内陷趋势，但心下痞硬亦并非阳明里实，所以本证既不宜发汗，也不能攻下，可采用针刺大椎、肺俞、肝俞的方法，以宣散太阳并疏泻少阳之邪。如果误用汗法，必助热伤津化燥而生谵语：若里未成实，仍见脉弦等少阳证者，又不能用下法，可刺期门以泻肝经实热邪气。如果误以心下痞硬为实，用攻下，可导致邪热内陷而成结胸；或造成里虚气陷而下脱，出现“下利不止，水浆不下”；正气内虚，邪热上扰，则“其人心烦”。总之，太少并病误下多产生不良后果，应当引起注意，故《伤寒论》中特别强调“慎勿下之”。

（七）少阳阳明并病

少阳半表半里证不解，又涉及阳明之里病者，即为少阳阳明并病。《伤寒论》中虽未明确提出“少阳阳明并病”，但实际上这种病证是存在的，在前边所介绍的内容中也已有所论及。如“阳明病，发潮热，大便溏，小便自可，胸胁满不去者”；“阳明病，胁下鞕满，不大便而呕，舌上白胎者”，均有一定的少阳阳明并病的倾向。因其病虽有阳明证，但尚未成实，故仍宜以小柴胡汤和解表里，使其上焦得通，津液得下，胃气因和则愈，而不能过早地攻下。再如大柴胡汤证、柴胡加芒硝汤证，若来自少阳证不解，又并见阳明里实证者，亦可以说属于少阳阳明并病。

七、辨太阴病脉证并治

太阴病，是三阴病的开始阶段。病入三阴，以虚寒病变为主，太阴病主要表现为足太阴脾的虚寒证。脾赖阳气运化，脾阳充盛，则水谷精微能够得到运化输布，以营养脏腑器官、四肢百骸；若脾阳虚衰，则中阳不运，寒湿不化，即可形成太阴病。

太阴病，有传经而来的，有寒邪直中而成的，亦有因误治伤害脾阳而发病的。其主要临床表现以腹满时痛，食不下，呕吐、下利等证候为主。

三阴为三阳之里，而三阴亦自有表里，故风寒邪气所中，不一定全入于脏，表现为太阴脏病，亦有邪气在经表现为太阴经病的。若既有经证，又见脏证，则为经脏表里俱病。同时，太阴与阳明为表里，“虚则太阴，实则阳明”，故太阴病中，有兼及阳明燥化而出现腹满疼痛拒按的实证，因属太阴转系之邪，所以与阳明承气汤证又不尽相同。

太阴病的治疗，以温中扶阳、运化寒湿为正治之法，至于或汗或下，则为随证施治之法。本篇先论脏病，次论经病，又次为经脏俱病，以示太阴病的重点所在。

（一）太阴病辨证纲要

脾主腹。太阴为病，无论传经而成，或因寒湿直中，或误治损伤脾阳，凡致脾阳不运，寒湿内阻，无不表现为腹胀满；寒凝中州，所以在腹满的同时，还常兼见腹痛，因属虚寒，故疼痛喜温喜按。脾与胃相为表里，寒湿困脾，清阳不升，水谷不化，故见下利；寒湿犯胃，浊阴不降，胃气上逆，故而作吐。脾运不健，胃气呆滞，所以饮食不下。下利本属虚寒，越下利则虚寒越甚，因而上述诸证也就越加重。病属虚寒，治当温补，若误以实治而用苦寒攻下，则寒湿更加凝结，痞塞于胸膈，则见胸下结硬。《伤寒论》在太阴篇首提出“太阴之为病，腹满而吐，食不下，自利益甚，时腹自痛”，正是抓住了太阴病证的主要特点，并以此作为太阴病的辨证纲要。

（二）太阴脏病证治

太阴脏病，即脾虚寒证，其主要临床表现已如上述。三阴病均可见下利，但由于太阴病是脾虚寒，中阳不运，寒湿不化，故其病虽见下利而口却不渴，故《伤寒论》中说“自利不渴者，属太阴，以其藏有寒故也”。寒者温之，虚者补之。太阴虚寒，治当温补，“宜服四逆辈”即四逆汤一类的温阳去寒剂，具体地说，可服理中汤以温中散寒、健脾运湿。

理中汤（一名人参汤）由人参、白术、干姜、炙甘草组成。方用人参、炙甘草补脾气之虚，干姜、白术扶中阳以化寒湿之邪。本方既可做丸服，也可用汤剂。服后片刻服热稀粥一碗，腹中由冷转温则病愈；如不温，可继续服药。若下利寒甚，属脾肾双虚的，可再加附子，兼温少阴肾阳。

太阴病有因误治而形成的。如本属太阳病，不发汗反用下法，致使里虚邪陷，转变成为太阴病。此证虽不见吐利，但出现腹满时痛的脾病证候，故亦“属太阴也”。治疗用桂枝加芍药汤，以调和脾家气血，缓解腹痛。

桂枝加芍药汤，即桂枝汤倍用芍药。方用桂枝汤调气血营卫以和中州阴阳，加重芍药用量以和血脉、缓急而止痛。

若腹满疼痛更甚，以致拒按，大便也不通利，即“大实痛者”，说明里虚邪陷不仅转属太阴，而且又累及阳明，既见有可下之实证，则当于上方中再加大黄以泻其实。

桂枝加芍药汤再加大黄，即成为桂枝加大黄汤。本方用桂枝加芍药汤调和太阴脾家气血，用大黄泻下阳明胃腑实滞。

然太阴病终不免脾虚不足，因此大黄、芍药等苦酸性寒药物应该慎用。如果患者脉弱无力，又见下利之证，虽有大实痛，此方亦不可用。倘若不得已用之，亦宜减少其用量。这是因为脉弱而便利，反映了患者胃气弱而不振，邪气不聚而易动，故治疗时只可缓图而不能峻攻。

脾与胃为表里，太阳病不解而邪内陷，既可转属阳明，亦可内连太阴。若其人小便数多，大便因硬，手足濈然汗出，是转属阳明的标志；若脉浮缓，不得汗出，小便不利，手足自温，身发黄，则为“系在太阴”。太阴为湿土，太阴受邪，热与湿合，湿热郁蒸，可发为黄疸。若小便自利，湿有出路，就不能郁蒸为黄。湿热相搏，至七八日，若见大便硬者，是湿邪化燥，即转属阳明；若不见大便硬，而出现暴烦下利，则是正气振作、邪气欲去之象，虽下利日十余次，终必自止。这是因为肠中有腐秽之物，当脾气恢复，能以逐邪外出的时候要见下利，下利是排除邪气的一种表现形式，与战汗有相似的意义；一旦邪气去而腐秽尽，下利亦必自然停止。由此可见，太阴病下利，其中有属于正气逐邪外出的，亦不可不知。

太阴病发黄的治法，可参照阳明病篇，属于寒湿发黄，即“阴黄”者，当治以温化；属于湿热发黄，即“阳黄”者，则当治以清利。

（三）太阴经病证治

脾气行于四肢，风又善浸淫四末为病，故太阴中风，证见四肢疼痛得很厉害；四肢为太阴之表，内与太阴脾相合，即“脾主四肢”。若此时其人脉浮，浮主表，是太阴经表受邪，故仍可以桂枝汤发汗；若脉见“阳微阴涩而长者，为欲愈”。“阳微阴涩”，指脉浮取而微，沉取而涩，是邪不盛而正亦不充之象。微、涩之脉，俱为阴脉。若在微涩脉中见有长脉者，则是正气来复，邪气衰退的表现，阴病见阳脉，故曰欲愈。

(四) 太阴经脏俱病证治

太阴经脏俱病,是为表里皆寒之证。脏有寒则下利、腹胀满,经有寒故肢体疼痛。经脏表里俱病,治疗当先温里,用四逆汤,里证愈而经表之邪仍不解,再用桂枝汤攻表。太阴经脏俱病,为什么要先温里而后再攻表呢?这是因为太阴脏气不充,外攻无力;若先发汗攻表,必致阳气外泄里寒反增,只有先温其里而后救其表,才能达到扶正以祛邪,邪却而正安的目的。

八、辨少阴病脉证并治

少阴包括手少阴心和足少阴肾，因此，少阴病也就是心肾疾患。

心主火，肾主水，心肾统摄人体水火阴阳之气。肾为阴阳之根，真气之所系。心火居上，肾水在下，心肾借经脉之通道，使水火上下交济，以维持人体的阴阳平衡。病至少阴，心肾功能受损，阴阳失去平衡，火衰者表现为阳虚寒证；水亏者表现为阴虚热证；若阴阳离绝，精气脱竭，则可出现死证。

肾为主水之脏，少阴病阴阳失调而不能主水以行津液，又常见小便不利水气泛滥的证候。

少阴与太阳为表里，故有邪在太阳而内及少阴的，亦有寒中少阴而仍外连太阳的表里同病。又因少阴居太阴与厥阴之间，少阴病可外合太阴见吐利，亦可内合厥阴见厥逆，故少阴有“主三阴之枢”的说法。

少阴病有来自传经的，有属外邪直中的，也有因误治损伤了心肾水火阴阳而形成的。

少阴病以阳虚的寒化证为主，以“脉微细，但欲寐”为主要临床表现。若寒化证见恶寒、身蜷、手足厥逆等证，则为病进；若更见下利、脉不至的，则属病危。

少阴病治法，若属阳虚阴盛的寒化证，则应扶阳以抑阴，有水者当兼以化水；若属阴虚阳亢的热化证，则以育阴为主，有火者当兼以清火。由于少阴病以阳虚为主，故治疗当以回阳为急务。

（一）少阴病辨证纲要

少阴之为病，其阴阳皆虚，验之于脉，阳虚则脉微，阴虚则脉细，阴阳俱虚，故脉微细。少阴以阳虚为主，故阳光不振，神疲多寐而又不能熟睡，表现为精神委靡昏沉、瞌睡不醒的"但欲寐"状态。

曾治过一位姓唐的老人，年逾古稀，冬月患外感，头痛发热，鼻流清涕。自服羚翘解毒丸，前后共进6丸，即觉精神甚疲、手足发凉。其子请笔者为之诊治。持脉未久，发现患者即侧头欲睡，脉不浮反沉，舌淡嫩苔白。笔者当即告诉病家：此证属少阴伤寒，肾阳已虚，如再进凉药恐生叵测，而治当急温，以回肾阳，予四逆汤。服一剂则神转旺，再剂手足转温。从此例可以看出，"但欲寐"对少阴病确有极为重要的辨证意义。

"脉微细，但欲寐"，作为少阴病的辨证纲要，可以说是对少阴病脉证的总概括。但如果少阴病初受邪扰，正邪交争而少阴气馁，欲受不甘，欲拒而又不能，其证见"欲吐不吐、心烦"；阳气为寒邪所困，阴气用事，则又"但欲寐"。此时，少阴主证已见，法当急温。若不能及时治疗，拖延至五六日，则必致邪入更深正气益衰。肾主水，心主火。少阴心肾功能衰减，下水无阳以温则下利；上火无阴以济则口渴，水津得不到阳气的蒸化上承，势必干渴欲饮水自救。心烦、口渴引饮，颇似阳热之证；若真是阳热证候，则当大便干结、小便黄赤；而今却见下利、小便色白，说明并非实热，而是属于少阴虚寒，即如《伤寒论》中所说"下焦虚有寒，不能制水"的病变。

综上所述，可知凡少阴心肾阴阳俱虚，则必见脉微细，但欲寐；若下焦肾阳虚衰，心肾水火不相既济，则以烦渴、下利而小便色白为辨证要点。

（二）少阴病寒证

少阴寒证，是少阴病的主要病变，证情变化多而复杂，且具有不少危重证候，故作为本篇的重点讲述。

1. *麻黄附子细辛汤证与麻黄附子甘草汤证* 少阴与太阳为表里，有经脉相连而其气相通。若寒邪侵犯少阴，本不应见发热，而反见发热，说明是寒邪初犯，仍外连太阳；既外连太阳之表，则应见浮脉，而今却见脉沉，又反映了内系少阴，阳气不足，抗邪无力。少阴病“反发热，脉沉者”，是属太阳、少阴表里俱病，也就是“两感”证，治当温经散寒，表里兼顾，治用麻黄附子细辛汤。

麻黄附子细辛汤，由麻黄、附子、细辛组成。方用麻黄发太阳之汗，以解在表的寒邪；附子温少阴之里，以扶阳气之虚；细辛专走少阴，能资助麻黄、附子以散表里之寒。三药配合，补散兼施，扶正以祛邪，虽发微汗，但无损于阳气，故为温经散寒之良方。

太阳、少阴的“两感”证，常见于年老体弱之人，因其阳气不足，卫外无力，故感受寒邪，则表里俱病。寒邪初犯，可用麻黄附子细辛汤；若已“得之二三日”，虽寒邪并未尽入少阴之里，但亦应考虑正已转虚，因而就不宜再用麻黄附子细辛汤，当以麻黄附子甘草汤治疗。

麻黄附子甘草汤，即由麻黄附子细辛汤去细辛，加甘草组成。去细辛，则减少了发散的力量使之不伤正气；加甘草，则有助于扶正补虚的作用。尤在泾说：“寒邪不可不发，而阴病又不可过发。”这可以说是由麻黄附子细辛汤而变为麻黄附子甘草汤的用意。

上述少阴与太阳的表里皆病，应与太阳病篇的“病发热头痛，脉反沉”证候互参。彼以太阳为主，故曰“脉反沉”；而此以少阴为主，故谓“反发热”，这两条前后呼应，互相参证。

太阳与少阴为表里，关系之紧密，犹如唇齿之相依。少阴病连太阳，则为表里同病；若太阳伤寒，脉阴阳俱紧，本当无汗而反见汗出的，说明是寒邪过盛而伤害了少阴阳气，“此属少阴”。因为少阴肾阳为一身阳气之根，少阴阳虚则卫阳亦随之而虚，卫阳失去固护荣阴的作用，所以汗出。少阴之脉，上隔循喉咙；肾为胃之关而下司二阴，若太阳寒邪长驱直入而飞渡少阴，致使少阴经藏俱病，则可出现咽痛和吐利等证。

2. **附子汤证** 少阴病，得之一二日，不发热而见背部恶寒，背为阳之府，背部恶寒是阳气衰、阴气盛的征象。寒邪入里，病发于阴，阳虚而阴盛，故口不渴、不燥而“口中和”。四肢为诸阳之本，阳虚不达四末，所以手足发凉。阳虚阴盛，寒湿凝滞，故见身疼、骨节疼痛。太阳伤寒，见发热、恶寒、无汗、身疼、骨节疼痛，脉必浮，属麻黄汤证；本证见无热、手足寒、身疼、骨节疼痛，脉不浮而沉，则属少阴阳虚里寒。治疗可先用灸法，如灸关元穴以助元阳而消阴，然后以附子汤温阳益气，固本培元。

附子汤由炮附子、茯苓、人参、白术、芍药组成。方用附子温肾以扶真阳之本，用人参大补元气，茯苓、白术配附子可温化寒湿之凝滞；又可佐人参健脾益气。芍药敛阴和血，既可缓身痛，又可制药的温燥，并能引阳药入阴分。此方脾肾双补，先天后天兼固，为扶阳固本的代表方，后世的参附汤即从此方演出。

3. **真武汤证** 本证在太阳病篇是作为太阳病发汗太过，伤了阳气而形成的变证提出的。伤阳实际上是伤了肾阳，其病则为少阴病。

若寒邪中于少阴，二三日不愈，至四五日邪气入深，则脏受其病。少阴肾中阳气被寒邪所伤，以致阳虚不能制水，水邪随之泛滥而为病。水寒凝于内，则腹痛；气不化液，故小便不利；水寒外溢，阴凝重着，故四肢沉重疼痛；下注于肠，故自下利。水邪为病变动不居，可到处泛溢而为患，因而或见之证甚多，若上凌心肺，可见心悸而咳；上逆于胃，则气逆而呕；泛滥肌肤则肿；上蒙清阳，则头目眩晕。究其病源，却均因于水，《伤寒论》中说“此为有水气”，指出了病变的重点与要害所在。治以真武汤，温阳驱寒以利水（方见太阳病篇）。

附子汤与真武汤，均为温阳之剂，其药物组成仅有一味药之差，但两方的作用是不相同的，柯韵伯指出，附子汤为“大温大补之方，与真武汤似同而实异，倍术附去姜加参，是温补以壮元阳，真武汤还是温散而利肾水也”。

4. *四逆汤证*　少阴阳气为一身阳气之总司。阳气有腐熟水谷、蒸化输布水液的作用。少阴阳虚，不能腐熟水谷，不能气化水液，因而或见下利清谷，或致寒饮停聚膈上，使人干呕欲吐而又无物吐出；阳虚不达四末，故手足发凉，甚则四肢厥逆。膈上有寒饮亦当分辨虚实，若因少阴阳虚而不能敷布，则脉必沉而微细；若脉弦迟有力或关尺皆沉，寸脉微浮，则属胸中寒实之证。因弦脉主饮，迟脉主寒，寸脉以候胸中。胸中寒痰实邪，闭阻胸阳不达于四末，故见手足厥寒；由于胸膈痰饮实邪的格拒，所以“饮食入口则吐”，但又不能吐；痰饮实邪填塞胸中，阻滞气机，故见“胸中痞鞕，气上冲咽喉不得息”等证候，反映了邪有上越之机。以上虚实病证不同，治法亦不同。如病属少阴阳虚，虚寒从下而上，致使寒饮停于胸膈的，治以四逆汤温少阴化寒饮；若属于寒痰阻滞胸中的实证，根据“病在上者，因而越之”的法则，治以吐法，用瓜蒂散。

四逆汤由附子（生）、干姜、炙甘草组成。附子温少阴以回阳；干姜温中以散寒，炙甘草和中补串，三药配伍，共奏回阳救逆之功。

肾为先天之本，若少阴阳气一衰，则周身阳气也皆衰，所以当少阴真阳衰竭，证候显露，应速投四逆汤急温，绝不可因循观望。故《伤寒论》中说“少阴病，脉沉者，急温之，宜四逆汤”。

瓜蒂散，即取瓜蒂、赤小豆捣为散，再用香豉煮做稀糜，取汁合散。方中瓜蒂味极苦，性升而善催吐；赤小豆味苦酸，功能利水消肿；两药配合，有酸苦涌泄之功。用香豉汁送药，清轻宣泄，可加强涌吐的作用。本方专治胸中实证，涌吐力猛，故“诸亡血虚家”不可用。

瓜蒂散证，因可见发热、汗出“病如桂枝证”，但头不痛、项不强，故在太阳病篇提出以作鉴别比较；本证又在少阴病篇提出，是为陪衬少阴阳虚有饮，以示阳虚寒饮与阳郁痰实两种病证的鉴别诊断。

5. 通脉四逆汤证　少阴为水火之脏，阴阳之根，若寒中少阴，阴寒太盛而反格阳于外，可形成阴盛格阳证。阴盛于内，则下利清谷、手足厥逆、脉微欲绝；阳格于外，则见身热不恶寒、面色红赤。由于上述证候是阳虚甚极，阴寒过盛导致的阴阳格拒之证，故其证是“里寒外热”，实为真寒假热。从病变机制及临床表现看，本证较四逆汤证为重，若不抓紧救治，恐有脱汗亡阳之变。治疗当以通脉四逆汤逐寒摄阳、通脉救逆。

通脉四逆汤的药物组成与四逆汤同，只是加大了干姜和附子的用量，因而回阳救逆的作用比四逆汤更强。若在通脉四逆汤证的基础上更见面色赤的，是为阴盛于下格阳于上的“戴阳”证，应于本方中加葱白以破阴驱寒，招纳阳气；若因肝脾血脉不和而见腹中痛的，则减去辛滑走阳而不利于血的葱白，加芍药以利血脉缓急止痛；若胃气挟饮邪上逆而作呕的，则加生姜化饮止呕；若邪气循少阴经脉上犯而为喉痹咽痛的，则去芍药之酸敛，加桔梗以开喉痹；若利止脉不出，是阴阳衰竭、气血大虚，当加人参以复脉，去桔梗以防耗气伤正。

“徐国桢伤寒六七日，身热目赤，索水到前，置而不饮，异常大躁，将门牖洞启，身卧地上，辗转不快，更求入井。一医汹汹急以承气与服。余诊其脉洪大无伦，重按无力。余曰：阳欲暴脱，外显假热，内有真寒，以姜附投之，尚恐不能回阳之任，况敢以纯阴之药，重劫其阳乎？观其得水不欲咽，情已大露，岂水尚不能咽，而反可咽大黄、芒硝乎？天气懊热，必有大雨，此证顷刻一身大汗，不可救矣。于是以附子、干姜各五钱，人参三钱，甘草二钱，煎成冷服。服后寒战戛齿有声，以重棉和头覆之，缩手不肯与诊，阳微之状始著，再与前药一剂，微汗热

退而安。”(引自《寓意草》)

6. *白通汤与白通加猪胆汁汤证* 若少阴病下利,脉微而沉伏,是为寒邪直中,阴盛抑阳,以致阳气暴虚,既不能固其内,又不能通于脉,因而比一般寒证为甚。当治以白通汤扶阳破阴。

白通汤由葱白、生附子、干姜组成。方用干姜、附子温经回阳以散寒;葱白辛滑性热,善能通阳气破阴寒,用于温阳剂中,可疏通被郁之阳气,故取名“白通汤”。

若服白通汤后,不但未奏效,反见下利不止、厥逆无脉、干呕而烦等证,一方面说明阴寒太盛,对大热之药拒而不受,并更加激发寒邪而变本加厉;另一方面也说明下利之后,不仅阳气受伤,而且阴液亦耗损,白通汤只能扶阳不能育阴,阴不复则脉不出,阴不敛阳,虚热浮于上,故干呕而烦。基于上述两个原因,本证的治疗就不是单纯的温热回阳剂所能胜任,而应于白通汤中加入人尿和猪胆汁,扶阳育阴,且以苦寒反佐,使同气相求,引阳药直入阴中。

白通加猪胆汁汤,即白通汤加人尿、猪胆汁。人尿(一般用童便)咸寒益阴,猪胆汁苦寒滋液兼清虚热,两药取之人、畜,皆属有情之品,既能续已竭之阴,滋将涸之液,又能借其性寒反佐,引阳药直入阴分,使阴阳不发生格拒,这就是“甚者从之”治法的具体运用。

服白通加猪胆汁汤以后,若脉从无到有,从弱到强,说明正气逐渐恢复,阴邪逐渐消退,为向愈之证,即脉“微续者生”;若脉暴然而出,或见浮散而大,或见急促无根,则是无根之阳暴脱的征象,预后多不良,因而《伤寒论》中说“脉暴出者死”。

7. *吴茱萸汤证* 本证属于胃气虚寒证,已在阳明病篇作过介绍。这里所讲的是少阴病感寒,寒浊上犯于胃则呕吐,下迫于肠则下利;阳气被寒邪所遏伤,不能温养四末,故手足逆冷;由于阳气仅被寒邪所抑,并未衰亡,尚有力能与阴寒交争,故其人烦躁特甚以至难以忍受。本证虽言“少阴病吐利”,但因其以呕吐为主,病变重心仍属中焦虚寒,故还以吴茱萸汤温胃散寒以降逆止呕。

曾治伍某,女,32 岁。患者胃脘疼痛,呕吐水涎,入夜烦躁难忍,坐卧不安,头疼而眩冒,脉弦缓无力,舌淡苔白而水滑。初诊辨为胃气虚寒,投香砂六君汤,但效果不显。再诊始悟烦躁、吐涎是为吴茱萸汤之见证。遂开是方两剂,服之而愈。

8. 桃花汤证　下利、便脓血,常见于热证,亦可见于少阴虚寒证。如少阴病,二三日至四五日,虚寒下利而不能止,邪气入深,久病入络,由气及血,以致脾肾阳虚,气不摄血,大便滑脱不固而便脓血。因其证属虚寒,故腹痛隐隐,喜温喜按;脾肾阳虚,水谷不别,故大便泄利不止,小便却反少而不利。热利便脓血,表现为血色鲜明、气味臭秽,并伴有里急后重、肛门灼热感;少阴虚寒下利便脓血,则以血色晦暗或浅淡、无臭秽气味,大便滑脱不禁、无肛门灼热感为辨证特点。少阴病下利便脓血,治以桃花汤,温中固脱以止利。

桃花汤由赤石脂、干姜、粳米组成。因其证下利脓血俱出,滑脱不固,故以赤石脂填补下焦、固涩气血以止利;干姜温中散寒,粳米益脾胃而补虚。赤石脂一半整用煎汤,另一半则用末冲服,其用意是加强药物的吸着固肠作用。服药后,大便,止则小便利,脓血除则腹痛止,可见温涩固脱实为治病求本之法。本方对久痢、久泄,凡属虚寒滑脱者,皆可应用。

程某,男,56 岁。患肠伤寒住院治疗 40 余日,基本已愈,唯大便泻下脓血,血多而脓少,日行三四次,腹中时痛,屡治不效。其人面色素来不泽,手脚发凉,体疲食减,六脉弦缓,舌淡而胖大。此证为脾肾阳虚,寒伤血络,下焦失约,属少阴下利便脓血无疑。且因久利之后,不但大肠滑脱,而气血虚衰亦在所难免,治当温涩固脱保元:赤石脂 30 克(一半煎汤,一半研末冲服)、炮姜 9 克、粳米 9 克、人参 9 克、黄芪 9 克。服三剂而血止，又服三剂大便不泻而体力转佳。转方用归脾汤加减，巩固疗效而收功。

（三）少阴病热证

少阴热证是与少阴寒证相对应的一类证候。少阴为水火之脏，阴阳之根，因而少阴病不仅有阳虚火衰的寒证，而且还有阴虚火旺的热证。下面介绍少阴病热证的几个主要证候的辨别与治法。

1. 黄连阿胶汤证　少阴病，得之二三日以上，若属阳虚阴盛的，则以但欲寐，寤少寐多为主；若属阴虚阳亢的，必见心烦、不得卧寐。因为在正常的生理情况下，心火要不断下降以温肾水，肾水亦不断上承以济心火，少阴心肾水火能以交通既济，才能达到阴平阳秘、阴阳相对平衡状态，从而维持人体正常的精神活动。而今少阴病肾水亏虚，心火无制而上炎，阳不入阴而躁扰于外，就要发生心烦特甚以致不能卧寐的证候。其证属阴虚火旺，故舌质红绛，苔净而光，甚则状若杨梅，脉细数，小便必黄。治以黄连阿胶汤，泻火滋水，交通心肾。

黄连阿胶汤由黄连、黄芩、芍药、阿胶、鸡子黄组成。方用黄连、黄芩泻心火以下降，阿胶滋肾水以上潮，鸡子黄养心血而宁神，芍药和血而敛阴。用本方当注意：阿胶应烊化兑入汤剂中，待汤稍冷再加入鸡子黄，此二药均不得入汤药中同煎。

患者张某，男，25岁。心烦少寐，尤以入夜为甚。自觉居室狭小，憋闷不堪，心烦意乱，常欲奔赴室外。脉数舌红，舌尖部红如草莓。此乃心火燔烧而肾水不能承其上，以致阴阳不交，心肾不能相通，形成火上水下不相既济之证，为疏：黄连阿胶汤加竹叶、龙骨、牡蛎。服一剂则心烦减轻，再一剂即可入睡。

2. 猪苓汤证　少阴肾为水脏，肾对水液的代谢与排泄起着重要作用。肾中有肾阴、肾阳，阳虚可使水不化，阴虚亦可使水停。阴虚阳亢，火热扰心，故心烦不得眠；水蓄不行，故小便不利；阴虚水停，津液不能上承，故见口渴；水热互结，泛溢三焦，迫于肺则咳，逆于胃则呕，渗于大肠则下利。阴虚停水、水热互结，当治、以滋阴清热利水，用猪苓汤。

猪苓汤由猪苓、茯苓、泽泻、阿胶、滑石组成。方用猪苓、茯苓、泽泻利小便以行水气，滑石清热通淋以利水道，阿胶滋阴润燥以益少阴。本方在临床上用治慢性肾炎，特别是对肾盂肾炎和肾结核，见有小便不利、心烦少寐等证候者有很好的疗效。

本证与黄连阿胶汤证均属少阴阴虚有热证候，但此证为阴虚停水，彼为阴虚火旺。虽然二证都见心烦不寐，但本证以脉细数而弦，舌质红而苔反水白以及小便不利等辨证特点有别于黄连阿胶汤证。

黎女，19岁。患慢性肾炎，下肢浮肿，小便红赤灼热而短，心烦少寐，腰酸无力。尿检：红细胞+++、蛋白+。辨为阴虚有热而水热凝结。为疏：猪苓汤加旱莲草、女贞子、三七粉，共服十二剂，诸证渐愈，查尿：红细胞及蛋白均不见。

3. *少阴邪热外转太阳证* 少阴与太阳为表里，有经脉相通，其病变可相互影响。前面介绍的麻黄附子细辛汤证就是一个很好的例证。应当指出，少阴与太阳病变的相互影响，不仅表现为寒证的由表及里，而且也可见于热证的由里出表。如少阴病八九日，证见一身及手足都发热，说明少阴邪热还于太阳膀胱之表。一般地说，邪气由里出表，标志着机体的正气较盛，有力驱邪外出，特别是本为少阴虚寒证，而见一身手足转温热，是阳气恢复，疾病向愈的好现象。但如果阳复太过，热在膀胱不解，也会灼伤阴络迫血下行，发生尿血的病变。本证在《伤寒论》中未提出具体治法，后世注家有提出用猪苓汤、黄连阿胶汤的，也有提出用犀角地黄汤的，均可作为参考。

4. *四逆散证* 少阴主水火，内寓真阴、真阳。水火交通，阴阳既济，是人体正常生命活动的必要条件之一。要维持水火、阴阳的交通既济，有赖于少阴的枢机作用，也就是说少阴不仅为“三阴之枢”，而且也是调节水火、阴阳的重要枢纽。少阴阳虚不能达于四末，则阴寒必盛，而见四肢逆冷、恶寒、下利等证；若少阴枢机不利，阳气被郁，不能疏达于四末，则亦可见四肢逆冷。少阴阳气被郁，并非阳虚，故不见恶寒、下利等虚寒证，治疗也就不能用四逆汤，应以四逆散疏畅阳郁，调达气血。

四逆散由柴胡、枳实、芍药、炙甘草组成。方用柴胡、枳实解郁开结以疏达阳气，芍药配甘草和血脉以利阴，即“治其阳者，必调其阴，理其气者，必调其血”之义。若兼有肺寒气逆作咳者，可加干姜、五味子以散肺寒、敛肺气；兼心阳不振而作悸者，则加桂枝以温通心阳；水停于下而小便不利者，加茯苓淡渗以利水；寒盛于里而腹中作痛者，加附子温阳散寒以止痛；寒滞气阻而泄利下重者，加薤白以散寒通阳。

曾治患者全某，男，32 岁。患者手足厥冷而痛麻不堪，手足汗出随厥之深浅而有多少不同，厥深则手足汗出亦多，厥微则手足汗出亦少。曾服附子、干姜等回阳救逆之药无效。视其人身材高大，面颊丰腴，不像寒厥体征，然握其手却冷如冰铁。其脉弦而任按，舌红而苔白。细思此证既非阳虚之寒厥，又非阳盛之热厥，从其脉弦以辨证，可知属阳郁无疑。阳郁于里，不达四肢故为厥，迫阴外渗则汗出，阳郁愈甚则手足厥逆愈深而汗出亦就愈多，反之，手足汗出亦必然相应减少。为疏四逆散原方，服之以观其效。服药后，患者自觉气往下行至脐下，随之则微微跳动，周身顿感轻爽，而手足转温，汗亦不出。患者甚喜，奔走而告，以为病将从此而愈。不料，两剂服完，手足又厥，汗出依旧。余仍以上方，另加桂枝、牡蛎，意使桂枝配芍药以和营卫，牡蛎得芍药敛汗以固阴。服两剂，厥见温而汗出少，但续服则仍无效，病又反复。手翻医书见王太仆名言“益火之源以消阴翳，壮水之主以制阳光”，而恍然有悟：此证每方皆效，而不能巩固到底，关键在于只知疏达阳郁，不知滋阴以敌阳。阴不足，无以制阳则反逼阴以为汗；阳无偶则自郁而为厥。厥阳之气宜疏,而弱阴岂可不救。于是,本肝肾同治,理气与滋阴并行之法,为疏四逆散与六味地黄汤合方。服六剂,厥回手温而汗止。后追访得知,其病终来复发。

四逆散不单治阳郁之厥,亦治因阳郁不伸、少阴枢机不利的男子阳痿及妇女性功能减退等病证,若见脉弦而情志抑郁者,服之每效。

(四) 少阴咽痛证治

少阴经脉循喉咙挟舌本,邪客少阴经或少阴经脉失养,均可引起咽喉疼痛。

若少阴病二三日,因于邪热上攻而咽喉肿痛,但尚未溃破生疮的,则治以甘草汤,解毒消肿止痛。

甘草汤,仅生甘草一味药。生甘草甘寒,甘以缓急止痛,寒以除热解毒。

若服甘草汤,病仍不差即咽喉肿痛不解的,可与桔梗汤散热结、开喉痹。

桔梗汤,即甘草汤再加桔梗。方用生甘草清热解毒以止痛,桔梗开痹散结以利咽喉。

若少阴热邪,循经上冲,灼伤咽喉而生疮,以致妨碍语言,声音不出,且伴有大量分泌物缠绕咽喉而不得清除,治以苦酒汤清热解毒、收敛伤口。

苦酒汤由半夏、鸡子白、苦酒(醋)组成。半夏涤痰开痹以清除分泌物;鸡子白甘寒,可清热润燥、止痛;苦酒苦酸,善于散邪毒、消疮肿、敛伤口。

若少阴病,寒遏于外,阳郁于内,经气不利,以致咽中痛,痰涎缠喉,咳吐不利,则应用半夏散及汤,散寒涤涎以开结止痛。

半夏散由半夏、桂枝、炙甘草组成。方用桂枝通阳散寒,半夏涤痰除涎,甘草和中解毒。本方可用散剂,亦可用汤剂。

若少阴病下利之后出现咽痛,则当考虑阴液耗损,经脉失于濡养所致。少阴虚寒下利,虽然寒可随利而减,但津液亦可随利而夺,阴伤于下则必致阳浮于上。少阴之脉,从肾上贯肝膈,入肺中循喉咙;其支脉,从肺出络心,注胸中。少阴虚热循经上扰,不仅咽痛,而且还可见胸满、心烦等证。本证治疗用凉用温,均为不妥,可以猪肤汤润肺肾、益肠胃而敛虚热。

猪肤汤由猪肤、白蜜、白米粉组成。猪肤即猪皮,可滋肺肾,清少阴浮游之火,此物虽润但无滑肠之弊;白蜜甘寒生津润燥以除烦;白米粉炒焦能醒脾和胃,且补下利之虚。

李某,女,22岁。擅歌唱,经常演出。忽声音嘶哑,咽喉干痛,屡服麦冬、胖大海等药不效。舌红、脉细,辨为肺肾阴亏、虚火上扰、"金破不鸣"之证。授以猪肤汤法,令其调鸡子白,徐徐呷服。尽一剂而嗓音亮,喉痛除。

综上所述可以看出,咽痛是少阴病变的一个特点,其治疗所用的甘草汤与桔梗汤的解毒散结缓痛,苦酒汤的酸收,猪肤汤的清滋以及半夏散的散寒涤涎等法,直至今日仍奉为喉科治疗之圭臬。

(五) 少阴病急下证

前面的阳明病篇曾提到大承气汤有三急下证,其主要精神是:凡阳明腑证遇到病势急,发展快,见有劫灼少阴真阴的征象时,当投以大承气汤急下以存阴。从阳明病急下证可以看出阳明燥热与少阴阴伤两种病变的密切联系。若因阳明燥热伤阴而并于少阴者,属阳明急下证:若因少阴水亏、燥热内盛而并于阳明者,则属少阴病急下证。下面就分别介绍少阴病的三急下证。

少阴热邪,并入阳明,时间不长只二三日,即见口燥咽干,说明阳热气盛而阴液衰少。热并阳明,则土实而水亏,其人必兼见胃实等证。不下胃实,则少阴之阴液不能恢复,故应以大承气汤急下。

少阴热并阳明,与糟粕相结,以致胃肠燥结不下,逼迫津液下注旁流，证见“自利清水，色纯青”而不杂粪便；燥热结实于阳明，故“心下必痛”而拒按；少阴阴液耗伤，不能上承，所以口舌干燥。燥结不去，则旁流不止，津液进一步涸竭，将有亡阴脱液的危险，故当用大承气汤急下。

少阴病，六七日不愈，邪气入深，若不见下利清谷，反见“腹胀不大便”，说明其证并非少阴虚寒，而是少阴邪热复还阳明，属于“中阴溜腑”之证。此时见舌苔黄燥，脉沉实有力，亦当用大承气汤，泻热存阴。

《名医类案》记载一病例：孙兆治东华门窦太郎患伤寒，经十余日，口燥舌干而渴，心中疼，自利清水。众医皆相守，但调理耳，汗下皆所不敢。窦氏亲故相谓曰：伤寒邪气，害人性命甚速，安可以不次之疾，投不明之医乎？召孙至曰：明日即已不可下，今日正当下，遂投小承气汤，遂大便通得睡，明日平复。众人皆曰：此证因何下之而愈？孙曰：读书不精，徒有书耳。口燥舌干而渴，岂非少阴证耶?！少阴证，固不可下，岂不闻少阴一证，自利清水、心下痛，下之而愈。仲景之书，明有是说也。众皆钦服。

（六）少阴病治疗禁忌

少阴为阴阳之根，生命之本，故病至少阴，多表现为危重证候。但若治疗及时，或温寒以扶阳，或泻热以存阴，虽病情危重亦多能救治。因此，治疗少阴病不仅要及时，而且一定不能违反治疗禁忌而犯治疗错误。少阴病的治疗禁忌有哪些呢？下面举例加以说明。

“少阴病，脉细沉数，病为在里，不可发汗”。脉沉主病在里，细数为阴虚有热，少阴脏病而阴虚有热，治当滋阴降火，而不应发汗，如果强发其汗，则有竭阴耗液之变；若少阴病，阳虚阴盛，阴与阳搏，脉沉细而数，按之无力，则治当固密肾根，亦绝不能发汗。此证，阴来搏阳，阳无力以争则脉数，阳被阴格而证或见发热，阳气已经摇摇欲散，若误以发热为太阳之表，而妄发少阴之汗，必然致成汗出亡阳而变证百出。总之，脉沉细数，无论见于少阴阴虚还是阳虚，均不能再发其汗，否则不是导致竭阴，便是造成亡阳。

“少阴病，脉微，不可发汗”。微主阳虚。少阴病见微脉，是阳气大虚，故不可发汗。妄发阳虚之汗，则必致亡阳而拔少阴之根；若少阴阳气已虚，又见尺脉弱涩，尺以候肾，脉弱涩主精血不足，少阴阴阳俱虚，不仅不能发汗，而且也不能施以攻下，发汗则亡其阳，攻下必竭其阴。由此可知，少阴病虽有大承气汤急下之证，但其尺脉必不弱涩。且如果少阴阳虚脉微、肢厥无汗，不用四逆汤急温，强发少阴阳虚之汗，则必因阳虚不能蒸化津液以作汗，而反动发其经隧之血从空窍出。少阴之脉循喉咙，挟舌本，系目，故血或从口鼻或从目出。出现这种情况，说明阳气厥于下，阴血竭于上，即“下厥上竭”之证，少阴阴阳气血俱伤，所以属于难治之证。

一九六三年，在山西太原见一慢性肾炎患者，徐姓，女，36岁，已至尿中毒程度，小便点滴而少，口鼻时时衄血，并见呕吐、肢冷、周身浮肿等证。脉沉而欲绝，舌胖而苔白。《伤寒论》少阴病篇所说的“下厥上竭”就是此证。下厥而阳气不化，故小便不得通；上竭而血不摄，则从口鼻出。阴竭于上，阳厥于下，阴阳不相维系而相离绝，故为难治之证。虽为疏真武汤加牛膝，但服之无效。患者未满1周即死于尿毒症。

少阴病不但有汗，下之禁，更有以火劫汗之忌。如少阴病见咳而下利，本为寒邪上下之变，即少阴寒邪上逆于肺而作咳，下迫于肠则下利。少阴阳虚里寒，当治以四逆汤温之则愈。若不用四逆汤温里，却用火攻以劫其汗，则不仅竭其肾阴，而且还要耗其胃液，胃燥则谵语，肾燥则小便难，从而发生误火伤阴的坏证，这也需要引起我们的注意。

从少阴病的各种变治方法可以看出，它既有麻黄附子细辛汤的汗法、大承气汤的下法；同时，又有汗、下之法的禁忌，这说明任何事物都是一分为二的。我们只有综合学习，全面掌握，才能相得益彰，以尽其辨证论治的全貌。

（七）少阴病的预后

少阴为生命之根，其病在六经病证中是最为严重的。因此，少阴病的预后在一定意义上来说，关系着病体的生死安危。有关少阴病的预后，在《伤寒论》中论述的较多，且较为真切，是来自于实践的经验总结，具有很强的科学性，当认真学习。

少阴病概括地说，属于阴阳偏衰的病变，但以阳虚的证候为主。少阴阳虚，病情沉重，病势险恶，故治当急温，若稍有疏忽，则有亡阳的危险。要判断少阴阳虚寒证的预后情况如何，主要是看机体阳气的存亡，也就是说“阳存则生，阳亡则死”。

如少阴病中风，即风寒邪气中于少阴经，其脉见“阳微阴浮”，也就是寸微尺浮，寸脉微主邪不盛，尺脉浮是阴病见阳脉，邪气不盛而正气有驱邪外解之机，故“为欲愈”。

少阴伤寒，手足厥冷而脉紧，是寒邪盛而阳气被抑之象。至七八日，邪气入深而见下利，但脉却由紧变微，手足由厥变温，这说明少阴阳气得到恢复，阴寒邪气不能自容，故《伤寒论》中说“脉紧反去者，为欲愈”。此时，患者虽见心烦、下利，正是阳复邪去的表现，与太阴病暴烦下利、腐秽当去有同等意义，一旦邪去尽，则烦利亦必自止。

少阴病虚寒下利，见恶寒、肢体蜷缩而卧，属于阳虚阴盛的恶候。如果下利能自行停止，手足由厥转温，说明寒从利减，阳气来复，此时虽见恶寒身踡，仍属可治之证。同样道理，少阴病恶寒、身踡而时有烦热欲去衣被者，也反映了阳气的来复，好像在一派阴寒之中仍有一线阳光，为阳存未绝，故亦为可治之证。

少阴病吐利，若属阳虚阴盛，则必见恶寒、厥逆，而今见“手足不逆冷，反发热”，说明阳气来复，阴寒渐退，为可治之证，病虽重亦不至于死。若因吐利交作，正气暴虚，以致脉搏一时不能接续而脉不至，可灸少阴经的太溪穴七壮，通阳以复脉。

以上介绍的是少阴虚寒证的向愈证、可治证，其预后之所以好，关键在于阴寒退，阳气存而生机在，若与此相反，少阴病恶寒、身踡而下利不止、手足厥冷不回，呈现一派阴寒病象，说明阳气已亡，失去了自复之机，故预后多不良。如果病情再进一步发展，少阴病，或见厥利，吐逆而烦躁；或见恶寒，身踡，脉不至，不烦而躁；或见下利不止，冷汗淋漓，烦躁不得卧寐；或见息高作喘，呼吸浅表而不能纳气归根；或下利虽止，而见头眩、时时昏冒，等等，这一系列证候反映了阴盛阳亡，精气衰竭，阴阳不相维系而神气外亡；或气绝于下，肾根已拔；或阻绝阴竭，孤阳无依而上脱，凡此种种，均属危象，视为“死”证。

从以上辨少阴的生死预后，对我们有很大启示，即通过少阴的生证而后知阳气之可贵，通过少阴的死证而后知阴寒之可畏。对于少阴病，只有谨守病机，不先时宜地抓紧救治，或施以扶阳祛寒，或治以滋阴降火，图治于危亡之先，才是防止阴阳竭绝的根本方法。

九、辨厥阴病脉证并治

厥阴病，是伤寒六经病证的最后阶段，为三阴经之末，如《内经》所说“两阴交尽，故曰厥阴”。厥，有极的意思。病至厥阴，则阴寒盛极。但根据辩证法的观点，物极必反，物穷则变，阴阳对立双方发展到极期时可以互相转化。阴寒盛极，则有阳热的来复，也就是阴尽而阳生，寒极则生热。

阴病转阳，寒极生热，是有条件的。这个条件主要是看正邪斗争的状况，其关键取决于人体阳气功能的盛衰。厥阴与少阳相为表里，“厥阴中见少阳”。厥阴、少阳均内寓相火，少阳为一阳之气，标志着阳气的初生，这些就是阴尽阳回的基本条件。由于阴寒盛极，而有阳气来复之机，故厥阴之为病，阴中而有阳，常以寒热错杂的证候出现。又由于阴阳有消长、寒热有胜复，故厥阴病也可以表现为寒证、热证以及阴盛亡阳的死证。

厥阴病的主证，以消渴、气上撞心、心中疼热、饥而不欲食的寒热错杂证为代表；而厥阴病的阴阳胜复，又常以手足厥冷与发热的日数多少作为判断的依据。厥阴病的寒证，以手足厥冷和下利为主要见证；厥阴病热证，则以口渴、下利后重、呕而发热为主要临床表现。厥阴病主要是肝的病变，肝病则疏泄不利，可以影响脾胃功能不和，因而常见呕吐、哕、下利等疾患。

厥阴病的治法，寒者宜温，热者宜清，而寒热错杂者，当寒温并施兼而治之。

（一）厥阴病辨证纲要

厥阴之为病，见上热下寒的寒热错杂证，正是反映了厥阴阴尽而阳生的病变特点。厥阴为风木之脏，内挟少阳相火，风火相煽，消灼津液，使脏燥无液而求救于水，故见消渴。这里的“消渴”是指渴而能饮、饮而又渴的一种证候，并非多饮多尿的消渴病。厥阴、少阳木火之气上冲，则见“气上撞心，心中疼热”的证候。热则消谷善饥，寒则运化不利而不能食，“饥而不欲食”是上热下寒、寒热错杂的表现。由于中、下焦虚寒，进食亦不能得到腐熟消化，反致胃气上逆而作吐；若其人内有蛔虫寄生，还会因蛔虫避寒就温、闻食物的气味而上窜，出现吐蛔的证候。既然病属寒热错杂，当治以寒温并用。若只见其热而不见其寒，纯用苦寒之药以泻下，则必更伤脾胃，使下寒更甚，而见下利不止；当然，若只见其寒而不及于热，误用辛热去寒之剂，也会更助上热以灼津，从而使人烦渴更甚。

（二）厥阴病寒热错杂证治

1. 乌梅丸证　厥阴病，以寒热错杂证为主要病变。而寒热错杂、上热下寒，若见于有蛔虫寄生的患者，则可表现为吐蛔，并因厥阴疏泄不利，气机不畅，以致阴阳气不相顺接，而见手足厥冷。吐蛔而见厥者，为蛔厥，也就是说吐蛔是蛔厥证的一个必见之证，这与前面讲的由于阳虚阴盛，阳虚不达四末而致的厥逆证有所不同。蛔厥的吐蛔，是因为脏寒，脏寒在这里是指胃肠有寒，肠有寒不利于蛔虫的寄生，蛔虫本能地避寒就温而上下躁动不安，“蛔上入其膈”，则其人心烦不宁；而膈上又非蛔虫久留之地，少顷蛔虫又下行，故其烦复止；若在进食以后，出现心烦、呕恶的，则是“蛔闻食臭出”，因而“其人常自吐蛔”。还有一种叫脏厥的就和蛔厥不同了，其特点是：“脉微而厥。”至七八日，更可见皮肤冷，患者躁动而无暂时安静的时候。这种脏厥证是纯阴无阳，与蛔厥证寒热错杂的病变不同，症状各异，不能混为一谈。蛔厥治以乌梅丸，分治寒热，和胃安蛔。

乌梅丸由乌梅、细辛、干姜、黄连、附子、当归、蜀椒、桂枝、人参、黄柏组成。本方为治厥阴寒热错杂以及蛔厥证的主方。方用乌梅醋浸益其酸，以和肝安胃、敛阴止渴、安蛔缩蛔；用附子、干姜、桂枝温经扶阳以胜寒；川椒、细辛辛辣性热，能通阳破阴，且能杀伏蛔虫；黄连、黄柏苦寒以泻热，并能驱蛔下行以止吐烦；人参补气以健脾，当归补血以养肝。诸药配合，使寒热邪去，阴阳协调，蛔安胃和，气血恢复，是为制方之宗旨。方中虽寒热药物并用，但温热药偏多，又得乌梅酸收敛固，因而可治疗寒热滑脱之久利。用米与蜜甘甜之品为辅料做丸，不但能养胃气之虚，且可投蛔所好而作为驱虫的诱饵。本方在临床上，现多用作汤剂，对治疗胆道蛔虫症有很好效果。

2. *干姜黄芩黄连人参汤证*　伤寒本因寒而下利，医者误以为实热而用吐下的方法治疗，从而使里气更虚，气机不利，脾胃升降失常而寒热格拒。胃阳被格而逆于上，则“食入口即吐”；脾阳被抑而清气不升，则下利更甚。

呕吐有寒热之分，一般地说，因于寒者多表现为朝食暮吐、暮食朝吐；因于热者，则多是“食已即吐”。本证食入口即吐，当属热证。但由于这种热是来自于吐下后的寒格，因而热只表现在上，下则还是寒。上热下寒，故吐利交作，宜以干姜黄芩黄连人参汤清上温下。

干姜黄芩黄连人参汤，由干姜、黄芩、黄连、人参组成。方用黄芩、黄连以泄上热，用干姜温脾以去寒，人参能健脾补虚。本方寒热并用苦降辛开，干姜又可引导黄芩、黄连，使热邪不发生格拒，所以，有的注家认为此方也治火逆的呕吐。

3. *麻黄升麻汤证*　伤寒六七日，寒邪虽然已经化热，但犹未成实，而医者不察虚实，即行攻下，从而使正气受伤，邪气内陷，形成上热下寒、虚实并见的复杂证候。下后，阳邪内陷，郁而不伸，故寸脉由浮数变为沉迟，而下部脉不至；阴阳气不相顺接，故手足厥逆；下后阴阳两伤，寒热错杂，内陷之阳邪淫于上，则为咽喉不利，吐脓血；阳气内虚而不能主持于下，故见泄利不止。此时，阴阳上下并受其病，而虚实寒热亦复混淆不清。此证若治其阴，则必伤其阳；若补其虚，则又碍其实，因此成为难治之证。所谓“难治”，并非不可治，可以麻黄升麻汤寒热兼治，宣发阳郁之邪，滋润肺胃之阴。

麻黄升麻汤由麻黄、升麻、当归、知母、黄芩、葳蕤、芍药、天冬、桂枝、茯苓、炙甘草、石膏、白术、干姜组成。方中麻黄、升麻剂量最大，用以宣发陷下阳郁之邪；用黄芩、石膏以清肺胃之邪热；桂枝、干姜通阳温中以祛寒；当归、芍药养血和阴；知母、天冬、葳蕤滋阴降火以和阳；甘草、茯苓、白术不仅能健脾益气而止泄利，且能安胃和中而交通上下。此方汇合补泻寒热而成扬，使相助而不相悖，虽用药较多，但不是杂乱无章，为虚实寒热错杂病证而立法，寓有精当的意义。

录陈逊斋医案，供参考：李梦如子，曾二次患喉痰，一次患溏泻，治之愈。今复患寒热病，历十余日不退，邀余诊，切脉未竟，已下利二次，头痛，腹痛，骨节痛，喉头尽白而腐，吐脓样痰夹血，六脉浮、中两按皆无，重按亦微缓，不能辨其至数，口渴需水，小便少，两足少阴脉似有似无。诊毕无法立方，且不明其病理，连拟排脓汤、黄连阿胶汤、苦酒汤，皆不惬意；复拟干姜黄芩黄连人参汤，终觉未妥；又改拟小柴胡汤加减；以求稳妥。继因雨阻，寓李宅附近，然沉思不得寐，复讯李父：患者曾出汗几次？曰：始终无汗。曾服下剂否？曰：曾服泻盐三次，而至水泻频作，脉忽变阴。余曰：得之矣，此麻黄升麻汤证也。患者脉弱易动，素有喉疾，是下虚上热体质。新患太阳伤寒而误下之，表邪不退，外热内陷，触动喉病旧疾，故喉间白腐，脓血交并。脾弱湿重之体，复因大下而成水泻，水走大肠，故小便不利。上焦热盛，故口渴。表邪未退，故寒热头痛、骨节痛各证仍在。热闭于内，故四肢厥冷。大下之后，气血奔集于里，故阳脉沉弱；水液趋于下部，故阴脉亦闭歇。本方组成有桂枝汤加麻黄，所以解表发汗；有苓、术、干姜化水、利小便，所以止利；用当归助其行血通脉；用黄芩、知母、石膏以消炎清热，兼生津液；用升麻解咽喉之毒；用玉竹（即萎蕤）以祛脓血；用天冬以清利痰脓。明日即可照服此方。李终疑脉有败征，恐不胜麻、桂之温，欲加丽参。余曰：脉沉弱肢冷是阳郁，非阳虚也。加参，转虑掣消炎解毒之肘，不如勿加，经方以不加减为贵也。后果愈。

（三）厥阴病寒证

厥阴感寒与阳气衰微是形成厥阴寒证的基本原因，寒为阴邪，易伤阳气，阳虚则生寒，故寒与阳虚常互为因果而致病。

厥阴为阴之尽，故其寒证亦可表现为寒之极。阴盛寒极，阳虚不达四末，致手足厥逆，也是厥阴寒证的一个突出表现。厥阴病篇复举四逆汤及通脉四逆汤证，并以厥逆为必见之证，其道理亦就在于此。如大汗或大下之后，以致阳虚而阴盛，阳虚不充四肢则为厥逆，此时虽无腹痛、下和等证，亦当以四逆汤救阳为急。又如汗出伤阳，阳虚则寒冷内生，血脉凝涩拘挛，因而腹痛下利；四肢为诸阳之本，阳虚不能温养四肢，故不但手足厥冷而且疼痛，说明阳气不仅无内温之力，而且亦无外护之能，仍应以四逆汤温阳退寒。手足厥逆，脉应沉微，方为阳虚之厥；若脉来疾促，按之无力，此乃虚阳与强阴相争，争则脉疾，不胜其阴寒，故手足反厥逆，治疗可先用灸法，如灸太冲穴，通阳以消阴，然后再服四逆汤回阳。若厥阴寒逆作呕，阳虚而又脉弱，其人小便复利而身有微热，是为阴寒内盛而阳气外格之证，如果更见手足厥逆不回的，属于阳虚而寒进，故为难治之证，应急以四逆汤回阳救逆。若厥阴里寒而下利清谷、手足厥冷，里寒极盛，格阳于外，反见身微热、汗出，这是“里寒外热”真阳欲从外脱的险证，当急以通脉四逆汤，摄阳以消阴。上述四逆汤证与通脉四逆汤证均在少阴病篇做过详细介绍，下面根据厥阴病的特点，重点介绍吴茱萸汤证和当归四逆汤证。

1. *吴茱萸汤证*　厥阴肝脉，挟胃属肝，上贯膈，布胁肋，循喉咙之后，上入颃颡，连目系，上出与督脉会于巅顶。寒伤厥阴，下焦浊阴之气，循经上犯于胃，致胃寒气逆而干呕、吐出清涎冷沫；上犯于头部，引起巅顶作痛。临床上，人多知有肝阳上亢，而每忽略肝阴上逆，实际两证皆有，只是见肝阳上亢较多而已。一般地说，肝阳上亢，多挟风火；肝阴上逆，多挟水饮。厥阴病浊阴上逆而犯阳，故以头痛吐涎沫为主要表现，治疗用吴茱萸汤暖肝温胃、散寒降逆。

吴茱萸汤证在《伤寒论》中见于三处，涉及阳明、少阴、厥阴三经病变。从其方证分析，肝胃虚寒是为病变之根本。但既属肝胃虚寒，为什么又列入少阴病中呢？这是因为少阴肾阳为一身阳气之本，元阳之气根于肾，由肝胆而升，行于三焦，温煦各个脏腑组织，因而肝胃虚寒不能与少阴无关。再者，胃为中土，乃少阴心肾水火相交的必由之路，若胃气虚寒，升降失常，则心肾水火亦不能正常地交通，从而形成少阴病。为此，少阴病之烦躁欲死，是心肾不交的见证，又是阳与阴争的反映。

2. *当归四逆汤证*　厥阴肝主藏血，若血虚受寒，寒滞肝脉，阳气不达四末，而见手足厥寒的，则属当归四逆汤证。以脉辨证，微主阳虚，细主血弱。阳虚阴盛而见手足厥冷，则脉必微；而血虚肝寒见手足厥冷，则脉必细。脉为血之府，血虚寒滞，血脉不充细涩不利，故脉细而欲绝。厥阴血虚有寒，治宜补血通经散寒，用当归四逆汤。

当归四逆汤由当归、桂枝、芍药、细辛、炙甘草、通草、大枣组成。方用当归、芍药补肝养血以调营，桂枝、细辛通阳疏肝以散寒、甘草、大枣补脾胃而和中，通草通阴阳以利血脉。少阴为病，重在阳虚，故四逆用姜、附以扶阳；厥阴为病，重在血虚，故四逆汤用归、芍以养血。四逆汤药少力专，回阳宜急；本方药多义广，善能温通血脉。若内有久寒，表现为下焦积冷少腹冷痛，或中焦寒饮呕吐、脘腹疼痛，可加吴茱萸、生姜以暖肝温胃，散寒饮。本方用清酒煎药，借以增强其温通散寒的力量。

白某，女，82岁。在田间劳作，适值月经来潮，因入野厕，自觉寒风吹袭下体，非常冷冽。不久病发少腹冷痛，腰痛口折，不可忍耐。曾服独活寄生汤无效。其脉弦细，舌苔白润，此乃经期风寒入客、络脉瘀滞而为病。为疏：当归12克、桂枝12克、赤芍9克、细辛6克、通草6克、石楠藤12克、鸡血藤12克、大枣7枚。仅服二剂则病愈。

（四）厥阴病热证

厥阴病有寒证，亦有热证。厥阴之寒，是感受寒邪而阳气不足；厥阴之热，是感受热邪或阳气被郁，属于真热，并非虚阳外浮之假热。厥阴热证有厥阴之邪，外出少阳，由阴转阳，见呕而发热的小柴胡汤证；有因于邪热深伏，阴郁不伸而格阴于外，见脉滑而厥的白虎汤证；有腹胀满、下利、谵语，大肠有燥屎的小承气汤证；亦有下利后，余热不尽蕴郁胸膈，“按之心下濡”的虚烦证。以上各种病证已分别在有关篇章作了介绍，这里就不再重复。

若厥阴病虚寒下利，而转见脉数、口渴，说明阳热来复，正能胜邪，疾病有自愈的机转。如果脉数不解，口渴不除，则是阳复太过，热气有余。厥阴化热，肝不疏泄，以致气滞壅塞，湿聚热灼，津被热伤，血被热腐，湿热下迫，不仅见口渴，而且可见下利便脓血之证。由于湿性黏滞而热性急迫，故湿热下迫大肠，必以里急后重、便脓血黏液为其特点。厥阴湿热下利，当治以白头翁汤清热燥湿、凉血疏肝。

白头翁汤由白头翁、黄柏、黄连、秦皮组成。白头翁味苦性寒，擅清肠热而治毒痢，且能疏达厥阴肝木之气；黄连、黄柏清热燥湿，厚肠胃以止利；秦皮苦寒，能清肝胆及肠道湿热，凉血以坚阴。本方具有清热燥湿、疏肝凉血的作用,故对下重、便脓血之热性痢疾有很好疗效。

姜某,男,17岁。入夏以来腹痛下利,日六七行,后重努责,下利急而排便不出,再三努力,仅少许脓血黏液而已。口渴思饮,六脉弦滑而数,舌苔黄腻。此厥阴下利,湿热内蕴,肝不疏泄,如唐容川所说"金木相诊,湿热相煎"之证。为疏:白头翁12克,黄连、黄柏各9克,秦皮9克,滑石块18克,白芍12克,枳壳6克,桔梗6克。服二剂,大便次数减少而下利已除;又服二剂,大便不带黏液,唯腹中有时作痛,转用芍药汤二剂而愈。

厥阴虚寒下利,脉当沉迟,"若寸脉反浮数,尺中自涩者",说明阳复太过,下乘不足之阴,阴虚热炽,血为热腐,亦可见便脓血。寸脉为阳,浮数亦为阳,寸脉浮数,反映了阳热有余;尺脉为阴,尺中见涩脉,反映了里阴不足。强阳煎灼弱阴,亦有便脓血之患。但此属热炽阴伤而便脓血,自与湿热下重的便脓血不同,《伤寒论》中未提出治法,可考虑用黄连阿胶汤滋阴降火治之。

(五)厥阴病的病机进退

病至厥阴,阴尽而阳生,由于正邪斗争有胜负,故其病变有厥热进退的机转。

伤寒从一二日至四五日,处于正邪交争、阴阳消长的阶段,其斗争结果,如果阳热内盛而格阴于外,以致阴阳气不相顺接,便可形成手足厥冷的热厥。热厥的特点是发热在前,手足厥冷在后,且手足厥冷的程度还要随里热的深浅、微甚而增减,也就是"厥深者热亦深,厥微者热亦微"。热厥是由邪热内陷,阳郁于里不能达于四末所致,故在厥热的同时,必兼见烦渴,不大便等证。此证治疗当以泻下剂,破阳行阴,使邪热得去,阴气得伸,厥热自解。若反用辛温发汗法以解热,必更胁邪热而炎于上,出现口腔溃疡烂赤之证。

伤寒阴盛阳衰，阳虚不达四末，亦可致手足厥冷。但如果厥发五日，而后又发热五日，说明阴寒虽盛，而阳气又得以恢复，正与邪争，各不示弱。假使第六日，阴当复胜又见厥，可是其人并不出现厥逆，预示病当自愈。因为厥与热反映了机体的阴阳消长，厥五日热亦五日，厥热相等，无太过亦无不及，阴阳平衡，故其病自愈。在伤寒的病变过程中，正邪斗争，厥热，胜复，其病机进退的关键取决于阳气的盛衰状况。若厥热交替，发热为四日，厥逆只三日，而复热又四日，此厥比热少，阳胜阴退，故其病亦当愈；反之，若厥四日，热反三日，后又复厥五日，为寒多热少，主阳不胜阴，阳气退而阴气进，标志着病情将发展；若阳气来复，四日至七日发热不退，说明阳复太过化热而将伤阴，如灼伤阴血，其后必有便脓血之患。同样道理，伤寒见厥逆，下利，属阳虚阴盛，若由于阳气来复而后见发热，则不但厥回，而且下利亦必自止，这是阳长阴消、阳进阴退，疾病由阴转阳的欲愈之象；假设发热后又见厥冷，说明阳退阴进，阴寒用事，则还要出现下利。可见伤寒厥逆，如后见发热，标志着阳气来复，疾病有向愈的转归，但阳复应以和平为宜，如果阳复太过，也会致成邪热为病。邪热蒸于外、炎于上，逼迫津液外泄则反汗出，熏灼咽喉则病喉痹；若发热无汗，阳热不得外泄而迫于里，趋于下，则热伤下焦血分而发生便脓血的病证。由于邪热下行而不上逆，故病便脓血者，就不再病喉痹肿痛。

厥热胜复，反映了正邪斗争，阳气盛衰的状况，故可作为判断厥阴病机进退的一个重要标志，但它不是唯一的标志，从患者能食与不能食、脉数与脉迟，同样亦可了解病机的进退出入。如伤寒开始发热六日，后又见厥逆，下利九日，若厥逆属于阴寒内盛者，患者当不能食而脉迟；如果其人反能食，则"食以索饼"，即面条一类的食物，食后不发暴热只见微热，说明是阳气来复而胃气尚在，并不是除中。"除中"是胃气败绝的一种证候。胃热则消谷能食，胃气虚寒则不能食，而胃气败绝、虚阳欲脱之际，患者亦可出现能吃东西的反常现象，但进食后患者常突发暴热随之即去而死，死于中气消除，故名“除中”。今食后三日不见暴热，而见微热持续存在，属于阳气来复的佳象，当于三日期满时病愈。其病愈的道理，是本发热六日，厥反九日，后又续发热三日，并前之六日亦合计为九日，厥与热相应，阴阳均衡，故其病当愈。若三日后，其热当止而不止，脉又见数，则主阳复太过，热气有余，若进而腐灼阴血，又必然发生痈脓之变。

厥热相应，其病主愈，已如上述。若邪微而不甚，正复而不过，则其病亦向热少厥伤愈。如寒微，仅表现为手指头寒，烦躁数日后，小便由短赤转为通利色白，由默默不欲食转为欲得食，说明邪气本不盛，入里亦不深，正邪斗争的结果，使邪热除、胃气和，故知其病当愈；若不是这样，其人表现为手足厥冷、胸胁满、心烦、多呕、小便红赤，则反映了肝胆气郁、阳复太过而里气不和，如病情再进一步发展，恐热伤阴络终发生便血之证。

从以上所论述的厥热胜复病变可以看出：凡先热后厥的，多属传经之证，其病机进退主要取决于邪热出入、浅深；而先厥后发热的，则多属直中之证，其病机进退主要取决于机体的阳气盛衰、阴阳胜复。气有所胜，必有所复，凡寒胜者必兼下利与不能食，凡热复者必挟伤阴与动血。因厥阴属肝，肝主藏血，故肝热伤阴，常有动血之患。同时也可看出，厥阴病从厥热多少，以辨阴阳进退、寒热盛衰，临床虽未有此典型病例，但以此来推论阴阳消长，作为诊断病情和预示疾病转归的依据，还是有其现实意义的。然如果仅就厥来说，虽有阳虚阴盛之寒厥与阳郁格阴之热厥的不同，但其证表现为手足厥冷则一，其病机又均可以阴阳气不相顺接加以概括，所以《伤寒论》指出：“凡厥者，阴阳气不相顺接，便为厥。厥者，手足逆冷是也。”可称为要言不繁了。

（六）厥阴病治疗禁忌

厥逆证,是厥阴病的主要见证之一。伤寒病至厥阴,多致阳微而阴盛,此时见手足甚或四肢厥冷者,只能治以温经回阳,绝不能用苦寒泻下,《伤寒论》中说"诸四逆厥者,不可下之"即指此而言。不仅阳虚致厥者不能用下法,血虚而见厥者同样亦不能用下法。如伤寒五六日,邪气传里之时而见厥,但不见结胸证,腹部按之濡亦不见腑实证,脉按之又虚,这是血虚不荣四末的厥证,因而不能用下法。如误下,则犯"虚虚"之诫,甚或导致正气虚脱而死亡,因此我们一定要高度警惕,不可疏忽大意。

（七）厥阴病预后

病至厥阴,可以说是疾病发展到了最后阶段,因此,判断厥阴病的病势微甚以及生死预后转归,就显得尤为重要。在厥阴病篇中,有关预后转归的内容甚多,由于在厥热胜复一节里已有所涉及,这里不再重复。下面再将其他的一些有关预后的内容作概括介绍。

厥阴病中风也好、伤寒也好,都属于阴经受邪,病变在里,故其脉应以沉微为多见,若脉沉转为微浮之脉,说明里邪外出,是阴病见阳脉,所以说"为欲愈"。若脉不见微浮而仍沉,则表示邪气内伏于里,故其病"为未愈"。太阴病中风,脉阳微阴涩而长者,为欲愈;少阴中风,脉阳微阴浮者,为欲愈;而厥阴中风又以脉微浮者为欲愈,可见凡阴病见阳脉,均是疾病向愈的好现象。

下利是厥阴病的常见证之一,其性质如何,预后又怎样,亦可以脉象变化来推断。若伤寒下利,日十余行,邪未尽而正已大虚,其脉当微弱,方得为顺,若脉反实,是正气虚而邪气有余,邪实不为下利所衰,正不胜邪,故主预后不良;脉见沉弦,沉为在里,弦为肝脉,湿热蕴结于里,厥阴肝木疏泄不利,故当见下利后重，大便不爽有黏液；若脉大者，大则病进，是邪气仍盛，故为下利未止；若相反，脉见微弱数者，说明阳热之邪已退，真阴之气将复，故下利将自止，此时虽有发热，亦不至于死，因为邪气已衰，正气已复。如因寒下利，而见微热、口渴、脉弱，是寒去而阳复之象，故可不治而自愈；若下利脉数、有微热、汗出，标志着阴邪退而阳气得通，故亦不治自愈；但如脉又复紧，说明里寒又盛，故主病未解；下利脉数而渴，是为阴去阳复的自愈之象，若不愈，则可因阳复太过而化热伤阴动血，发生便脓血的证候；虚寒下利，至手足厥冷而无脉，是阴先竭而阳后绝，或用灸法，或用温剂以急救其阳，急复其脉，如 24 小时内（即晬时）脉还而手足转温者，是真气未亡，生机尚在，故主生；若脉不还，则是真气亡而不能续，故主死；若经灸法治疗后，不仅厥不回、脉不还，而且更见微喘者，是为真气不续，大气下脱，故亦主死。

厥阴病的厥热胜复，反映了正邪斗争、邪正盛衰的状况，故对判断预后很有价值。一般来说，厥热相应，或厥少热多，或热少厥微，都是疾病自愈的好现象；若发热而后见厥，是寒邪复胜，至七日，当正气欲复、邪气欲退之时，更见下利的，说明正不复而邪反进，属于难治之证；伤寒见发热，阳复而阴退，厥利当自止，若厥利不止，更见躁扰不宁、不得卧寐者，则是阴盛阳亡、神气散乱之象，预后不良；若伤寒发热而下利至甚、厥逆不止，是阴竭于内而阳亡于外，虽不见躁不得卧，则亦会因阴的竭绝而死；若始病不见下利，至六七日后，发热与下利俱见，此热亦非阳复之热，乃阴盛格阳之象，若更见汗出不止，则是阳气不固而外脱，最后形成了“有阴无阳”的状态，“阴阳离决，精气乃绝”，故亦为死证。

综上所述，可见阴阳之道以平和为顺，偏盛偏衰则为病，阴阳离绝则致人死。医生的责任，就是要把握疾病的发生发展规律，从而有效地防治疾病。为此也就必须了解阴阳的对立统一规律，做到顺其情理，不断地进行调整，而使之和平。

限于历史条件和科学水平,《伤寒论》中特别是厥阴病篇提出了一些“死”证和“不治”之证是可以理解的,但我们也不能宥于古人之言,放弃救死扶伤的责任,应该充分利用现代的医疗条件,采取中西医各种有效的方法,积极主动地进行救治。大量的临床实践也有力地证明,古时的不治之证,今天则已不断成为可治之证。相信随着医学科学的发展,今后将有更多的不治之证获取有效的防治方法。

十、辨霍乱病脉证并治

霍乱是以上吐下泻为主要临床表现的暴发性的胃肠疾患。霍有挥霍、急骤的意思，乱有撩乱、变乱的意思。本病因来势急，吐泻剧，故取名霍乱，非专指因感染霍乱孤菌所引起的霍乱。

霍乱病，多因饮食不洁，或暴饮暴食，或感受六淫邪气，而使表里之邪相并，寒热错杂，乱于肠胃，清浊相干，升降失常所致。

后世医家根据证情不同，又把霍乱分为干霍乱和湿霍乱两大类：脘腹绞痛，欲吐不能吐，欲泻不能泻者为干霍乱；吐泻交作而无度者为湿霍乱。本篇所述之霍乱，因以吐泻为主症，故属湿霍乱。因本病有与伤寒类似之处，故在六经病证之后设霍乱篇，以与伤寒病作鉴别。

（一）霍乱病辨证纲要

霍乱是以邪气乱于肠胃，清浊相干，升降失常为主要病变，故其病以卒然间发作的上吐下泻为辨证依据。论中所谓："呕吐而利，此名霍乱"，"霍乱自吐下。"都揭示了霍乱的证候特征。

（二）霍乱与伤寒的鉴别

由于霍乱亦由感受外邪所引起，并在初起常伴有表证见发热、头痛、身疼、恶寒等症状；而伤寒邪气自表传里、由阳转阴之时，亦可见吐利等症，故这两种病证需要加以鉴别。

霍乱多是六淫邪气与饮食所伤合并乱于肠胃，病自内发；

伤寒则是外邪客表,由皮毛而入其病自表向里传变。正因为这两种病在病因,病机、病变过程几个方面均有所不同,故二者在脉证上就有明显的区别:霍乱起病即见上吐下泻,而且吐泻势重;伤寒则只有在邪气由表传里,由阳转阴的时候才见吐利,而且其病势亦多较缓和。霍乱吐利交作,津气大伤,故初起即见脉微涩;伤寒初起病在表,正气抗邪有力,故脉浮紧。论中所说:“霍乱自吐下”,“伤寒,其脉微涩者,本是霍乱,今是伤寒,却四五日,至阴经上,转入阴必利。”既指出了霍乱的证候特点,也阐明了其与伤寒的鉴别要点。

(三) 霍乱病的证治

1. *霍乱表里寒热证治*　骤然间发作上吐下泻,并兼有头痛、发热、身疼痛等症,是霍乱兼有表邪,属表里同病。其中若表现为发热多、口渴欲饮水而小便不利的,为表邪重,水蓄膀胱,气化不利之证,当治以五苓散,表里两解,通阳化气,升清降浊;若恶寒重、口不渴者,为寒湿邪困,则治宜理中汤丸,温化寒湿。

2. *霍乱吐利亡阳证治*　霍乱既吐且利,吐利交作,必然大伤阳气。阳气虚不能温煦肢体,所以手足厥冷、四肢拘急而恶寒;不能固护肌表、敛摄津液,所以大汗出;无力鼓动血脉,所以脉微欲绝。阳虚阴盛而格阳于外,所以还可见内寒外热的真寒假热证。本证虽因吐泻亦有津液耗损,但仍以阳气亡脱为急为重,故治以四逆汤急救回阳。

3. *霍乱吐利阴阳两虚证治*　霍乱吐利,气随津泄,遂使阳虚。阳虚不能温化水谷,摄敛津液,又致泄利不止。越是下利,则阳越虚阴益伤。若利虽止,而恶寒脉微不得缓解者,是阳亡液脱,津液内竭,无物可下之征,即所谓“利止亡血也”,当急用四逆加人参汤回阳救阴、益气生津。

四逆加人参汤由四逆汤加人参组成。方用附子、干姜、炙甘草回阳救逆,加人参益气生津。

4. 霍乱吐利阳亡阴竭证治　霍乱病吐利停止，可见于两种情况：脉复肢温者，属阳回阴消为欲愈；若“吐已下断”，指无物可吐，无物可下，手足厥逆不回，四肢拘急不解，汗出而脉微欲绝者，是属吐利之后而使阳气虚脱、阴液竭绝的危重证候，其治当用通脉四逆加猪胆汁汤回阳益阴。

通脉四逆加猪胆汁汤用通脉四逆汤破阴回阳救逆，猪胆汁苦寒性润，一可润燥滋液而比人参为速，以补吐下后津液之枯竭，又可制约姜附辛热伤阴劫液之弊；同时，还可借其性寒走下，引姜附大辛大热药物入阴，以防阴气过强对辛热药物的格拒。

5. 霍乱病后的调治　霍乱吐利停止，若不见阳亡阴竭之证，说明里气调和，此时如仍身痛不休，当考虑是表不解，可斟酌具体病情，用桂枝汤小小和解其外。霍乱病后，虽吐利已止，但阴液阳气已经受损，正虚不耐攻伐，故即使需要发汗解表，也不可用麻黄汤类之峻剂，这是必须要注意的。

霍乱吐泻之后，或虽吐泻未止，又经发汗，脉已转向平和，说明大邪已去，机体阴阳表里趋于和平，是为欲愈的象征。此时如患者见微烦不适，多是霍乱吐利之后，其人脾胃气弱，进食而不能消化所致。《伤寒论》说：“新虚不胜谷气故也。”就讲出了这个道理。此证不需用药治疗，只要能节制饮食，注意饮食调养即可恢复。

十一、辨阴阳易差后劳复病脉证并治

本篇介绍了两部分内容：一是伤寒患者，在病未愈或初愈时，因不慎房事所引起的阴阳易病的辨证与治疗；另一是伤寒病初愈，正气未复，阴阳未乎，由于饮食起居失调等原因所引起的诸多病证的辨证与治疗。说得具体一点，差后诸证包括因余邪未尽而病者；正气虚弱而病者；也有因调护失当引起的病证，如食复、劳复等。上述诸病证，证情各有不同，故当随其证而施治。

（一） 阴阳易证治

阴阳易病是指男女在伤寒病将愈未愈之时，由于犯房事而引起的一种疾病。伤寒病后，正气本已亏虚，若不节制房事，不仅使精气更伤，而且会引发邪热直伤阴分，从而发生身体重、少气、少腹里急或引阴中拘挛、热上冲胸、头重不欲举、目眩生花、膝胫拘急等症候。论中提出用烧裈散治疗。

（二） 差后劳复证治

伤寒是属大病。大病新差，由于真元大伤，在气血未复，余热未尽之时，只宜静心休养，不可妄动作劳。如不很好静养，或多言多虑劳其神，或早作早行劳其力，皆可导致疾病复发。《素问·生气通天论》谓："阳气者，烦劳则张。"劳神或劳力使阳气浮动，则生烦热，是谓劳复。劳复发热，乃阳热从内向外发作，故治宜宣泄，用枳实栀子豉汤宽中行气、清宣膈热。

枳实栀子豉汤由枳实、栀子、香豉组成。方用枳实宽中行气，栀子清热除烦，香豉透邪散热。以清浆水煮药，取其性凉善走，调中健胃。

伤寒病变过程中，多累及脾胃，故病后劳复证常伴有消化功能障碍，而表现有食滞纳呆、脘腹胀满、舌苔厚腻等症。若更兼宿食不化，或差后因饮食不节而致复发热者，即所谓食复证，则可用枳实栀子豉汤加大黄荡涤肠胃、推陈致新。

（三）差后复发热证治

伤寒差已后，或因劳复，或因食复，或因重感外邪，而又致发热者，当随证施治。若脉浮，表明邪在表，可用汗法治疗；若脉沉实，为邪结在里，可用下法治疗；若在半表半里，属少阳枢机不利者，可用小柴胡汤和解。鉴于小柴胡汤具有和表里、利枢机、扶正去邪的治疗作用，故对伤寒病愈后所出现的一般发热证，均可用此方治疗。

（四）差后腰以下有水气证治

伤寒大病差后，腰以下仍有水气，可见于两种情况：一是伤寒表邪已解，但里之水邪凝聚不除；另一是伤寒病虽愈，但宿疾顽症水气病仍在。不论属那种情况，只要是腰以下有水气，必见小便不利、脉沉，或可见下肢肿、腹水等症。其治可用牡蛎泽泻散软坚散结、利尿逐水。

牡蛎泽泻散由牡蛎、泽泻、瓜蒌根、蜀漆、葶苈、商陆根、海藻组成。方用牡蛎、泽泻、海藻软坚利水，葶苈宣肺泄水，商陆逐水之结，蜀漆祛痰逐水，瓜蒌根生津散结，使水去而津液不伤。本方既可用散剂，亦可用汤剂。用散剂者，需以米汤调服，其意在于保胃气。服药后见小便利，为水邪去除之象，即可停药。《金匮要略》曾对水气病提出治法，即“诸有水者，腰以下肿；当利小便；腰以上肿，当发汗乃愈”。本方用于治疗腰以下有水气，正是上述法则的具体运用。

（五）差后喜唾证治

伤寒大病之后，肺脾阳气受伤，不能温化输布津液，凝聚成饮而上泛，从而形成其人喜唾、久不了了的病证。因证属虚寒，故多唾清水，并伴有口不渴、手足不温，舌淡苔白、脉弱无力等症。治用理中丸温中散寒。因病久不愈，故用丸剂缓缓图之。

（六）差后虚羸少气欲吐证治

伤寒病解之后，虽大邪已去，但正气亦伤，津气亏虚，余热不尽，胃失和降，则其人见形体虚弱消瘦，少气不足以息，食少纳呆而欲吐，以及发热、心烦、舌红苔少、脉细数等症。治用竹叶石膏汤清热、养阴、益气、和胃。

竹叶石膏汤由竹叶、石膏、半夏、人参、甘草、粳米、麦门冬组成。方用竹叶清热除烦、降逆止呕，石膏清肺胃气分之热，麦冬滋阴生津，人参、甘草、粳米益气生津，半夏和胃降逆。本方从药味组成看，可以说是由白虎加人参汤加减化裁而来。竹叶石膏汤证与白虎加人参汤证作比较，二者虽都有气阴两伤，但由于白虎加人参汤证仍以热盛邪实为主，故用知母重在清热去邪；而竹叶石膏汤证则以虚羸少气为主，故用麦冬重在益阴补虚。

（七）差后日暮微烦证治

患者脉已解，说明大病已去。此时见日暮微烦，多是因病后正气未复，脾胃气弱，消化功能低下，以致食滞难消所引起。此证无需治疗，只要节制饮食即可。论中所说“损谷则愈”就是这个意思。

伤寒论证治类诠

任应秋　编著

内容提要

《伤寒论证治类诠》将《伤寒论》原条文全部拆散，按照辨证系统来分汇罗列，使读者便于学习伤寒论的辨证论治精神，并可结合临床具体应用。其中的 112 方，按照各方中的主要作用，予以分析归纳，既达到了了解古人组合方药的原则，又能了解方药随证变化而加减的理由所在。

本书分辨症状、类析治法，以及方药的归纳探讨，都清楚扼要，便于学习，可供临床医师或教学工作者参考阅读。

序

我在编写完成《金匮方论语译》的序文里曾说:"伤寒论,就是疾病总论,是泛指一切疾病辨证施治的总则,或者叫作大纲。正因为它是总则和大纲,所以无论什么疾病,都可以运用伤寒论的道理来衡量它,正如马克思列宁主义之用于社会改革一样,放之四海而皆准。"这是我对伤寒论的基本认识。

过去在上海时,有位著名的西医,叫作阮其煜,他说:"读仲景伤寒论,辨证特详,对于诊断,详述其脉七表八里;对于病状,详述其发热、头痛、汗出、恶寒等等;对于判证结局,详述其辨别生死吉凶诸法;对于治疗,详述其汗下清和,固其本原诸法。其不知者,以本末兼赅,直可为内科各证之基础书,能熟读此书,方得为中医内科之有根底者。否则,中医内科不以此书入门者,仅得内科之皮毛,而不能精通其医理,故仲景伤寒一书,实可改其名为中医内科全书。"这位西医对伤寒论的认识是较为正确的,奈何现在中医界里还存在伤寒论治外感,金匮治内伤的说法。几年来西医学习中医的工作开展后,有个别西医同志认为学习伤寒论不切合实际。这些说法,还是由于对伤寒论没有深刻认识的缘故。

伤寒论,是辨识疾病的方法论,内容是无所不包的,因此,学习伤寒论的要点,主要是抓住它辨识一切疾病的方法,而不一定在只字片言(当然亦不能否定某些只字片言的作用),或者一方一药。例如66条说:"发汗后,腹胀满者,厚朴生姜半夏甘草人参汤主之。"这个条文只有三句话,一二两句是辨证,后一句是施治。"腹胀满"是证,"发汗后"这句话,就在辨,腹是脾胃的部位,发汗不当,往往会损阳伤津,发汗后而致腹胀满，是过汗而损伤了脾阳胃阴，因而脾胃不能健运而胀满，便辨识出这腹满是里虚证，而不是里实证，所以用厚朴生姜半夏甘草人参汤来和脾阳，益胃阴。喻嘉言抓住了这方法，运用这个方子治泄后腹胀，效果很好，张石顽抓住了这方法，用这个方子治胃虚呕逆，痞满不食，效果也很好。但是，他们都不是治的发汗后腹胀满，发汗在这里无非是指出脾胃受伤的因子，不管它是否发汗，只要是脾胃伤的腹胀满，厚朴生姜半夏甘草人参汤，一样发生良好的效用。这样读伤寒论，这样学习伤寒论，才能发挥出强大的作用，难怪日本人和田启十郎说："书名虽不过述伤寒一种，然其记载之诊候治则，以至一切药方用法，殆用之万病无不适当，则虽谓之一切疾病治法之规矩准绳可也。"（《医界之铁椎后编》）

我在1955年编校宋本《伤寒论》一种，即是白文字的单论本，便于大家从原文去钻研，不受任何注家的限制，1955年写成《伤寒论语释》一种，目的在帮助大家进一步认识原文的涵义。现在为了大家的需要，又写成这本《伤寒论证治类诠》，想达到多数人都能掌握伤寒论辨证施治的法则，特把全部条文撒散，重行据证汇集，使读者能从各个不同的证状中，分析出它各个不同的证候，从而施治，这比读原书更要好读些，这种写法，过去柯韵伯、徐大椿等老前辈曾这样做过，但与我今天的写法还有基本上的很大不同，我完全是从证状来辨识证候，因为同一证状，往往是出现于不同类型的证候里的，能依据伤寒论的法则，把同与不同的证状，辨识为同与不同的证候，凭据证候而施治，便能取得较好的疗效。所以我就采用了这样的方法来写，或者方法虽好，而学力不足，达不到主观的愿望，这是在所不免的。

任应秋

1958年1月1日重订于北京中医学院

体　例

（1）伤寒论是中医学辨证论治的基本书，为了使读者读了伤寒论便能掌握辨证论治的方法，本书便把伤寒论的398条完全拆散，除三阴三阳的主要条文而外，一律从证状来分类，例如：恶风恶寒是证状，便把论中主要的“恶风恶寒”条文都归为一类，在这一类中，恶寒又分作表证、里证、虚证等等的不同，这样，在临床时便能掌握恶风恶寒这个证状的不同证候，进行治疗。

（2）全书分作八大章：一、怎样认识伤寒论。二、三阴三阳辨证体系。三、证状的分辨（上）。四、证状的分辨（中）。五、证状的分辨（下）。六、治疗的法则。七、方剂分类。八、药物分析。前六章里都分作条文和综说两个项目。综说，就是表示对这些条文的一个小结。

（3）对各条必要的地方加以注解，并把这些注解都汇集在每一章的末尾，不插在正文里面，只在加注的地方，记下注解的号码，读者按照号码在章末寻求注解就行了。

（4）为了帮助读者读完了每一章，对每一章的基本要点都有较具体的领会，在每一章末尾，都列有提纲若干条，复习题若干则，作为帮助读者思考的提示。

（5）本书原条文，一律以明代赵开美复刻宋林亿等校医的单论本为依据，各条的番号即依照这单论本的先后次第而编列的。

（6）便于读者从伤寒条文查得本书所分类证，书末特附检查表，可一查便得。

（7）有的条文，包括多种证，分证汇集，便不免有些重复，为了避免过多的重复，因此在某证里用了条文的前半段，在某证里用了同一条文的中段或后段，如要看原文全貌，可查检查表，把几处并起来看。

（8）本书写成的时间万分匆忙，肯定是有不少的错误存在，应请读者随时给我提出来，以便修改。

目　录

一、怎样认识“伤寒论”

（一）伤寒病

“伤寒论”，顾名思义，当然谈的是伤寒病。究竟什么是伤寒病？不把这个题目弄清楚，就无从谈到如何学习“伤寒论”了。因此，先行弄清楚伤寒病，确是学习“伤寒论”的大前提。

《素问》的“热论”篇说：“今夫热病，皆伤寒之类也。”又说：“人之伤于寒也，则为病热。”这就无异说：凡是发热的病，都是伤寒病。正因为这样，所以《难经》第58难说：“伤寒有五：有中风[1]、有伤寒[2]、有湿温、有热病、有温病。”无论中风、伤寒、湿温、热病、温病，都有发热的证状，因之便都属于伤寒病的范围，都可以称它作伤寒病。这是我们对伤寒病的第一种看法。

日本中西惟忠氏著的《伤寒之研究》书里说：“伤寒也者，为邪所伤害也，谓邪而为寒，盖古义也。故寒也者，邪之名也，而邪之伤害人，最多端矣。”寒字，是可以作“邪”字讲的，例如《孟子》“告子”篇说：“吾见亦罕矣，吾退而寒之者至矣。”这个寒字就作邪字解，意思是说：我会见齐王的机会亦很少，等我离开的时候，那些“奸邪”小人又在齐王面前出现了。是伤寒，就是伤于邪的意思，也就是害病，这样体会伤寒，更有它广泛的意义，这是我们对伤寒病的第二种看法。

这两种看法，笔者尤其是同意第二种。理由是：伤寒论的第7条说：“病有发热恶寒者，发于阳也；无热恶寒者，发于阴也。”可见尽管《素问》说“伤寒则病热”，通过张仲景在临床上的实地经验，知道“伤寒病热”，不过是基本情况，假如是阳分人，伤寒以后，反应出阳性证候，当然发热；如果是阴分人，伤寒以后，反应的是阴性证候，便不一定发热了。同时《伤寒论》第3条也说：“太阳病，或已发热，或未发热，必恶寒。”这也说明发热不发热，是决定于为阴性证或为阳性证的，所以不能肯定说伤寒必病热的话了。

据此，伤寒病，就是被邪伤而害病，是很广泛的，包括多种疾病而言，就是根据《素问》、《难经》解释为热性病，尚嫌其狭义，如果认为是某一个疾病，那就根本不能读《伤寒论》了。

（二）伤寒论

伤寒病，既是泛指一般的疾病而言，那末，《伤寒论》就应该是《疾病论》了，也就是对于一般疾病的辨证论治的书籍。所以仲景原书的名称叫《伤寒杂病论》，并不叫《伤寒论》。关于这一点，柯韵伯[3]较有明确的解说，他在《伤寒论翼》的第一篇里说道：”按仲景自序：言作伤寒杂病论，合十六卷，则伤寒杂病，未尝分两书也。凡条中不冠伤寒者，即与杂病同义，如太阳之头痛项强，阳明之胃实，少阳之口苦咽干目眩，太阴之腹满吐利，少阴之但欲寐，厥阴之消渴、气上撞心等证，是六经之为病，不是六经之伤寒，乃是六经分司之提纲，非耑为伤寒一证立法也。观五经提纲，皆指内证，惟太阳提纲，为寒邪伤表立；五经提纲，皆指热证，惟太阴提纲，为寒邪伤里立。然太阳中暑，发热而亦恶寒；太阴伤热，少腹痛而吐利，俱不离太阳主外，太阴主内之定法，而六经分证，皆兼伤寒病也明矣……其他结胸、藏结、阳结、阴结、瘀热发黄；热入血室、谵语如狂等证，或因伤寒，或非伤寒，纷纭杂沓之中，正可以思伤寒杂病合论之旨矣，盖伤寒之外皆杂病，病名多端，不可以数计，故立六经而分司之。伤寒之中，最多杂病，内外夹杂，虚实互呈，故将伤寒杂病而合参之，正以合中见泾渭之清浊，此扼要法也……仲景约法，能合百病，兼赅于六经，而不能逃六经之外，只在六经上求根本，不在诸病名目上寻枝叶。”

柯韵伯认为“伤寒论”包括杂病，无论外感内伤，都可以用六经的辨证法来认识，这是他掌握了伤寒论的基本精神，所以他的注解高人一等。他的缺点是：把伤寒当作为某一个疾病，和其他杂病对立起来，说起来便不免有些费词，今天我们一句话说穿“伤寒论”就是疾病论，“伤寒论”是仲景书的总论，主要内容谈的是对一切疾病辨证施治的大原则；“金匮要略”是仲景书的分论，主要内容，谈的是对各个独立疾病的治疗方法。

（三）三阴三阳的意义

“伤寒论”辨证施治的体系，就是“三阴三阳”，也就是后人所称的“六经”。把“三阴三阳”的道理懂得了，可以说是基本懂得了“伤寒论”。太阳、阳明、少阳，叫作“三阳”，太阴、少阴、厥阴，叫作“三阴”。凡是病邪侵害人体，体力开始抵抗疾病的初期，便叫作“太阳”。太字作“初”字解，也就是“起初”或“开始”的意思，阳字作“扬”字解，本义就是一种气体向外发扬的意思，发扬，就是亢奋的表现，所以体力亢奋，反应出初期抵抗疾病的证候群，便是太阳病。又，什么叫“阳明”呢？阳字的意义不再谈了，明，就是显著，《易经》繫辞的注疏说：“日月中时，遍照天下，无幽不烛，故云明。”所以阳性病演变到了峰极的时期，便是阳明病。少字作“幼”字解，体力的亢奋，并不太强，更叫作“少阳”，它反应出的证候，既不如太阳病之轻，也不如阳明病之重，它介于“太阳”和“阳明”两者之间，太阳病属表，阳明病为里，因而少阳病的性质，便是半表半里。阴字的本义，是气体郁积在里而不能发扬，也就是一种衰减的意义，那末，太阴就是形容体力的开始衰减，少阴是形容体力更进一步的衰减，而厥字当“短”字讲，既由少而短，是形容体力的严重衰竭现象，是以程应旄[4]解释说：“厥阴者，两阴交尽，阴之极也。”于此，便可以理解到：三阳，就是体力三种不同程度的亢奋；三阴，就是体力三种不同程度的衰减。

以上是对“三阴三阳”的正面解释，但是仅仅作这样一点理解，是不够的，不能很好应用于临床的。还需把“三阴三阳”的相互关联作用，有个系统的理解；这就是要把“三阴三阳”的具体内容配合“六变”[5]，才能发挥辨证施治的作用，所谓“六变”，就是表、里、寒、热、虚、实，也就是分析“三阴三阳”的基础。如“三阳”代表“热”性疾病，“三阴”代表“寒”性疾病；“三阳”代表“实”性疾病，“三阴”代表“虚”性疾病。这阴、阳、寒、热、虚、实之中，又有在“表”在“里”和在“半表半里”的区分。“太阳”是“表”，“少阴”也是“表”，“太阳”之“表”，属“热”属“实”；“少阴”之“表”，属“寒”属“虚”。“阳明”是“里”，“太阴”也是“里”，“阳明”之“里”，属“热”属“实”；“太阴”之“里”，属“寒”属“虚”。“少阳”是“半表半里”，“厥阴”也是“半表半里”，“少阳”的“半表半里”，属“热”属“实”；“厥阴”的“半表半里”，属“寒”属“虚”。“太阳”“少阴”都是“表”，“太阳表证”的证候为发热恶寒，“少阴表证”的证候为无热恶寒，“阳明”“太阴”都是“里”，“阳明里证”的证候为胃家实，“太阴里证”的证候为自利。“少阳”“厥阴”都是“半表半里”，“少阳半表半里证”的证候为寒热往来，“厥阴半表半里证”的证候为厥热进退。“太阳”“少阴”都是“表证”，“太阳”的“表证”可以发汗，“少阴”的“表证”不可以发汗。“阳明”“太阴”都是“里证”，“阳明”的“里证”可以用下剂，“太阴”的“里证”就不可能用下剂。“少阳”“厥阴”都是“半表半里证”，“少阳半表半里证”可以用清解方法，“厥阴半表半里证”就不可以用清解方法。“三阴三阳”和“六变”这样错综复合的关系，才算是“伤寒论”辨证施治的基本精神所在，任你学完几遍“伤寒论”，如不抓住这个体系，和其间错综复合的道理，那就是死的条文，于临床上的作用就不太大了。

日本人喜多村氏颇体会得这个道理，在他著的《伤寒疏义》一书的序文里说：“本经[6]无‘六经’字面，所谓三阴三阳，不过假以标表里寒热虚实之义，固非藏府经络相配之谓也，此义讨究本论而昭然自彰，前注动辄彼是纽合，大与经旨背而驰矣。此编[7]六病诸论，所以不敢袭前人也。本论所谓三阴三阳，所以标病位也，阳刚阴柔，阳动阴静，阳热阴寒，阳实阴虚，即是常理。凡病属阳、属热、属实者，谓之三阳；属阴、属寒、属虚者，谓之三阴。细而析之，则邪在表而热实者，太阳也，邪在半表里而热实者，少阳也，邪入胃而热实者，阳明也。又邪在表而虚寒者，少阴也，邪在半表里而虚寒者，厥阴也，邪入胃而虚寒者，太阴也。唯表热甚则里亦热，故里虽乃[8]热，而病未入胃，尚属之太阳；表寒甚则里亦寒，故里虽乃寒，而病未入胃，尚属之少阴。少阳与厥阴共，病羁留于半表里间之名也；阳明与太阴共，邪犯胃之称也；故不论表里寒热，病总入胃中者，谓之阳明与太阴……其传变，则太阳与少阴为表里，少阳与厥阴为表里，阳明与太阴为表里，是以太阳虚则是少阴，少阴实则是太阳；少阳虚则是厥阴，厥阴实则是少阳；阳明虚则是太阴，太阴实则是阳明，是乃病变传化之定理，三阴三阳之大略也。"

总之，"三阴三阳"是"伤寒论"辨证施治的方法论，并不是什么神秘的问题，突破了这一难关，"伤寒论"便不难学习了。这样踏实地理解"三阴三阳"，在临床上的作用就更大了。兹将"三阴三阳"辨证施治的体系，列表如表1。

（四）依据临床实验是学习"伤寒论"的唯一方法

"伤寒论"是一部有指导性的临床实用书，但由于年代的久远，错讹残缺，势所难免，几百家人的注疏，各说各有理，究竟从哪一家的好呢？我们的意见是：各有长短，互有得失，谁也不可能有百分之百的正确，唯一的方法是，书里所说的，能够在临床上"兑现"的，我们便信服，如果不能"兑现"，任你哪个大家名手如何吹嘘，我们总要多加考虑。有的人读《伤寒

表1 “三阴三阳”辨证施治体系

六经	三阳	太阳	主要证候：发热恶寒……	表…	热证实证	辨证
			施治：发汗……			
		阳明	主要证候：胃家实……	里…		
			施治：泻下……			
		少阳	主要证候：往来寒热……	半表半里		
			施治：清解……			
	三阴	少阴	主要证候：无热恶寒……	表…	寒证虚证	
			施治：扶阳（不可发汗）……			
		太阴	主要证候：自立……	里…		
			施治：温中（不可下）……			
		厥阴	主要证候：厥热进退……	半表半里		
			施治：温经回阳（不可清解）……			

论》，往往过于尊重张仲景的偶象，忽视了临床的实际问题，遇到不容易说通的条文时，不是牵强附会，便是嫁祸于人——王叔和。从成无己起，几乎没有一个注家不犯这个毛病，尤其是日本人山田正珍、丹波元简等，几乎把全部《伤寒论》稍费理解的地方，都嫁祸于王叔和了。仲景既不是天生的“圣人”，他的工夫，还是从“勤求古训，博采众方”得来，当然既有他的长处，也有他的缺点；既有他独到的地方，也有他见不到的地方，决不会是十全十美的，何况如柯韵伯所说：“著书者往矣，其间几经兵燹[9]，几番播迁，几次增删，几许抄刻，亥豕者有之，杂伪者有之，脱落者有之，错简者有之。”假如不从临床的实用方面去衡量它，便会如柯氏所说：“非依样葫芦，则另寻枝叶，鱼目混珠，碔砆胜玉[10]矣。”以上两个偏向，就是这样产生的。而且《伤寒论》是否经王叔和删订过，还大有问题，据廖季平[11]的考据，王叔和撰的还是《脉经》，并不是《伤寒论》，有些人把《伤寒论》读不通的地方，都归罪王叔和，遂使王叔和无端地遭受了1500年不白之冤。例如第12条说：“太阳中风，阳浮而阴弱，阳浮者，热自发，阴弱者，汗自出，啬啬恶寒，淅淅恶风，翕翕发热，鼻鸣干呕者，桂枝汤主之。”像

这样很显然的太阳中风桂枝证，日人山田正珍还是指为王叔和搀[12]入之文，但柯韵伯解释说：“阳浮者，浮而有力，此名阳也。风为阳邪，此浮为风脉，阳盛则阴虚，沈按之而弱，阳浮者，因风中于卫，两阳相搏，故热自发，是卫强也；阴弱者，因风中于营，血脉不宁，故汗自出，是营弱也，两自字，便见风邪之迅发。”正由于这条有“阳浮阴弱”两句话，便把山田正珍等人骇退了，其实这是一两千年前中医学术的一般术语，并没有什么可怪的。即据机体的生理机转来理解，这也是很自然的事，血循环亢奋而发热的时候，桡骨动脉也充血，轻轻地便诊察到浮脉，但同时又在不断地出汗，以致虽然充血，并没有达到最高度，重按脉搏，便不显得十分有力。前者便叫作“阳浮”，后者便叫作“阴弱”。发热是阳浮的因，阳浮是发热的果；汗出是阴弱的因，阴弱是汗出的果，这是临床的事实，是可以理解的，无论是张仲景的原文也好，王叔和搀入的也好，都是合理的，何必“另寻枝叶”，恶意地强斥叔和呢？又如326条说：“厥阴之为病，消渴，气上撞心，心中疼热，饥而不欲食，食即吐蚘，下之利不止。”从柯韵伯起都说这条是厥阴病的提纲，但后面337条说：“凡厥者，阴阳气不相顺接，便为厥，厥者，手足逆冷者是也。”临床上却不容易见到“阴阳气不相顺接，手足逆冷”，这样严重的厥阴病变，仅吐出两条蚘虫便完事，一剂寒热药夹杂的乌梅丸，在这生死关头（345条说：厥不止者，死），即有起死回生之功。这个条文，虽没有人说不是仲景的，而临床上不是事实，仍然不能代表真正的厥阴病。所以我们要强调说：以临床事实为依据，是学习《伤寒论》的唯一途径。“何者为仲景言，何者为叔和笔”（柯韵伯语），这并不是学习《伤寒论》的关键，也正如仲景在著《伤寒论》时一样，“撰用《素问》、《八十一难》”等，并不是关键，关键在“平脉辨证”，通过他的临床实践。亦只有通过临床实践，才可能写出流传1700多年不磷不淄[13]的经典著作。

提纲

（1）伤寒病是广泛的指一般疾病的名称，不是指某一种病，因而"伤寒论"就是疾病论，它的主要内容是叙述对各种疾病的辨证施治问题。

（2）三阴三阳是伤寒论辨识疾病的具体方法，它是以"六变"为基础的一种错综复杂的体系，是中医学辨识一切疾病的唯一武器。

（3）学习伤寒论应该是学习它的辨识疾病和处理疾病的方式方法，不应当去死钻字句，由于伤寒论流传的时间太久远了，差错脱失，势所不免，必须以是否符合临床的效用为依据，来衡量它某些条文的是否正确，任何一个注家，都可以参考，都不能尽信。

复习题

（1）《伤寒论》究竟是怎样性质的一种书籍？为什么一般都很重视它？

（2）三阴三阳的实质是什么？在学习时如何认识它？在临床上，如何运用它？

注解

［1］即是伤风，伤寒论第2条说："太阳病发热汗出，恶风、脉缓者，名为中风。"就是这个中风病，并不是现在一般称脑溢血的中风。

［2］即是冒寒、感寒的意思。伤寒论第3条说："太阳病，或已发热，或未发热，必恶寒，体痛呕逆，脉阴阳俱紧者，名为伤寒。"就是一般感寒的证状，比书名"伤寒论"的伤寒意义要狭小得多。

［3］柯韵伯是清代浙江省慈溪县的人，著有《伤寒论注》六卷，《伤寒论翼》二卷，两书又合称《伤寒来苏集》，是注解《伤寒论》的名

家之一。

[4] 程应旄,又叫程郊倩,是清朝新安县的人,著有《伤寒论后条辨》十五卷,《辨伤寒论》五篇。论调很高,从不拾人牙慧,对于王叔和攻击得最厉害。

[5] 表、里、寒、热、虚、实,叫作"六变",如六淫外感为表证,七情劳欲饮食伤为里证,寒有内寒外寒,热有内热外热,虚者,正气不足,内出病居多,实者邪气有余,外入病居多,这六种情况,在临床上是变化无穷的,所以叫作"六变"。见"景岳全书"传忠录。

[6] 即指《伤寒论》原书。

[7] 指他自己的《伤寒疏义》。

[8] 乃作"始"字讲。

[9] 燹,音显,即火灾。兵燹,犹言遭受兵乱火灾的意思。

[10] 碔,音五,砆,音夫,即似玉非玉的一种矿石。

[11] 廖季平,四川井研县人,是晚清的经学大师,著有《六译馆丛书》,里面包括有医学书多种。

[12] 搀,音参,参杂的意思。

[13] 磷,音林,作"薄"字解。不磷,就是磨不薄的意思,形容一种物质的坚硬。淄,音支,作"黑"字解。不淄,就是染不黑的意思,形容一种物质的洁白。《论语》:"不曰坚乎!磨而不磷;不曰白乎!涅而不淄。"这里是用来形容仲景著作能够永垂不朽的意思。

二、"三阴三阳"辨证体系

（一）太阳病

【条文】

1 太阳之为病，脉浮[1]、头项强[2]痛而恶寒[3]。

2 太阳病，发热、汗出、恶风、脉缓者[4]，名为中风[5]。

3 太阳病，或已发热，或未发热，必恶寒，体痛呕逆，脉阴阳俱紧[6]者，名为伤寒。

6 太阳病，发热而渴，不恶寒者，为温病。若发汗已，身灼热[7]者，名风温。风温为病，脉阴阳俱浮[8]，自汗出，身重，多眠睡，鼻息必鼾[9]，语言难出。若被下者，小便不利，直视失溲[10]；若被火者[11]，微发黄色，剧则如惊痫，时瘛疭[12]；若火熏之[13]，一逆尚引日[14]，再逆促命期[15]。

【综说】

从这四条可以看出太阳病的全貌。第 1 条是太阳病的基本脉证，第 2 条的太阳中风，第 3 条的太阳伤寒，都是在第 1 条的基础上从而分辨。因而知道太阳中风的脉缓，是浮缓，太阳伤寒的脉紧是浮紧。无论中风或伤寒，总是同一太阳病不同性质的表证。中风脉缓自汗，表虚而邪轻；伤寒脉紧无汗（第 3 条虽没有说无汗，但紧脉常常是无汗证的脉搏，如 16 条、38 条、46 条、47 条、55 条等都是例子），表实而邪重，所以中风用桂枝汤，伤寒用麻黄汤。假如太阳病逐渐热化了，便是温病。热化了的证状有两个：①不恶寒而渴。②发汗已，身灼热。前者是温病，后者是风温。温病虽同属太阳表证，由于已经热化，所以便不适宜用桂枝麻黄等方的辛温解表，而应当用辛凉解表。“被火”和“火熏”后，所以发生种种险象，就是由于误用辛温解表所致。又因为温病证既在表，便必须解表，所以施用泻下剂，仍然是错误的。辛凉解表法，《温病条辨》的银翘散、桑菊饮等，都是妙剂。

（二）阳明病

【条文】

180 阳明之为病，胃家实[16]是也。

186 伤寒三日，阳明脉大。

182 问曰：阳明病外证云何？答曰：身热汗自出，不恶寒反恶热也。

224 阳明病，汗出多而渴者，不可与猪苓汤，以汗出多，胃中燥，猪苓汤复利其小便故也。

212 伤寒若吐若下后不解，不大便五六日上至十余日，日晡所[17]发潮热，不恶寒，独语如见鬼状。若剧者，发则不识人，循衣摸床，惕[18]而不安，微喘直视，脉弦者生，涩者死[19]。微者但发热谵语者，大承气汤主之。若一服利，则止后服。

【综说】

发高热（包括128条的身热、恶热、212条的潮热）、便秘（包括180条的胃家实、212条的不大便五六日上至十余日等）、出汗、谵语、燥渴、脉大等，是阳明病轻重不同的基本证状。这些证状，比太阳病加重了，而且严重地影响了内在器官，因此它的性质，是属于里证（就是深在、内在的意思）。出汗对于发热，本来有一定的调节作用，阳阴病尽管不断地出汗，仍然高热不止，说明生温功能和散温功能都同时亢奋，这样高热炽盛的结果，以致出汗太多，脏器缺乏水分的补充，表现在睡腺方面是燥渴，表现在肠管（胃家）方面是便秘。高热和缺水对大脑的威胁，便出现谵语、直视、循衣摸床等神经证状。这些证状，总的说明了病变和机体抗力两俱极盛，所以阳明病不仅是里证，而且是里热证、里实证。热盛而不实（大便不秘)的,宜白虎汤,热盛而实(便秘)的,宜三承气汤。

(三) 少阳病

【条文】

263 少阳之为病,口苦、咽干、目眩。

96 伤寒五六日,中风,往来寒热,胸胁苦满[20],嘿嘿[21]不欲饮食,心烦喜呕,或胸中烦而不呕,或渴,或腹中痛,或胁下痞鞕,或心下悸[22]小便不利,或不渴身有微热,或咳者,小柴胡汤主之。

266 本太阳病不解,转入少阳者,胁下鞕满,干呕不能食,往来寒热。尚未吐下,脉沉紧[23]者,与小柴胡汤。

【综说】

往来寒热、胸胁苦满,心烦喜呕、口苦、咽干、目眩等证状,是少阳病的基本证候。往来寒热,就是恶寒和发热的间代发作,相当于现在所说的"间歇型热"。胸胁苦满,是肋骨弓下面有困闷的自觉证,可能是胸胁部的胸膜、肋膜及其附近脏器有炎证的缘故。假如这炎证影响了胃功能,便会有心烦、口苦、不欲食等证状。这些证状,较阳阴病轻,较太阳病重;病变的机势和性质,在太阳表证和阳明里证之间,所以称少阳病为"半表半里证",即是说既非纯全表证也不是纯全里证的意思。这时的病变机势,如机体的抵抗力强,可以使病从肌表出;如抵抗力弱,病变可能入里加剧。因此,少阳病在临床上颇具有一种动摇性。治疗时,凡发汗、催吐、泻下等刺激较强的方药,均应禁忌,只合用小柴胡汤来和解它。

(四) 太阴病

【条文】

273 太阴之为病,腹满而吐,食不下,自利益甚,时腹自痛,若下之,必胸下结鞕。

【综说】

腹满、下利、呕吐、食不下、腹痛等证状，是太阴病的主要证候。这些证状，可说是胃肠功能衰减，消化不良，肠管里由于有发酵的气体存在，所以腹满。如肠蠕动亢进，便会腹痛，肠管的吸收功能不好，便会下利。吐和食不下，当然也是消化不良的具体表现。这种消化系统衰减性的病理变化，它的性质是属于里证的虚证和寒证，恰和阳明病相反。所以 277 条说"太阴，以其藏有寒故也，当温之，宜四逆辈"。藏寒，就是指胃肠等脏器的功能衰减，所以才用四逆汤一类的方剂来温经扶阳，扭转"藏寒"的病变。279 条说："腹满时痛者，属太阴也，桂枝加芍药汤主之。"主要目的，仍然在温散镇痛。280 条说："太阴病脉弱，其人续自便利，设当行大黄芍药者，宜减之，以其人胃气弱，易动故也。""胃气弱"和"藏有寒"，是一个意义，"易动"和"若下之，必胸下结鞕"，也是一个意义，所以只宜"温药"，不宜"大黄芍药"。大黄芍药是治实证的，而太阴病是属在里的虚寒证里。

（五）少阴病

【条文】

281 少阴之为病，脉微细，但欲寐也。

295 少阴病，恶寒身踡[24]而利，手足逆冷者，不治。

282 少阴病，欲吐不吐，必烦，但欲寐，五六日，自利而渴者，属少阴也。虚故引水自救，若小便色白[25]者，少阴病形悉具。小便白者，以下焦虚有寒，不能制水，故令色白也。

【综说】

脉微细、但欲寐、恶寒、心烦等，是少阴病的主要证状；下利、踡卧、手足逆冷、小便色白，病变转剧时，亦可以见到的证状。主要是由于阳虚，心阳不振，全身功能衰减的表现。如体温不足，便现恶寒。心阳衰弱，脉搏的波动，势必微细而弱。脑神经贫血，精神不能支持，当然随时都呈但欲寐的状态。体温继续低落，势必手足逆冷。胃肠功能减退，则见下利。踡卧，无非是但欲寐进一步的表现，阳愈虚而愈扰，所以便心烦而渴。这些病变的性质，同样是属于在里的虚寒证。不过太阴病的虚寒，主要则在胃肠，少阴病的虚寒，主要则在循环系统，而影响及于全身。因此，四逆汤、附子汤等的温经回阳剂，便成为少阴病证的主方子。

（六）厥阴病

【条文】

338 伤寒脉微而厥，至七八日肤冷，其人躁无暂安时者，此为藏厥[26]。

341 伤寒发热四日，厥反三日，复厥四日，厥少热多者，其病当愈，四日至七日，热不除者，必便脓血。

342 伤寒厥四日，热反三日，复厥五日，其病为进，寒多热少，阳气退，故为进也。

【综说】

厥阴病，是少阴病的进一步发展，也就是到了心脏衰竭的时候，所以它的主要证状就是体温低落——厥冷。这是在整个病变过程中，机体抗力和疾病作斗争，消长进退的生死关头。如热多于厥，便是机体抗力有战胜疾病，恢复其原有功能的希望，所以说：“厥少热多者，其病当愈。”假使厥多于热，是机体抗力不能战胜疾病，有愈趋愈下的机势。如果但厥无热，体力将一蹶不振，所以说：“阳气退，故为进。”因而厥阴病的基本性质，是属于阳虚的里寒证，而且是极度衰弱的虚寒证。但在厥和热互为进退的时候，也有一种“半表半里”的性质存在，即是说：如机本能够阳胜阴复，便可由阴出阳而好转（半表）；如阳衰阴竭，则阳离阴决而死亡（半里）。

这样来认识“三阴三阳“的辨证体系，便较具体而全面，如完全死守柯韵伯的”六经提纲“便不全面而有偏向，诚如尤在泾所说：“阳明条下，无口干恶热之文；少阳证中，无往来寒热之目；少阴欲寐，仅举一端；太阴厥阴，多言藏死。学者当参合他条，毋徒执一可也”[27]。因此，笔者在这里便参合了多条，列成一张适用于临床实用的“三阴三阳”辨证体系表（表2）。

表2 “三阴三阳”辨证体系

- 辨证体系
  - 三阳
    - 太阳
      - 本证：脉浮，头项强痛，恶寒
      - 辨证
        - 中风：发热汗出，恶风脉缓
        - 伤寒：发热恶寒，体疼呕逆、脉紧
        - 温病：发热而渴不恶寒
        - 风温：汗出、身灼热、脉浮、身重，多眠睡，鼻息必鼾，语言难出
      - 病变机势：机体开始抵抗疾病的初期证状
    - 阳明
      - 主要证状：身热、便秘、汗出、谵语、燥渴、脉大
      - 病变机势：病变和机体抗力两俱极盛，正是病变过程中的峰极期
    - 少阳
      - 主要证状：往来寒热，胸胁苦满，心烦喜呕，口苦、咽干、目眩
      - 病变机势：机体抗力和疾病斗争互不相下的时期
  - 三阴
    - 太阴
      - 主要证候：腹满、下利、吐、食不下、腹痛
      - 病变机势：机体抗力开始衰减，尤其表现在消化系统功能的衰减
    - 少阴
      - 主要证状：脉微细，但欲寐，恶寒、下利、踡卧，手足逆冷
      - 病变机势：心力不振，全身功能衰竭的现象
    - 厥阴
      - 主要证状：脉微而厥，肤冷，躁无暂安时
      - 病变机势：心脏衰竭，阴阳胜负

提纲

（1） 三阴三阳，是六个不同类型的证候群，随患者机体的不同而出现，亦随着机体对疾病不同的适应力而随时演变着，不能孤立地看待它。

（2） 对每一证候群（即每一经），务必从全面的证状来观

察它病变机势的所在，如"太阳病"即是一个证候群，就要从它的头痛项强、发热恶寒、脉浮等证状来观察它的病变机势，是有抵抗力的，而且性质属于表病，这样，在临床时才能起到辨证施治的作用。

(3) 三阴三阳是辨证施治的方法论。

复习题

(1) 依据临床经验，你对"三阴三阳"还有不同的看法吗?

(2) 为什么说柯韵伯"六经提纲"的说法不够全面呢?

注解

[1] 脉管充血，轻按即觉察到脉搏的波动，便是浮脉。

[2] 强，读本音的上声，与"抢"字音同。项强，即颈项强直，运动不自如。

[3] 恶，读成"汙"字的去声，与"悟"字音同。全书"恶风恶寒"的"恶"字，都读成这一个音，就是怕风怕寒。

[4] 脉缓是脉搏浮缓，即脉搏的宽缓有神，为血管扩张，体温在持续放散，未至于高度充血的脉象。

[5] 中，读去声，与"仲"字音同。中风，犹言伤风。全书中风中寒的中字均同，所以喻嘉言说："中字与伤字无别。"

[6] 柯韵伯说："阴阳指浮沉而言。"即是说轻按在浮部，或者重按在沉部，脉搏都呈紧张的现象，这是浅层血管收缩的结果。

[7] 犹言烧热，比发热的程度要严重些。

[8] 阴阳俱浮，是浮而有力的脉象，所以轻按它(阳)固然现浮，重按它(阴)仍然现浮象。又有指左右手言的，亦通。

[9] 鼾，音预，鼻道出声响。

[10] 溲，指小便。失溲，就是小便不能自主。

[11] 凡是烧艾，烧针，用热药等，都叫作"火"。

[12] 惊痫瘛疭，都是脑神经证状。古时小儿称惊，大人曰痫。

瘛疭,即时而掣,时而纵,抽搐不安的状态。

［13］ 火熏,是古人发汗方法之一,如把地土烧热,铺上树叶,再加上席子,人睡在席子上,盖上被子,取汗,这就是火熏法。

［14］ 引,是延长的意思。

［15］ 促,即迫近的意思。命期,犹言死期。

［16］ 胃家,犹言消化系统,主要是肠管,并不是单指胃。方有执说:"实者,大便结为硬满而不得出也。"

［17］ 日暮的时候为日哺。所作"许"字解,犹"前后"的意思。

［18］ 惕,心里怵惕,震荡不安的形容词。

［19］ 脉管壁紧张,便现弦脉;阴虚血少,便见涩脉。汪琥说:"脉弦者,为阴未绝,犹带长养,故可生;脉涩者为阴绝,已成涸竭,以故云死。"

［20］ 满,读同"闷"字的音,与"懑"通。

［21］ 嘿,音黑,与"默"同。方有执说:"静默不言也。"

［22］ 心下,即心脏部位的下面,也就胃子的部位。

［23］ 沉为里脉,紧为表寒(如麻黄汤证脉阴阳俱紧,就是例子),所以沉紧脉,仍为半表半里证的象征。

［24］ 踡,音权。据字书《玉篇》的解释,踡局不伸为踡,钱潢说:"大凡热者,偃卧而手足四散;寒则踡卧而手足踡缩。"就是弯腰侧卧,手足缩作一块的形状,多为久病阳气败绝的象征。

［25］ 小便色白,犹言小便很清亮,不是红黄白色的白。

［26］ 藏厥,指脏气衰竭而厥逆,为重笃的阳虚证。

［27］ 见尤氏著《伤寒贯珠集》卷一。

三、证状的分辨(上)

(一) 恶寒、恶风[1]

1. 表证的恶寒

【条文】

134 太阳病……头痛发热,微盗汗出,而反[2]恶寒者,表未解也……

164 伤寒大下后,复发汗,心下痞,恶寒者,表未解也。不可攻痞,当先解表,表解乃可攻痞,解表宜桂枝汤,攻痞宜大黄黄连泻心汤。

208 阳明病……若汗多,微发热,恶寒者,外未解也……

234 阳明病,脉迟,汗出多,微恶寒者,表未解也,可发汗,宜桂枝汤。

【综说】

恶寒,是表证主要征候之一,所以第3条说:"太阳病,或已发热,或未发热,必恶寒。"为兴奋性冲动,经血管运动神经,传递给皮肤血管壁,引起血管腔的狭窄贫血而造成,常为发热初期的感觉,因而表不解,恶寒的证状总是存在的。134、164两条,都是表病正面的恶寒,不过134条未经误下,164条误下而表证仍在。208、234两条都是谈的阳明病,阳明无表证,便不恶寒,但恶热;假使恶寒,便有或多或少的表证存留,这是辨别表里病关键之一。至于恶寒与恶风的区别,恶风是有风才恶,恶寒是无风亦自恶,所以成无己说:"恶寒者,则不待风而寒,虽身大热而不欲去衣者是也。"(《明理论》卷一)

2. 虚证的恶寒

【条文】

23……脉微而恶寒者,此阴阳俱虚,不可更发汗、更下、更吐也……

68 发汗不解,反恶寒者,虚故也,芍药甘草附子汤主之。

70 发汗后恶寒者,虚故也。不恶寒但热者,实也,当和胃气与调胃承气汤。

304 少阴病,得之一二日,口中和,其背恶寒者[3],当灸之[4],附子汤主之。

【综说】

这里的恶寒,不仅不是表证,而且还是里虚证,所以《伤寒明理论》说:"阳气不足,阴寒气盛,则背为之恶寒。"所谓阴寒气盛,就是阳气不足的现象,所以才用芍药甘草附子汤、附子汤的温经回阳方药,同时还灸膈俞、关元。灸膈俞,可以扶脾阳,灸关元可以温肾阳。总之,表证的恶寒,常常是发热的先兆,里虚证的恶寒,便很难有发热的情况。也就是第7条说"无热恶寒者,发于阴也"的恶寒。正因为是虚寒证,便"不可更发汗更下更吐"了。还有295条说:"少阴病,恶寒身踡[5]而利,手足逆冷者,不治。"298条说:"少阴病,四逆,恶寒而身踡,脉不至,不烦而躁者,死。"这是阳气衰竭的恶寒,在临床上很难着手医治了。

3. 表证的恶风

【条文】

13 太阳病,头痛发热,汗出恶风,桂枝汤主之。

14 太阳病,项背强几几[6],反汗出恶风者,桂枝加葛根汤主之。

31 太阳病,项背强几几,无汗恶风,葛根汤主之。

35 太阳病,头痛发热,身疼腰痛,骨节疼痛,恶风,无汗而喘者,麻黄汤主之。

99 伤寒四五日,身热恶风,颈项强,胁下满,手足温而渴者，小柴胡汤主之。

【综说】

《伤寒明理论》说；“恶风者，谓常居密室之中，帏帐之内，则舒缓而无所畏也，一或用扇，一或当风，淅淅然而恶者，此为恶风者也。恶风虽悉在表，而发散又自不同，若无汗而恶风者，为伤寒，当发其汗，若汗出而恶风者，则为中风，当解其肌，里证虽具而恶风未罢者，皆当先解其外也。”汗出恶风是表虚证，无汗恶风是表实证，表虚证只能用轻剂解表，也就是所谓“解肌”，桂枝汤、桂枝加葛根汤就是这类的方剂。表实证，便要用重剂来发汗，也就是所谓“发表”，葛根汤、麻黄汤就是这类的方剂。小柴胡汤证的恶风，就既有表证，又有里证的恶风，所以便要和解，不能攻里。

4. 虚证的恶风

【条文】

20 太阳病，发汗，遂漏不止[7]，其人恶风，小便难，四肢微急，难以屈伸者，桂枝加附子汤主之。

38 太阳中风，脉浮紧，发热恶寒，身疼痛，不汗出而烦躁者，大青龙汤主之。若脉微弱，汗出恶风者，不可服之，服之则厥逆，筋惕肉𥆧[8]，此为逆也。

175 风湿相搏，骨节疼烦，掣痛不得屈伸，近之则痛剧，汗出短气，小便不利，恶风，不欲去衣，或身微肿者，甘草附子汤主之。

【综说】

这三条都是阳虚的恶风证。所谓阳虚，主要是指卫阳虚。《伤寒明理论》说：“发汗多，漏不止，则亡阳，外不固，是以恶风也，必以桂枝加附子汤，温其经而固其卫；风湿相搏，骨节疼烦，湿胜自汗而皮腠不密，是以恶风也，必以甘草附子汤，散其湿而实其卫，由是观之，恶风属乎卫者，可知矣。”38 条的“脉微弱，汗出恶风”，是里阴既损，又兼表阳虚弱的证候，唯其里阴不足，所以脉微弱，唯其表阳虚损，所以汗出恶风。要知道这里的脉微弱,已与脉微细近似;汗出恶风,与恶风踡卧者亦相近,因而这是太阳将传少阴的证候,黄坤载曾于这条补出真武汤,可以想见。

5. 里证的恶寒

【条文】

183 问曰:病有得之一日,不发热而恶寒者,何也?答曰:虽得之一日,恶寒将自罢,即汗出而恶热也。

184 问曰:恶寒何故自罢?答曰:阳明居中,主土也,万物所归,无所复传,始虽恶寒,二日自止,此为阳明病也。

【综说】

恶寒是表证,不恶寒而恶热是里证,这是鉴别太阳、阳阴病的基本问题,但如上所举条文,阳明病初起也有恶寒证状的,临床时不能不注意到这一点。这是什么缘故呢?钱潢说:"阳明本经自感之寒邪,亦由营卫而入,营卫属太阳,故有一日得之,不发热而恶寒者。然一日之后,邪入阳明肌肉之分,由渐入里,故不待解散,其恶寒将自罢,即自汗出而反恶热矣。"(见《伤寒溯源集》卷六)总之,汗出恶寒是太阳表证,汗出恶热,便是阳明里证,阳明初病虽亦有恶寒一证,但为时仅在初起一日间,因此我们不能单凭这一点就随便用桂枝麻黄汤来发汗了。

(二)发热

1. 表热

【条文】

12 太阳中风,阳浮而阴弱[9],阳浮者,热自发,阴弱者,汗自出,啬啬[10]恶寒,淅淅恶风,翕翕发热,鼻鸣干呕者,桂枝汤主之。

95 太阳病,发热汗出者,此为荣弱卫强[11]故使汗出,欲救邪风者,宜桂枝汤。

46 太阳病,脉浮紧,无汗,发热身疼痛,八九日不解,表证仍在,此当发其汗。服药已,微除,其人发烦目瞑[12],剧者必衄,衄乃解,所以然者,阳气重故也,麻黄汤主之[13]。

301 少阴病,始得之,反发热,脉沉者,麻黄细辛附子汤主之。

【综说】

所谓表热,也就是有表证而发热的,主病在外。《伤寒明理论》说:“其发热属表者,即风寒客于皮肤,阳气拂郁所致也。”表证的发热,大都是“翕翕发热”。《明理论》说:“所谓翕翕发热者,谓若合羽所复,明其热在外也。”凡属表热,表解而热自除,12 条和 95 条都是表虚证,所以都用桂枝汤的轻解表剂。46 条是表实证,所以用麻黄汤的重发汗剂。301 条本是阳虚的人,但有了表证,仍须解表,不过方式方法有所不同就是了。

2. 里热

【条文】

182 问曰:阳明病外证云何?答曰:身热汗自出,不恶寒反恶热也。

221 阳明病,脉浮而紧,咽燥口苦,腹满而喘,发热汗出,不恶寒反恶热,身重……

223 若脉浮发热,渴欲饮水,小便不利者,猪苓汤主之。

236 阳明病,发热汗出者,此为热越[14],不能发黄也……

240 病人烦热,汗出则解,又如疟状,日晡所[15]发热者,属阳明也,脉实者,宜下之……

248 太阳病三日,发汗不解,蒸蒸[16]发热者,属胃也,调胃承气汤主之。

【综说】

表热证,外面虽然发热,里面不一定有热,所以还有用辛温解表的时候。里热证,往往内外都有热象,从上列所举条文都看得出来。里热,主要是热从内出外,所以叫作“蒸蒸发热”。《明理论》说:“所谓蒸蒸发热者,谓若熏蒸之蒸,明其热在内故了。”治里热不外用清泻二法，白虎汤的治里热，就是清法，三承气汤是泻法，即猪苓汤的利尿，仍是泻法之一。总之，热而不实，便用清法，热而实的，便只有泻法了。里热之所以不同于表热，曹颖甫云：“人非肠胃中有实热，虽当暑令，遇冰及井水，毛发为之凛然，无他，心有所畏忌也。至遇之辄喜，绝然无所违忤，甚至好风雨而畏晴日，饮寒泉而拒沸汤，则身中阳热，无可复加矣。盖必如是，乃谓之阳明矣。”(《伤寒发微》阳明篇)表里热必作这样的鉴别，临床时才知有所抉择。

3．虚热

【条文】

92 病发热头痛，脉反沉，若不差[17]，身体疼痛，当救其里，宜四逆汤。

82 太阳病，发汗，汗出不解，其人仍发热，心下悸，头眩，身瞤动[18]，振振欲擗[19]地者，真武汤主之。

388 吐利汗出，发热恶寒，四肢拘急，手足厥冷者，四逆汤主之。

【综说】

这几条发热，都是虚阳外越的征象，所以称它作虚热，也就是假热，即患者身体到了极度衰弱的时候，尤其是阴阳两虚的时候，体力反应出最后的虚性兴奋的现象。这种热是人体最可宝贵的“真阳”，因而在这时只能用温经回阳的方法，来急救快要亡失的真阳，万不能采用清里的发表的方法了。

张景岳分辨虚热的证候，最为精审，足资参考。他说：“凡虚火证，即假热证也。其病源有二，而外证有四，何也？一曰，阴虚者能发热，此以真阴亏损，水不制火也。二曰，阳虚者亦能发热，此以元阳败竭，火不归源也，此病源之二也。至若外证之四，则一曰阳戴于上，而见于头面咽喉之间者，此其上虽热而下则寒，所谓无根之火也。二曰阳浮于外，而发于皮肤肌肉之间者，此其外虽热而内则寒，所谓阳格之火也。三曰阳陷于下，而见于便溺二阴之间者，此其下虽热而中则寒，所谓失位之火也。四曰阳亢乘阴，而见于精血髓液之间者，此其金水败而铅汞干，所谓阴虚之火也，此外证之四也。然证虽有四，而本则惟二，或在阴虚，或在阳虚而尽之矣。”(《景岳全书》卷十五)以上三条，均属于阳虚的发热，所以都用温经回阳法。

4. 阳气未泯[20]的发热

【条文】

292 少阴病，吐利，手足不逆冷，反发热者，不死，脉不至者，灸少阴[21]七壮。

331 伤寒先厥，后发热而利者，必自止，见厥复利。

【综说】

这种发热，与前面虚阳外脱的发热，恰恰相反，这里是从无到有，积少成多，是体力逐渐好转的征象；所以这种热是阳气未泯的好现象。292 条程应旄解释说：“少阴病，吐而且利，里阴胜矣。以胃阳不衰，故手足不逆冷，夫手足逆冷之发热，为肾阳外脱，手足不逆冷之发热，为卫阳外持，前不发热，今反发热，自非死候。”(《伤寒后条辨》少阴篇)曹颖甫解释 331 条说：“厥逆为中阳不运四肢，中阳不运，脾湿内停，因而下利，此本四逆汤证，不待再计者也。本节云先厥后发热而利者，必自止，此寒尽阳回之候，不烦顾虑者也。”(《伤寒发微》厥阴篇)可见两条都是脾阳不泯的发热，都为可治之证。

(三) 潮热

【条文】

208 阳明病脉迟[22]虽汗出，不恶寒者，其身必重，短气腹满而喘，有潮热者，此外欲解，可攻里也。手足濈然[23]汗出者，此大便已鞕也，大承气汤主之。若汗多，微发热恶寒者，外未解也。其热不潮，未可与承气汤，若腹大满不通者，可与小承气汤，微和胃气，勿令至大泄下。

104 伤寒十三日不解，胸胁满而呕，日晡所发潮势，已而微利,此本柴胡证,下之,以不得利,今反利者,知医以丸药[24]下之,此非其治也。潮热者,实也,先宜服小柴胡汤以解外,后以柴胡加芒硝汤主之。

209 阳明病潮热,大便微鞕者,可与大承气汤,不鞕者,不可与之……

214 阳明病,谵语,发潮热,脉滑而疾[25]者,小承气汤主之,因与承气汤一升,腹中转失气[26]者,更服一升,若不转气者,勿更与之……

220 二阳并病,太阳证罢,但发潮热,手足漐漐[27]汗出,大便难而评语者,下之则愈,宜大承气汤。

229 阳明病,发潮热,大便溏,小便自可,胸胁满不去者,与小柴胡汤。

201 阳明病,脉浮而紧者,必潮热,发作有时,但浮者,必盗汗出。

【综说】

《伤寒明理论》说:“伤寒潮热,何以明之?若潮水之潮,其来不失其时也。一日一发,指时而发者,谓之潮热。若日三五发者,即是发热,非潮热也。潮热属阳明,必于日晡发者,乃为潮热……邪气入于胃而不复传,邪气郁而为实热,随王而潮,是以日晡所发潮热者,属阳明也。惟其属阳明,故潮热为可下之证。”本来健康人每日在日晡时,体温都要稍为升高一点,肠胃有热邪后,当然到日晡时更会比例的升高,这可能是构成潮热因子之一,正因为潮热是肠胃里热证的征象,所以它是里热证的标志之一,但是,治疗里热证,有清有泻的不同,热而不实(大便不鞕),只宜清解,热而实,才能泻下。潮热,只能标志里热,还不能代表里实,例如208条用大承气汤,是腹满、大便硬、潮热,209用大承气汤,是大便微硬,潮热,220条用大承气汤,是大便难而评语,潮热,都有大便硬等的具体里实证。又如104条只是胸胁满而呕,潮热,所以用小柴胡汤,209条更明白地指出虽然潮热,大便不硬的,便不能给以承气汤,214条尽管潮热谵语,给以小承气汤时,还一再的审慎,观察它是否失气来进退方药。229条尽管潮热,大便是稀溏的,也只能用小柴胡汤清解,这些都是张仲景在临床上的宝贵经验。因此,《明理论》说:“潮热为可下之证。”那是大大值得考虑的。

(四) 寒热往来

【条文】

96 伤寒五六日中风,往来寒热,胸胁苦满,嘿嘿不欲饮食,心烦喜呕……

97 血弱气尽,腠理开,邪气因入,与正气相搏,结于胁下,正邪分争,往来寒热,休作有时,嘿嘿不欲饮食,藏府相连,其痛[28]必下,邪高痛下,故使呕也,小柴胡汤主之……

136 伤寒十余日,热结在里,复往来寒热者,与大柴胡汤……

147 伤寒五六日,已发汗而复下之,胸胁满微结,小便不利,渴而不呕,但头汗出,往来寒热,心烦者,此为未解也。柴胡桂枝干姜汤主之。

【综说】

《明理论》说:“往来寒热,属半表半里之证,邪居表多,则多寒,邪居里多,则多热,邪气半在表半在里,则寒热亦半矣,审其寒热多少,见其邪气浅深矣,小柴胡汤专主往来寒热。”往来寒热,就是寒热的来去分明,寒时便不热,热时也不寒,如疟疾就是往来寒热的代表热型,但疟疾的往来寒热为一日一发,或数日一发,而伤寒的往来寒热,是一日一二发,二三发不等,这是与疟疾的不同点。而其性质为机体抗力与疾病斗争互不相下的征象。所以便叫它作半表半里。半表半里,是从其病变的性质言,并不是从部位言。往来寒热,既是半表半里的性质,因而治疗时,既不能发表,也不能攻里,只能采用小柴胡汤的和解方法,这是要认识半表半里的基本关键。纵然有偏表偏里的时候,亦只能在和解的基础上来加减进退,如136条偏于里热,就用大柴胡汤来偏于清里;147条偏于里寒,就用柴胡桂枝干姜汤来偏于温里,但是和解的原则是基本没有变动的。

(五) 自汗

1. 表证自汗

【条文】

54 病人藏无他病,时发热,自汗出而不愈者,此卫气[29]不和也,先其时发汗则愈,宜桂枝汤主之。

53 病常自汗出者,此为营气和,营气和者,外[30]不谐,以卫气[31]不共荣气谐和故尔,以荣行脉中,卫行脉外,复发其汗,荣卫和则愈,宜桂枝汤。

95 太阳病发热汗出者,此为营弱卫强,故使汗出,欲救邪风者,宜桂枝汤。

【综说】

《伤寒明理论》说:"自汗者,谓不因发散而自然汗出者是也。"为什么会自然地出汗呢?《明理论》解释说:"邪气干[32]于卫气,气不能卫固于外,则皮肤为之缓,腠理为之疏,由是津液妄泄,濈濈然润,漐漐然出,谓之自汗也。"换句话说,也就是热升高了(卫不固),汗腺扩张了(皮肤缓腠理疏),汗液就不断地(濈濈漐漐)排泄出来了。上列三条桂枝汤证,都是属于表证自汗,凡属表证的自汗,多有发热,恶风,恶寒等证同时出现,前面恶寒恶风发热中所举的条文,都可以参考,凡属表证的自汗,总要用轻剂的解表药如桂枝汤之类,使它汗出而愈。同时表证自汗的,多为阳虚表弱的人,不仅不可误治,就是解表药用了大量,也会发生演变,论中的20、62、64、68、82、88各条,都是过汗的坏证,不能不留意。

2. 里热证自汗

【条文】

182 问曰:阳明病外证云何?答曰:身热汗自出,不恶寒反恶热也。

203 阳明病,本自汗出,医更重发汗,病已差,尚微烦不了了[33]者,此必大便鞕故也……

213 阳明病,其人多汗,以津液外出,胃中[34]燥,大便必鞕,鞕则谵语,小承气汤主之……

253 阳明病,发热汗多者,急下之,宜大承气汤。

192 阳明病,初欲食,小便反不利,大便自调,其人骨节疼,翕翕如有热状,奄然[35]发狂,濈然汗出而解者,此永不胜谷气[36],与汗共并,脉紧则愈。

268 三阳合病,脉浮大,上关上,但欲眠睡,目合则汗。

【综说】

里热证的自汗,与表热证的自汗,是有所不同的,汪琥说:"汗自出者,胃中实热,则津液受其蒸迫,故其汗自出,与太阳中风,汗虽出而不能透,故其出甚少,亦有异。此条病(按:指182条)则汗由热蒸出,其出必多,而不能止也。"(《伤寒辨注》阳明篇)可见里热自汗的汗量,要比表证的汗量多,唯其热盛汗量多,所以往往大便干燥。213条说:"阳明病,其人多汗,以津液外出,胃中燥,大便必鞕。"就是很好的说明。里热自汗证,既跑不出阳明病的范围,如何来对待它呢?不外清泻二法。热而不实,用清热法,如白虎汤之类。热而实,用泻下法,如承气汤之类。凡属里热自汗,总少有恶寒的。所以182条便明白的指出"不恶寒,反恶热"。《明理论》亦说:"若汗出而不恶寒者,此为表解而里未和也。"

3. 亡阳的自汗

【条文】

155 心下痞[37]而复恶寒汗出者,附子泻心汤主之。

346 伤寒六七日不利,便发热而利,其人汗出不止者死,有阴无阳故也。

353 大汗出,热不去,内拘急[38],四肢疼,又不利厥逆而恶寒者,四逆汤主之。

283 病人脉阴阳俱紧[39],反汗出者,亡阳也……

389 既吐且利,小便复利,而大汗出,下利清谷,内寒外热,脉微欲绝者,四逆汤主之。

【综说】

汗液出自血浆,汗排泄多了,血浆被过分的分泌,体内的营养液便感觉缺乏,这就是所谓"伤津"。人体细胞组织的生活,需要适当的温度,汗出多了,体温的放散亦多,体温到了不能维持生活力的时候,就叫作"亡阳"。也就是汗出多了可以遭至亡阳的道理。阳是维持人体生活的原动力,假如津伤而阳不亡,津液还有再生的希望;如果阳亡失了,津液亦无从持续,所以上列条文都侧重用四逆汤干姜附子等的温经回阳药,企图回复其亡失的真阳,只要真阳存在,便无虞阴津的不复生了。

(六) 无汗

【条文】

31 太阳病,项背强几几,无汗恶风,葛根汤主之。

35 太阳病,头痛发热,身疼腰痛,骨节疼痛,恶风,无汗而喘者,麻黄汤主之。

196 阳明病,法多汗,反无汗,其身如虫行皮中状者,此以久虚故也。

197 阳明病,反无汗而小便利,二三日呕而欬,手足厥者,必苦头痛;若不欬不呕,手足不厥者,头不痛。

294 少阴病,但厥无汗,而强发之,必动其血,未知从何道出,或从口鼻,或从目出者,是名下厥上竭,为难治。

【综说】

《明理论》说:"伤寒无汗,何以明之? 腠理者,津液凑泄之所为腠,文理缝会之中为理。津液为风暑湿气所干,外凑皮腠者，则为自汗出；若寒邪中经，腠理致密，津液内渗，则无汗，无汗之由，又有数种，如伤寒在表，及邪行于里，或水饮内畜，与亡阳久虚，皆令无汗。”31、35 两条，即是表邪的无汗。196、197 两条是阳虚无汗。294 条是津伤的无汗。《明理论》所指的水饮内畜无汗，即 28 条桂枝去桂加茯苓白术汤证，见本书的治疗的法则中之“利法”。

（七）头眩、头痛

1. 头眩

【条文】

198 阳明病，但头眩，不恶寒，故能食而咳，其人咽必痛，若不咳者，咽不痛。

67 伤寒若吐若下后，心下逆满，气上冲胸，起则头眩，脉沉紧，发汗则动经[40]，身为振振摇者，茯苓桂枝白术甘草汤主之。

82 太阳病发汗，汗出不解，其人仍发热，心下悸，头眩，身瞤动，振振欲擗地者，真武汤主之。

297 少阴病，下利止而头眩，时时自冒[41]者，死。

【综说】

头眩，就是头目眩运，虽只言头，实包括有目。《明理论》说：“眩也，运也，冒也，三者形俱相近，有谓之眩运者，有谓之眩冒者，运为运转之运，世谓之头旋者是矣。冒为蒙冒之冒，世谓之昏迷者是矣。”头眩，总分虚实两证，虚证多为头贫血，实证多为脑充血。198 和 67 条都是实证头眩，198 条是热证，67 条是饮证，前者为热实，后者是寒实。82 和 297 条都是虚证头眩，82 条是虚阳外脱，297 是虚阳上脱，所以前条用真武汤来回阳，后条主死。

2. 头痛

【条文】

13 太阳痛，头痛发热，汗出恶风，桂枝汤主之。

35 太阳病,头痛发热,身疼腰痛,骨节疼痛,恶风,无汗而喘者,麻黄汤主之。

56 伤寒不大便六七日,头痛有热者,与承气汤,其小便清者,知不在里,仍在表也,当须发汗,若头痛者必衄,宜桂枝汤。

92 病发热头痛,脉反沉,若不差,身体疼痛,当救其里,宜四逆汤。

378 干呕,吐涎沫,头痛者,吴茱萸汤主之。

【综说】

《难经》说:“三阳经受风寒,伏留而不去,则名厥头痛。”古人说三阳经脉和厥阴经脉都上至头部,所以都有头痛证。三阳头痛,多属表属热,厥阴头痛,属里属寒。15 条和 35 条,都是太阳表证。56 条在前半段,便是阳明里热证,在表宜发表,所以用桂枝汤或麻黄汤,在里宜攻里,所以用承气汤。92 条和 378 条,都是阴证虚证。92 条为阳虚,所以用四逆汤来扶阳,378 条是阴寒证,所以用吴茱萸汤来温散里寒。

(八) 悸

1. 原因

【条文】

49 脉浮数者,法当汗出而愈。若下之,身重心悸者,不可发汗,当自汗出乃解……

64 发汗过多,其人叉手自冒心[42],心下悸,欲得按者,桂枝甘草汤主之。

127 太阳病,小便利者,以饮水多,必心下悸,小便少者,必苦里急也。

264 少阳中风,两耳无所闻,目赤,胸中满而烦者,不可吐下,吐下则悸而惊。

【综说】

《明理论》说:“悸者,心松[43]是也,筑筑踢踢然动,怔怔松忪不能自安者是矣。心悸之由,不越二种:一者气虚也,二者停饮也。”心悸,即是心脏悸动,也有叫作怔忡的,《明理论》说气虚的心悸,就属于这种。主要是由于心阳不足,血液虚少,血压有低落的趋势,心脏不得不起代偿性的搏动兴奋,因而便感觉心悸亢进了。心下悸又不同,因为心下是胃的部位,而不是心,胃里为什么会悸动,就是由于胃里停有水饮的关系,《明理论》所指的第二类原因,就属于这一种。上所列举的64条、49条、264条,属于前者,127条属于后者,两种不同的悸动,在治疗上截然不同。

2. 治例

【条文】

102 伤寒二三日,心中悸而烦者,小建中汤主之。

177 伤寒脉结代[44]心动悸,炙甘草汤主之。

318 少阴病,四逆[45],其人或欬或悸……

356 伤寒厥而心下悸,宜先治水,当服茯苓甘草汤,却[46]治其厥,不尔,水渍入胃[47]必作利也。

65 发汗后,其人脐下悸者,欲作奔豚[48],茯苓桂枝甘草大枣汤主之。

82 太阳病发汗,汗出不解,其人仍发热,心下悸,头眩,身瞤动,振振欲擗地者,真武汤主之。

【综说】

102条、177条、318条、82条,都是阳虚性质的心悸,也就是《明理论》所指的气虚,所以小建中汤、炙甘草汤、真武汤等,都是不同的扶阳剂,真武证虽说心下,实际不是指胃,仍为心阳的衰弱。356条、65条都属于水饮性质的心悸,也就是《明理论》所指的停饮,所以茯苓甘草汤和茯苓桂枝甘草大枣汤都着重利水,但总的说来,心悸和心下悸都是由于阳弱,不过心悸是心阳弱,心下悸是脾阳或胃阳弱就是了。

(九) 胸胁满

【条文】

37 太阳病,十日以去[49],脉浮细而嗜卧者,外已解也。设胸满胁[50]痛者,与小柴胡汤……

229 阳明病,发潮热,大便溏,小便自可,胸胁满不去者,与小柴胡汤。

230 阳明病,胁下鞕满,不大便而呕,舌上白胎者,可与小柴胡汤……

99 伤寒四五日,身热恶风,颈项强,胁下满,手足温而渴者,小柴胡汤主之。

266 本太阳病不解,转入少阳者,胁下鞕满,干呕不能食,往来寒热……

36 太阳与阳明合病,喘而胸满者,不可下,宜麻黄汤。

96 伤寒五六日中风,往来寒热,胸胁苦满……

104 伤寒十三日不解,胸胁满而呕,日晡所发潮热……此本柴胡证……

21 太阳病,下之后,脉促[51]胸满者,桂枝去芍药汤主之。

【综说】

《明理论》说:"胸胁满者,谓胸膈间气塞满闷也,非心下满者也;胁满者,谓胁肋下气胀填满也,非腹满者也。邪气自表传里,必先自胸膈,以次经心胁而入胃,邪气入胃,为入府也,是以胸满多带表证,胁满者,当半表半里证也。"胸满偏于表证,上面列举的36条,21条,都是具体例子,所以一个用麻黄汤,一个用桂枝去芍药汤。至于胸胁满,总是少阳证,总属于半表半里的病变,所以列举的各条都用小柴胡汤。104条本来已偏于里热了,但仍只能用大柴胡汤,不能单纯的攻里,古人以胸为阳的部位,两胁是少阳的部位,病变都不深而浅在,所以称为表证或半表半里证。假若病变超过了胸胁的部位,便是里证了,这是古人在临床上,通过长久时间的经验,所得出的认识病变性质的基本结论如此,不能把这胸胁部位当作一个死东西来看待。

(十) 心下满、心中满

【条文】

166 病如桂枝证,头不痛,项不强,寸脉微浮,胸中痞鞕,气上冲喉咽,不得息[52]者,此为胸有寒[53]也,当吐之,宜瓜蒂散。

205 阳明病[54]心下鞕满者,不可攻之,攻之利遂不止者死,利止者愈。

355 病人手足厥冷,脉乍[55]紧者,邪结在胸中,心下满而烦,饥而不能食者,病在胸中,当须吐之,宜瓜蒂散。

【综说】

《伤寒蕴要》说:"凡心下满,正在心之下,胃之上也,此自满,而非下之所致。"心中满,便与胸满没有太大的区别。本证可分作虚实两种,20 条是虚满,所以不可攻;166 和 355 两条是实满,所以用涌吐剂。心中满,心下满,病变都在中上焦,《内经》说:"高者因而越之,因此,即使是实邪,亦只能催吐,使实邪从上窍排出,不能攻下,损伤其他的脏气,这也是治疗法则之一。这种证状在结胸证和痞证都很明显,可参看。

(十一) 腹满

1. 虚证

【条文】

66 发汗后,腹胀满者,厚朴生姜半夏甘草人参汤主之。

273 太阴之为病,腹满而吐,食不下,自利益甚,时腹自痛……

279 本太阳病,医反下之,因而腹满时痛者,属太阴也,桂枝加芍药汤主之……

【综说】

《明理论》说:"腹满者,俗谓之肚胀是也……腹满不减者,则为实也;若腹满时减者,又为虚也。金匮要略曰,腹满时减,复如故,此虚寒从下上也,当以温药和之。盖虚气留滞,亦为之胀,但比之实者,不至坚痛也。大抵腹满,属太阴证也,阳热为邪者,则腹满而咽干;阴寒为邪者,则腹满而吐,食不下,自利益甚,时腹自痛(即上举的273条)。太阴者,脾土也,治中央[56],故专主腹满之候。"腹满是里证,有里虚里实之分,所列三条,都是里虚证,都属于脾虚,因为脾主腹,诚如《明理论》所说的。

2. 实证

【条文】

79 伤寒下后,心烦腹满,卧起不安者,栀子厚朴汤主之。

208 阳明病脉迟,虽汗出,不恶寒者,其身必重……若腹大满不通者,可与小承气汤微和胃气,勿令至大泻下。

241 大下后,六七日不大便,烦不解,腹满痛者,此有燥尿也,所以然者,本有宿食[57]故也,宜大承气汤。

249 伤寒吐后,腹胀满者,与调胃承气汤。

254 发汗不解,腹满痛者,急下之,宜大承气汤。

255 腹满不减,减不足言,当下之,宜大承气汤。

322 少阴病,六七日,腹胀不大便者,急下之,宜大承气汤。

【综说】

以上列举的七条实证腹满,可分做4个类型:①热邪结于里,并不一定是由于有燥屎,这便以清热消结为主要,如79条便是。②热结邪实,大便不通,不仅胀满得很厉害,而且还痛,这便应该攻下实邪,如208、241、254、255四条都是。③尽管曾有虚证的过程,只要当前的里实证状很具体,仍得攻里,无所顾忌,如322条便是。④腹满证,只要是中下焦的病变,都应从下焦治,不应从上焦治,治上焦是无益的,不仅下焦的实邪去不了,反而有损于中上焦,249 条便是例子。

(十二) 少腹满、少腹鞕

【条文】

124 太阳病,六七日表证仍在,脉微而沉,反不结胸,其人发狂者,以热在下焦,少腹当鞕满,小便自利者,下血乃愈,所以然者,以太阳随经[58],瘀热在里故也,抵当汤主之。

125 太阳病,身黄脉沉结[59],少腹鞕,小便不利者,为无血也,小便自利,其人如狂者,血证谛[60]也,抵当汤主之。

126 伤寒有热,少腹满,应小便不利,今反利者,为有血也,当下之,不可余药[61],宜抵当丸。

340 病者手足厥冷,言我不结胸,小腹满,按之痛者,此冷结在膀胱关元[62]也。

137 太阳病,重发汗而复下之,不大便五六日,舌上燥而渴,日晡所小有潮热,从心下至少腹硬满而痛不可近者,大陷胸汤主之。

【综说】

《明理论》说:“少腹满者,脐下满是也。少腹者,下焦所治。《难经》曰:下焦,当膀胱上口,主分别清浊,其治在脐下。邪气自上而下,至于下焦,结而不利,故少腹满也。内经谓清阳出上窍,浊阴出下窍,当出不出,积而为满,是在上而满者,气也;在下而满者,物也,所谓物者,溺与血尔,邪气聚于下焦,则津液不得通,血气不得行,或溺或血,留滞于下,是生胀满而鞕痛也。”上列 124、125、126、137 四条,都属于这类的硬满证,不过有畜血畜水的区分,前三条都是畜血热证,137 条是畜水证,无论畜血畜水,都属里证实证,唯 126 条微带表证,所以“不可余药”。340 条虽为里证,却系寒邪,而不是热实,所以手足现厥冷,《医宗金鉴》谓本证的小便当数而白,陆渊雷主张用附子汤,也就是下焦的阳虚证。真武汤亦可以用。

(十三) 不能食、能食

1. 吐下后的不能食

【条文】

120 太阳病……一二日吐之者,腹中饥,口不能食,三四日吐之者,不喜糜粥,欲食冷食,朝食暮吐……

98 得病六七病,脉迟浮弱,恶风寒,手足温,医二三下之,不难食,而胁下满痛,面目及身黄,颈项强,小便难者,与柴胡汤,后必下重……

【综说】

陆渊雷说:"腹中饥,口不能食,当是食入即吐。凡食入即吐,责其胃热,朝食暮吐,责其胃寒。寒、谓贫血,谓功能衰减;热、谓充血,谓功能亢盛。一二日、三四日,谓病之浅深,不可拘泥日数,病浅而误吐之,则胃受刺戟而为热,故食即吐,虽饥不能食,病渐深而误吐之,则胃受刺激而充血,故不喜糜粥,欲食冷食,然其功能已衰减,故朝食暮吐也。"(《伤寒今释》卷三)是误吐后,都可能遭致不能食的证状,临床上总以分别寒热虚实要紧。至于下后的不能食,也和误吐的差不多,仍须分辨寒热虚实,如上列的98条,便属虚证,所以小柴胡汤便不能用了。

2. 胃寒证的不能食

【条文】

191 阳明病,若中寒者,不能食,小便不利,手足濈然汗出,此欲作固瘕[63],必大便初鞕后溏,所以然者,以胃中冷,水谷不别故也。

194 阳明病,不能食,攻其热必哕[64],所以然者,胃中虚冷故也,以其人本虚,攻其热心哕。

226 若胃中虚冷,不能食者,饮水则哕。

【综说】

胃中冷或胃中虚冷,就是一般叫的脾胃虚弱,并不是胃里真正寒冷。既是脾胃虚弱,不仅食欲不好,抑且消化不良,所以便不能食。上列三条,均为阳明中焦虚冷证,亦即中焦火土衰微的证候。张锡驹云:"夫胃气壮,则谷消而水化,若胃中虚冷,则谷不消,而不能食,夫既不能食,则水必不化,两寒相得,是以发哕。"(《伤寒直解》阳明篇)凡属这等证候,《医宗金鉴》用理中汤加丁香吴茱萸,温而降之,确有经验。

3. 有燥屎的不能食

【条文】

215 阳明病,评语,有潮热,反不能食者,胃中[65]必有燥尿五六枚也。若能食者,但鞕耳,宜大承气汤下之[66]。

【综说】

张璐云:"此以能食不能食,辨燥结之微甚也。病人潮热评语,皆胃中热盛所致,胃热则能消谷,今反不能食,此必热伤胃中津液,气化不能下行,燥屎逆攻于胃[67]之故,宜大承气急去亢极之阳,以救垂绝之阴。"(《伤寒缵论》卷上)

4. 病欲解的能食

【条文】

270 伤寒三日,三阳为尽,三阴当受邪,其人反能食而不呕,此为三阴不受邪也。

339 伤寒热少厥微,指头寒,嘿嘿不欲食,烦躁。数日小便利,色白[68]者,此热除也,欲得食,其病为愈……

384 ……下利后,当便鞕,鞕则能食者愈。今反不能食,到后经中,颇能食,复过一经能食,过之一日当愈……

【综说】

病变过程中,能够吃东西,就是脾气不败,胃功能好,所以总是主病愈。诊脉亦以脾胃脉的强弱来判断病变的良否,也就是这个道理。如270条从其能食,便可以判断病不会再发展;339、384两条均从其能食,而判断其预后的良好,无他,由其胃气不病耳!

5. 死证的能食

【条文】

333 伤寒脉迟,六七日,而反与黄芩汤彻其热,脉迟为寒,今与黄芩汤,复除其热,腹中应冷,当不能食,今反能食,此名除中[69],必死。

332 …… 凡厥利者,当不能食,今反能食者,恐为除中……

【综说】

日人山田正珍氏说:“除中反能食者,胃气将绝,引食以自救故也,譬诸富家暴贫,强作骄奢,以取一时之快,不祥莫大焉,不死何矣。易曰,枯杨生华,何可久也。”(《伤寒论集成》卷九)除中能食,即是胃阳将绝前的虚性兴奋。实际是胃气虚寒至极的反应,所以总属死证。

提纲

(1) 恶风恶寒,只是两种轻重不同的感觉,但在临床上确有表证和虚证的区分。

(2) 发热,略分做表热、里热、虚热、阳气未泯的发热四种类型。表热和里热都是实证,虚热和阳气未泯的发热,都是虚证。

(3) 潮热,是里热证状,有的热而实,有的热而不实,热而实的,才能泻下,热而不实的,只需清热就行了。

(4) 寒热往来,是半表半里证状,虽有偏表偏里的不同,治疗总须以和解为基础。

(5) 自汗分表证、里热证、亡阳证几个类型。表证自汗,多属表虚;里证自汗,常为里实;亡阳自汗,往往是虚脱的由来。

(6) 头眩头痛,均不外分虚实两途。

(7) 悸动的原因,不是气虚,便是水饮,就是水饮的悸动,亦以偏于阳虚的为最多。

(8) 胸满多属表证,胁满多属半表半里证,而两者均为阳证。

(9) 心下满,心中满,病变均在中上焦,均为阳位,不能轻率议下。

(10) 腹满有虚实两证,虚证多为脾胃虚寒,实满总是胃肠的热邪或实邪。

(11) 少腹鞕满,不是由于畜水,就是由于畜血,无论畜水畜血,均为里实证,但亦有寒湿满痛的阳虚证。

(12) 不能食,有虚证,有实证,虚证常为脾胃虚寒,实证常为胃肠燥结。能食,有阳气还和阳外越的区分,阳气还的能食,是病变的好转;阳外越的能食,多属险证。

复习题

(1) 表证自汗,为什么说是表虚,应该怎样治疗?

(2) 虚证的恶风恶寒与表证的恶风恶寒,有哪些不同,怎样区分?

(3) 为什么说悸动总是偏于阳虚?

(4) 试述胸满和腹满的不同性质。

(5) 潮热既是里热证状,都可以泻下吗?

注解

[1] 恶寒和恶风,基本是一个道理,恶寒,没有风亦自恶,恶风,有风才恶,无风便不恶,因此,恶寒的病较重,恶风的病较轻。

[2] 反,作"又"字解。

[3] 成无己云:"背为阳,背恶寒者,阳气弱,阴气胜也。"也就是阳虚证。

[4] 《补亡论》常器之云:"当灸膈俞、关元穴。"膈俞在第七椎下,旁开约二横指,关元在脐下三寸,两穴都能治阳虚。

[5] 踡,音全。《玉篇》云:"踡局不伸也。"为真阳败绝的证状。

[6] 几几,陆渊雷说:"说文之几,所以状短羽之飞,非所以状

项背之强,且项背强者,不得伸摇,成氏(指成无已)乃谓伸颈摇身,伸引其头,非也。豳风赤为几几,《毛传》云,几几,绚貌,释文不出音,则当读如几案之几。绚者,履头饰,郑注士冠礼云,绚之言拘也,以为行戒,状如刀衣鼻,在履头,然则豳风之几几,所以状绚之强,伤寒论之几几,亦所以状项头之强,其读皆当如几案也。"

[7] 陆渊雷说:"发汗之法,当使遍身漐漐,微以有汗,不可令如水流离,遂漏不止,即汗出如水流离以。"这亦是阳虚表不固的结果。

[8] 惕,音剔,作怵惕讲。瞤,音纯,作掣动讲。筋惕肉瞤,即是指体液脱失后,筋肉跳动的症状而言。

[9] 阳浮而阴弱,即轻诊脉搏,则现浮象,稍重按,便感到脉的搏动,不太鼓指,是阴阳指沉浮而言。

[10] 啬啬,音色,悭吝怯退的形容词。淅淅,音息,微风的音响。翕翕,音吸,轻附浅合貌的形容词。

[11] 成无已说:"荣者阴也,卫者阳也,发热汗出,阴弱阳强也。"气的作用叫作卫,血的作用叫作荣。汗出于血,因为出汗,所以荣弱;热生于气,因为发热,所以卫强。

[12] 瞑,音名,作寐字解。目瞑,即发高热,心烦晕眩,而欲闭目求得一时安静的形态。

[13] 麻黄汤主之句,应在"此当发其汗"句下面,这是古人倒装句法。

[14] 越,作"散"字讲,热越,也就是热放散。

[15] 见"'三阴三阳'辨证体系"注[17]。

[16] 钱潢云:"犹釜甑之蒸物,热气蒸腾,从内达外,气蒸湿润之状。"即是在发热的同时又不断地出汗的意思。

[17] 差,读同菜字的音,病除也,愈也。如读成叉字的音,便不能作这样的解释了。若字作乃字讲,周语:"必有忍也,若能有济也。"同一意义。

[18] 医宗金鉴云:"身瞤动者,蠕蠕然瞤动,阳虚液涸,失养于经也。"

[19] 擗,音匹,作倒字解。振振,是疭动不已的形容。

[20] 泯,读同敏字的音,作尽字讲。

[21] 指少阴太溪穴,在内踝后,跟骨动脉陷中。

[22] 阳明病的脉迟,是由于高热烧灼,迷走神经兴奋的缘故,迷走神经兴奋,就会使心脏的搏动变慢。

[23] 濈,音即,水疾流的形容词,这里形容汗出得很多很快的意思。

[24] 丸药,是汉时流行的一种热性的泻下成品药。多为甘遂巴豆等药合成。

[25] 脉管的张缩都快,脉搏波充实流利,便是滑疾脉,常见于高热期,为心动亢进的征象。

[26] 章太炎云:"失气,即今言放屁,此乃汉人常语耳。"

[27] 漐,音至。漐漐,小雨不断地下的形容词,这里是在形容手足的汗不断在出。

[28] 原注,痛,一作病,病字的意义较好。成无己云:"邪在上焦为邪高,邪渐传里为痛下。"

[29] 《灵枢·营卫生会》篇云:"卫在脉外。"《卫气》篇云:"其浮气之不循经者为卫气。"《本藏》篇云:"卫气者,所以温分肉,充皮肤,肥腠理,司开阖者也。"卫气既在脉管之外,又不循经,遍于周身四体,又能温暖皮肤腠理,能开能阖,因而卫气便相当于现在所说的体温的作用。

[30] 外,仍指在外表的卫气。《内经》说:"卫者,卫外而为固也。"谐,作和字讲,两个营气和的和字应作饱和讲。

[31] 营气,《灵枢·卫气》篇云:"经气之行于经者为营气。"《营卫生会》篇云:"营行脉中。"《邪客》篇云:"营气者,泌其津液,注之于脉,化以为血,以荣四末,内注五藏六府。"是营气基本是指血液的作用而言。

[32] 干,作犯字解。

[33] 了了,即了然轻快的意思。

[34] 胃中,包括整个消化道,尤其是偏于指肠道,凡"胃家实""胃中有燥屎"等,都是一个意义。

[35] 奄,音厌,忽也。

[36] 成无己云:"水不胜谷气,是阴不胜阳也。"谷气,犹言正气。

［37］心下，即是胃的部位。心下痞，即胃部现痞满。

［38］内拘急，汪琥云："此寒气深入于里，寒主收引，当是腹以内拘急。"即是肚腹里有极不舒适的感觉。

［39］这里的紧脉，是营养不良，组织萎缩所致，不同于第 3 条和 192 条实证脉管壁紧张的紧脉。

［40］动经，成无已解释为外动经络，也就是因于发汗而牵动了经络内外的营血卫气的意思。

［41］钱潢云："冒者，蒙冒昏晕也，虚阳上冒于巅顶，则阳已离根而上脱。"

［42］叉手，即两手的手指相交，冒，作复字讲。冒心，即是两手交叉复按着心脏部。

［43］忪，音中，心动不定的形容词，又可以作惊字解。

［44］结脉和代脉，都是歇止脉。结脉的歇止，经停止后，后来的若干搏动便特别加快，企图借以补偿曾经歇止的至数。代脉的歇止，停止后，没有加速补偿的搏动。总是由于心肌衰弱，心脏张缩自有歇止的现象。

［45］四逆，就是四肢厥逆。只是手或足冷，叫作厥。上冷至肘，下冷至膝，叫作逆。

［46］却，是退后一步的意思，也就是稍缓一点的意思。

［47］这个胃字，基本还是指的肠。

［48］《金匮》云："奔豚病，从少腹起，上冲咽喉，发作欲死，复还止。"奔豚是心肝肾三藏的气分病，凡心气先伤，肝气便挟肾邪以上逆的，常患本病。

［49］十日以去，犹言十日以上。

［50］身躯两侧，从腋下至肋骨尽处，都叫作胁。

［51］高阳生《脉诀》云："促者，阳也，指下寻之极数，并居寸口曰促。"即是脉搏很促急的形状，手指下觉得脉搏相当的躁急，是正气加倍抵抗疾病的表现。

［52］不得息，这是呼吸有障碍，一般说"换不过气来"，就是这个意思。

［53］寒，指痰饮寒湿而言。

［54］这个阳明病，只是代表胃肠病，并不代表身热汗出大便

硬的里实证的阳明。

［55］乍，作忽字解。

［56］太阴属脾，脾属土，土居中央，因此，中央即是代表脾。治，作居处解。

［57］舒驰远云："所言有宿食者，即胃家实之互辞。"

［58］古人称本病传变为其他的病，而本病的病根子并没有除去，都叫作随经。如太阳病演变为阳明病，这个过程，便是太阳随经，犹言疾病随着太阳经脉的传导而变化了。

［59］钱潢云："结则脉来动而中止，气血凝滞，不相接续之脉也。"沉结，是血栓塞，血循环有障碍的脉搏，即是在沉部时而有息止的现象。

［60］谛，音帝，作审字解，方有执云："言如此则为血证审实，无可复疑也。"

［61］余，羡余也，太过的意思。余药，就是不要用太过的药物。

［62］关元，是任脉的经穴，在脐下三寸腹白线中，深部容小肠。

［63］固瘕，即《内经》所说的"大瘕泄"，以其深固不易愈，所以叫作固瘕。这条的阳明，也是指胃肠而言，不包括高热、脉洪大烦渴等证。

［64］哕，音月，即是呃逆。

［65］这个胃中，是指肠管。

［66］承气汤句，应在"燥屎"句下面，这里是补出那句的方子。

［67］是指燥屎的热气逆攻。

［68］色白，即小便清畅的意思。

［69］成无己云："除，去也，中，胃气也，言邪气太甚，除去胃气，胃欲引食自救，故暴能食也。"柯韵伯云："除中，则中空无阳，反见善食之状，俗云食禄将尽者是也。"

四、证状的分辨(中)

(十四) 小便不利、小便利

1. 亡津液的小便不利

【条文】

59 大下之后,复发汗,小便不利者,亡津液故也,勿治之[1],得小便利,必自愈。

110 太阳病,二日反躁,凡熨[2]其背而大汗出,大热入胃,胃中水竭,躁烦,必发评语,十余日,振栗自下利者,此为欲解也,故其汗。从腰以下不得汗,欲小便不得,反呕,欲失溲,足下恶风,大便鞕,小便当数,而反不数,及不多,大便已,头卓然[3]而痛,其人足心必热,谷气[4]下流故也。

107 伤寒八九日,下之,胸满烦惊,小便不利,评语,一身尽重,不可转侧者,柴胡加龙骨牡砺汤主之。

203 阳明病,本自汗出,医更重发汗,病已差,尚微烦不了了者,此必大便鞕故也。以亡津液,胃中干燥,故令大便鞕。当问其小便日几行。若本小便日三四行,今日再行,故知大便不久出,今为小便数少,以津液当还入胃中,故知不久必大便也。

242 患者小便不利,大便乍难乍易[5],时有微热,喘冒不能卧者,有燥屎也,宜大承气汤。

20 太阳病,发汗,遂漏不止……其人小便难……

111 太阳病中风,以火劫发汗,邪风被火热,血气流溢,失其常度,两阳相熏灼,其身发黄,阳盛则欲衄,阴虚小便难,阴阳俱虚竭,身体则枯燥,但头汗出,剂颈[6]而还,腹满微喘,口干咽烂,或不大便,久则评语,甚者至哕,手足躁扰捻衣摸床[7],小便利者,其人可治。

【综说】

《伤寒大白》说[8]:“医者欲知病人脏腑,必要问其从内走出者,故凡病当验二便。仲景以小便不利、小便赤,定伤寒里热,以小便利、小便白,定里无热。”伤寒论对小便的辨认,自然没有这样的机械,但小便的利不利,却和病变是有密切关系的,这里所列举的小便不利证,都是由于津液亡失所造成,所谓津液亡失,也就是体内水分的过分消耗。过汗过下过吐,都是亡失津液的主要原因,因此在施用汗法、吐法、下法时,总要注意到这问题,津液既亡失而致小便不利,治疗时便只能注意如何使津液得到恢复,而不是在利小便,59、110、203 等条关于这个道理都有很好的说明。

2. 蓄水的小便不利

【条文】

223 若脉浮发热,渴欲饮水,小便不利者,猪苓汤主之。

71 太阳病……若脉浮,小便不利,微热消渴[9]者,五苓散主之。

156 本以下之,故心下痞,与泻心汤,痞不解,其人渴而口燥烦,小便不利者,五苓散主之。

147 伤寒五六日,已发汗而复下之,胸胁满微结,小便不利……柴胡桂枝干姜汤主之。

【综说】

停有水饮而小便不利,这是排尿功能发生了障碍,不责之肾,便责之膀胱,如五苓散证的小便不利便在肾脏,猪苓汤证的小便不利,便在膀胱,根据临床经验,正因为五苓散证病变在肾,所以少腹不满;正因为猪苓汤证病变在膀胱,所以少腹多满。唯 147 条的小便不利,是水邪停畜在少阳三焦经,故用柴桂干姜汤的和解利水法。

3. 亡津液的小便利

【条文】

244 ……病人不恶寒而渴者,此转属阳明也。小便数[10]者,大便必鞕,不更衣[11]十日,无所苦也……

247 趺阳脉浮而涩,浮则胃气强,涩则小便数,浮涩相搏,大便则鞕,其脾为约[13],麻子仁丸主之。

250 太阳病,若吐若下若发汗后,微烦,小便数,大便因鞕者,与小承气汤和之愈。

233 阳明病,自汗出,若发汗,小便自利者,此为津液内竭,虽鞕不可攻之,当须自欲大便,宜蜜煎导而通之……

【综说】

以上列举的亡失津液,是限于肠管里的水分缺乏而言,不如前面所举小更不利的亡失津液,关系于全身的水分减少,所以小便不利的亡失津液,病情较重,小便利而大便硬的亡失津液病变较轻,因为这是局部的。但,虽为局部的,仍须考虑保持它的津液,所以233条说"虽鞕不可攻",纵然热甚,亦只合用小承气汤就行了。

4. 蓄血证的小便利

【条文】

124 ……其人发狂者,以热在下焦,少腹当鞕满,小便自利者,下血乃愈……抵当汤主之。

125 太阳病,身黄,脉沉结,少腹鞕……小便自利,其人如狂者,血证谛也,抵当汤主之。

126 伤寒有热,少腹满,应小便不利,今反利者,为有血也……

【综说】

蓄血证为什么小便很通畅呢?钱潢说:"热在阴分血分,无伤于阳分气分,则三焦之气化仍得运行,故小便自利也。"(《伤寒溯源集》卷一)蓄血证,仍属于热证实证里证,所以才用抵当汤的攻破剂。

5. 小便利不利与发黄的关系

【条文】

187 …… 太阴者,身当发黄,若小便自利者,不能发黄……

200 阳明病,被火[14],额上微汗出,而小便不利者,必发黄。

199 阳明病,无汗,小便不利,心中懊憹[15]者,身心发黄。

278 伤寒脉浮而缓,手足自温者,系在太阴。太阴当发身黄,若小便自利者,不能发黄……

134 太阳病……但头汗出,余处无汗,剂颈而还,小便不利,身必发黄。

195 阳明病,脉迟,食难用饱,饱则微烦头眩,必小便难,此欲作谷疸[16]……

206 阳明病,面合色赤,不可攻之,必发热色黄小便不利也。

【综说】

陆渊雷说:"黄疸病之治愈,黄色素必以小便为尾闾[17],观乎黄疸病人之小便奇黄,而茵陈以利小便治疸,可以知也。若使胆汁混入血液之始,其小便本自通利,则胆汁随入随泄,不致滞于肌肉而发黄,故曰小便自利者,不能发黄。"相反,小便不通利,黄色素(胆红素)没有去路,便无从排泄,所以小便不利的,便要发黄了。

6. 小便色白

【条文】

56 伤寒不大便六七日,头痛有热者,与承气汤,其小便清者,知不在里,仍在表也……

282 ……若小便色白者,少阴病形悉具。小便白者,以下焦虚有寒,不能制水,故令色白也。

339 伤寒……烦躁数日,少便利,色白者,此热除也……

【综说】

小便色白,也就是小便清亮的意思。从上列条文可以看出小便清亮有三种情况：第一主无里证，第二主阳虚证，第三是里热消退的证状。因为太阳主膀胱小肠，如两府有热，小便势必赤痛；如小便清，是病邪仍在太阳之经，未入于府，所以主无里证。小便白，为什么主无阳呢？曹颖甫云："考久病之人，小便必黄，黄者，阳气未绝于内也。至下焦虚寒，不能制阴寒之水，则肾阳已绝，故不受阳热蒸化，而小便反白，固知久病而小便色白者，皆危证也。"(《伤寒发微》少阴篇)程应旄云："此条下半截曰小便利色白，则上半截小便短色赤可知。"(《伤寒后条辨》厥阴篇)于此可知色白即清亮而不赤的意思，非如白羽之白也。程说指339条言。

(十五) 不大便

1. 实证

【条文】

56 伤寒不大便六七日，头痛有热者，与承气汤……

208 阳明病……手足濈然汗出者，此大便已鞕也，也承气汤主之……

212 伤寒……不大便五六日，上至十余日，日晡所发潮热……评语者，大承气汤主之……

220 ……潮热，手足漐漐汗出，大便难而评语者，下之则愈，宜大承气汤。

239 病人不大便五六日，绕脐痛，烦躁，发作有时者，此有燥屎，故使不大便也。

241 大下后，六七日不大便，烦不解，腹满痛，此有燥屎也，所以然者，本有宿食故也，宜大承气汤。

252 伤寒六七日，目中不了了[18]，睛不和[19]，无表里证[20]，大便难，身微热者，此为实也，急下之，宜大承气汤。

322 少阴病，六七日，腹胀不大便者，急下之，宜大承气汤。

179 问曰：病有太阳阳明者、有正阳阳明、有少阳阳明，何谓也？答曰：太阳阳明者，脾约是也；正阳阳明者，胃家实是也；少阳阳明者，发汗利小便已，胃中燥烦实，大便难是也。

【综说】

以上所举各条，都是阳明热实证的不大便，即是胃肠热盛，大便坚干不得出的证候，轻则如潮势、自汗、烦躁、腹满痛，重则如谵语、目中不了了、睛不和，这样的热盛里实证候，总宜攻下为是，如322条是少阴病转变而成的里证，还是选用承气汤来急下，张子和云："《内经》曰：脾为之使，胃为之市，人之食饮甘苦酸咸百种之味，杂凑于此，壅而不行，荡其旧而新之，亦脾胃之所望也。"(《儒门事亲》卷二)《内经》云："土郁则夺之。"(《素问·六元正纪大论》)伤寒论对里实证的不大便，以泻下为唯一的方法，也就是这一理论的发展，所以王冰注解这句话说："夺，谓下之令无壅碍也。"

2. 虚证

【条文】

214 ……与承气汤一升……若不转气者，勿更与之，明日又不大便，脉反微涩者，里虚也，也难治，不可更与承气汤也。

209 ……若不大便六七日，恐有燥屎，欲知之法，少与小承气汤，汤入腹中，转失气者，此有燥屎也，乃可攻之。若不转失气者，此但初头鞕，后必溏，不可攻之，攻之必胀满不能食也，欲饮水者，与水则哕……

251 ……若不大便六七日，小便少者，虽不受食，但初头鞕，后必溏，未定成鞕，攻之必溏……

【综说】

《内经》说："北方黑色，入通于肾，开窍于二阴。"(《素问·金匮真言论》)又说："肾苦燥，急食辛以润之。"(《素问·藏气法时论》)阳虚人不大便，一面固为阳气衰弱，不能推送；主要的还是由于肾燥的关系。以上三条的不大便，都属于阳虚证，所以都不宜攻下，纵然有"初头鞕"的阻塞情况，亦只能用当归、肉苁蓉之类，把仅有的一点硬便润滑下来，这就是“辛以润之”的道理,《伤寒论》没有处方,特补述如此。

3. 伤津

【条文】

213 阳明病,其人多汗,以津液外出,胃中燥,大便必鞕,鞕则谵语,小承气汤主之,若一服谵语止者,更莫复服。

218 伤寒四五日,脉沉而喘满,沉为在里,而反发其汗,津液越出,大便为难,表虚里实,久则谵语。

203 阳明病,本自汗出,医更重发汗,病已差[21],尚微烦不了了者,此必大便鞕故也,以亡津液,胃中干燥,故令大便鞕……

247 趺阳脉浮而涩,浮则胃气强,涩则小便数,浮涩相搏,大便则鞕,其脾为约,麻子仁丸主之。

245 脉阳微[22]而汗出少者,为自和也。汗出多者,为太过。阳脉实,因发其汗,出多者,亦为太过。太过者,为阳绝于里[23],亡津液,大便因鞕也。

250 太阳病,若吐,若下,若发汗后,微烦,小便数,大便因鞕者,与小承气汤和之愈。

【综说】

张石顽说:“或问干结之甚,硝黄亦可暂用否?曰:承气汤用硝黄,乃伤寒邪热入里,胃液干枯,肾水涸竭,故宜急下以救阴津为务。”(《伤寒缵论》)以上所举各条的津液亡失,都是由于发汗、催吐、泻下、利小便等,过分夺取水分所造成,因而各条证候,基本都属于阳性证,正因为如此,所以无论小承气汤也好,麻子仁丸也好,都有大黄、枳实、厚朴等攻下药。既伤津而犹用攻下药,也就是由于:①基本是阳性证。②正如张石顽所说,目的在急下救阴津。他如老人虚人,及病后肾水本亏,以致大便燥结的,便不能一概施用这种方法。张石顽治失血后烦渴,大便不通的,用一味生地黄捣汁服。大病后,不得寐,大便不通的,用一味熟枣仁,擂水用渣,煮粥频食。血枯而大便燥结的,用熟地黄蜜煎服。老人血枯便闭的,用生地黄、当归身、鲜首乌各四两,广皮一两,熬膏顿热服。肾脏血虚,大肠风秘的,用生何首乌,捣自然汁一盏,和白蜜顿热服等方法,很值得采用。

(十六) 下利

1. 下利的原因

【条文】

32 太阳与阳明合病[24]者,必自下利……

277 自利不渴者,属太阴,以其藏有寒故也,当温之,宜服四逆辈[25]。

282 ……自利而渴者,属少阴也,虚故引水自救……

105 ……若自下利者,脉当微厥[26],今反和者[27]此为内实也,调胃承气汤主之。

【综说】

下利,就是一般说的腹泻。成无已说:"伤寒自利多种,须知冷热虚实消息。"如32条是偏于表证,277、282两条为虚寒证,105条为里热证,即此已足以说明无论表里寒热虚实邪气,都足以招致下利,不要执一而论。

2. 表证

【条文】

34 太阳病,桂枝证,医反下之,利遂不止,脉促者,表未解也,喘而汗出者,葛根黄芩黄连汤主之。

32 太阳与阳明合病者,必自下利,葛根汤主之。

【综说】

《明论理》说:"太阳阳明合病,为在表者也,虽曰下利,必发散经中邪气而后已。"前条是表证而有里热的下利,后条是表证而无里热的下利,所以前条着重解表而清里热,后条只是着重解太阳表邪,达到和阳明之里的目的就行了。

3. 里热证

【条文】

371 热利下重者,白头翁汤主之。

373 下利欲饮水者,以有热故也,白头翁汤主之。

375 下利更烦,按之心下濡者,为虚烦[28]也,宜栀子豉汤。

【综说】

《内经》说:"火淫所胜,民病注泄赤白,少腹痛,尿赤,甚则便血,少阴同候。"(《素问·至真要大论》)又说:"脐以上皮热,肠中热,则出黄如糜。"(《灵枢·师传》篇)这些都是里热下利的证状在《内经》中的描写,同时里热下利,多手足不寒而脉数,秽气逼人,也是临床上所习见的。上列两条文的里热下利候,证状不具备,因此略述如此。凡里热下利,多为实证,所以白头翁、秦皮清凉破血分之热,黄连、黄柏苦燥除下焦之湿,湿热去,利便止。但是,还另有一种热利,便不能与此同日而语了,如163条说:"太阳病,外证未除,而数下之,遂协热而利,利下不止,心下痞鞕,表里不解者,桂枝人参汤主之。"协,当虚字或怯字讲,就是正气虚怯,所谓热,是指太阳病发热恶寒的表邪,并不是真正的热,所谓协热,也就是正气虚,表邪内陷的意思,所以才用桂枝人参汤的辛温药来培补正气,缓解表邪。

4. 虚寒证

【条文】

225 脉浮而迟,表热里寒[29],下利清谷者,四逆汤主之。

353 ……下利厥逆而恶寒者,四逆汤主之。

317 少阴病,下利清谷,里寒外热,手足厥逆,脉微欲绝,身反不恶寒,其人面色赤,或腹痛,或干呕,或咽痛,或利止脉不出者,通脉四逆汤主之。

370 下利清谷,里寒外热,汗出而厥者,通脉四逆汤主之。

315 少阴病,下利脉微者,与白通汤;利不止,厥逆无脉,干呕烦者,白通加猪胆汁汤主之……

316 少阴病,二三日不已,至四五日,腹痛,小便不利,四肢沉重疼痛,自下利者,此为有水气……真武汤主之。

325 少阴病,下利,脉微涩,呕而汗出,必数更衣,反少者[30],当温其上,灸之[31]。

159 伤寒,服汤药,下利不止,心下痞鞕,服泻心汤已,复以他药下之,利不止,医以理中与之,利益甚,理中者,理中焦,此利在下焦,赤石脂禹余粮汤主之,复不止者,当利其小便。

【综说】

《景岳全书》说:"脾弱者,因虚所以易泻,因泻所以愈虚,盖关门不固,则气随泻去,气去则阳衰,阳衰则寒从中生,固不必外受风寒而始谓之寒也。且阴寒性降,下必及肾,故泻多必亡阴,谓亡其阴中之阳耳,所以泄泻不愈,必自太阴,传于少阴。"(卷二十四)以上所列各条的虚寒证,就是阳虚而寒生的证候,并不同于风寒的寒。其实就是阳虚证,因而各条处方,都以温经扶阳的四逆汤为主。阳,即指功能言。下利的阳虚,不责之脾阳,便责这肾阳。脾主吸收,运输津液,脾的功能弱了,便不能很好地发挥吸收作用,至津液下迫而腹泻。肾主分别清浊,肾的功能衰减了,失掉分清滤浊的作用,便水谷不分而下利。《伤寒明理论》说:"自利宜若可温,理中、白通,诸四逆辈,皆温藏止利之剂。"都尽见于以上各条了。

5. 伤阴证

【条文】

310 少阴病,下利咽痛,胸满[32]心烦,猪肤汤主之。

319 少阴病,下利六七日,欬而呕渴,心烦不得眠者,猪苓汤主之。

【综说】

下利直接损伤津液,所以下利伤阴,自是意中事,310 条阴伤而热不盛,319 条阴伤而虚火炽,所以前者用润法,后者重清法,润所以滋燥,清所以存津,伤阴虽属同类,而一润一清,法又迥然各别。

6. 气郁证

【条文】

318 少阴病，四逆，其人或咳，或悸，或小便不利，或腹中痛，或泄利下重者，四逆散主之。

【综说】

《医宗金鉴》说："四逆，虽阴盛不能外温，然亦有阳为阴郁，不得宣达，而令四肢逆冷者，但四逆而无诸寒热证，是既无可温之寒，又无可下之热，惟宜疏畅其阳，故用四逆散主之。"即是说本证并不是真正的阳虚，而是阴盛格阳于里，阳气不能外达的郁结证。也就是气血循环有障碍所致。

7．里实证

【条文】

321 少阴病，自利清水，色纯青，心下必痛，口干燥者，可下之，宜大承气汤。

374 下利评语者，有燥屎也，宜小承气汤。

【综说】

《伤寒明理论》说："肠胃有积结，与下焦客邪，皆温剂不能止之，必也或攻泄之，或分利之而后已。"这说明下利不仅有热证，还有里实证，非攻泄不能除去的。为什么下利还有里实证呢？陆渊雷说："自利清水，即后人所谓热结旁流也，因肠中有燥屎，刺激肠黏膜，使肠液分泌异常亢进所致，色纯青，则胆汁之分泌亦亢进矣。"（《伤寒今释》卷七）《医宗金鉴》亦说："燥屎不在大便鞕与不鞕，而在里之急与不急，便之臭与不臭也。"可见燥屎无非是燥热性质的粪便的意思，并不一定是干燥，因此，下利与燥屎，并不矛盾的，尽管在下利，仍得用攻泄的方剂来清热去实。《素问·至真要大论》所谓"通因通用"，也就是这个道理。

8．半表半里证

【条文】

104 伤寒十三日不解，胸胁满而呕，日晡所发潮热，已而微利，此本柴胡证……先宜服小柴胡汤以解外，后以柴胡加芒硝汤主之。

165 伤寒发热，汗出不解，心下痞鞕，呕吐而下利者，大柴胡汤主之。

172 太阳与少阴合病，自下利者，与黄芩汤……

【综说】

病在半表半里，只宜和解，104 条在 13 日以上还有伤寒表证，是偏于半表，所以先用小柴胡汤。165 条已出汗而痞鞕下利犹甚，是偏于半里，所以用大柴胡汤。172 条表里邪气无所轻重，所以用黄芩汤抑阳泄阴，平调脾胃来和解。

9．治疗的原则

【条文】

152 太阳中风，下利呕逆，表解者，乃可攻之……

372 下利腹胀满，身体疼痛者，先温其里，乃攻其表，温里宜四逆汤，攻表宜桂枝汤。

385 恶寒脉微而复利，利止，亡血也，四逆加人参汤主之。

【综说】

下利，本是里证，随里证的虚实寒热而治疗，是不会错误的。如同时有表证存在时，也得配合里证的虚实而治疗，152 条是表里两实证，所以先解表后攻里。372 条是表里两虚，所以要先温里后解表，358 条基本是阳虚证，所以便得用四逆加人参汤来温里扶阳。

10．下利机势的好转

【条文】

360 下利有微热而渴，脉弱者，今自愈。

361 下利脉数，有微热汗出，今自愈……

367 下利脉数而渴者，今自愈，设不差，必清脓血，以有热故也。

287 少阴病，脉紧，至七八日，自下利，脉暴微，手足反温，脉紧反去者，为欲解也，虽烦下利，必自愈。

292 少阴病，吐利，手足不逆冷，反发热者，不死，脉不至者，灸少阴七壮。

288 少阴病下利，若利自止，恶寒而踡卧，手足温者，可治。

【综说】

下利最易伤津或者使阳气下脱。但上列各条下利病机的好转，都表现在阳气的逐渐恢复，360、361 两条的微热，292 条的发热，367 条的脉数，387、288 两条的手足温，都是阳气好转的主要证状。陆渊雷说："津伤而阳不亡者，其津自能再生，阳亡而津不伤者，其津亦无后继，是以良工治病，不患津之伤，而患阳之亡，阳明病之津液干枯，津伤而阳不亡也，撤其热则津自复，少阴病之津液干枯，阳亡而津不继也，回其阳则津自生。"(《伤寒今释》太阳篇)上列各证，津虽已伤，阳却未亡，所以是病机好转的现象。

11. 下利病机的恶化

【条文】

362 下利手足厥冷，无脉者，灸之，不温，若脉不还，反微喘者死……

346 伤寒六七日不利，便发热而利，其人汗出不止者死，有阴无阳故也。

295 少阴病，恶寒，身踡而利，手足逆冷者不治。

297 少阴病，下利止而头眩，时时自冒者[33]，死。

357 伤寒六七日，大下后，寸脉沉而迟，手足厥逆，下部脉不至[34]，喉咽不利，唾脓血，泄利不止者，为难治……

296 少阴病，吐利躁烦，四逆者死。

345 伤寒发热，下利至甚，厥不止者，死。

300 少阴病，脉微细沉，但欲卧，汗出不烦，自欲吐，至五六日，自利，复烦躁不得卧寐者，死。

369 伤寒下利，日十余行，脉反实[35]者，死。

【综说】

前面所举下利病机好转的证状，是阳气犹在，这里所列举下利病机恶化各条,是阳气亡失,如各条中所述的无脉,不温、恶寒、身踡、手足逆冷,脉沉迟不至,厥不止等证状,无一不是由于阳气亡失所造成,至于微喘,汗出不止,时时自冒,躁烦等,正是阳气将脱未脱的机热。《伤寒明理论》云:“大抵下利脱气至急,五夺之中,此为甚者。《金匮要略》曰:六府气绝于外者,手足寒,五藏气绝于内者,利下不禁。”气绝于外,即是阳气的外脱、上脱,360 条的微喘,346 条的汗出不止属之。气绝于内,即是阳气的下脱,257 条的泄利不止属之。

12. 顺逆机势的窥测

【条文】

358 伤寒四五日,腹中痛,若转气下趣[36]少腹者,此欲自利也。

368 下利后脉绝,手足厥冷,晬时脉还,手足温者生,脉不还者,死。

315 少阴病,下利脉微者,与白通汤,利不止,厥逆无脉,干呕烦者,白通加猪胆汁汤主之。服汤,脉暴出者死,微续者生。

366 下利脉沉而迟,其人面少赤,身有微热,下利清谷者,必郁冒汗[37]出而解,病人必微厥,所以然者,其面戴阳[38],下虚故也。

365 下利,脉沉弦者,下重也;脉大者,为未止;脉微弱数者,为欲自止,虽发热不死。

【综说】

通过以上所举条文,知道下利的好转与否,仍决定于阳气的是否能恢复,358 条腹痛转气下趣,是脾阳虚弱,阴邪里盛,所以便是下利发作之征。以下几条,脉绝手足冷是阳气衰,脉还手足温是阳气回;脉暴出是阳气衰,脉微续是阳气回;下虚面是阳气衰,面少赤身微热是阳气回。阳气衰者凶,阳气回者吉,这是窥测下利机转的主要关键。参照前面病机好转和机势恶化两部分读,更是全面了。

（十七）便脓血

1. 便血的先兆

【条文】

114 太阳病，以火熏之，下得汗，其人必躁，到经[39]不解，必清血[40]，名为火邪。

293 少阴病，八九日，一身手足尽热者，以热在膀胱，必便血也。

334 伤寒先厥后发热，下利必自止，而反汗出，咽中痛者，其喉为痹[41]。发热无汗，而利必自止，若不止，必便脓血，便脓血者，其喉不痹。

341 伤寒发热四日，厥反三日，复热四日，厥少热多者，其病当愈，四日至七日热不除者，必便脓血。

258 若脉数不解，而下不止，必协热便脓血也。

339 伤寒……若厥[42]而呕，胸胁烦满者，其后必便血。

363 下利，寸脉反浮数，尺中自涩者，必清脓血。

367 下利，脉数而渴者，今自愈，设不差，必清脓血，以有热故也。

84 淋家不可发汗，发汗必便血。

【综说】

《释名》说："脓，脓也，汁脓厚也。"（卷二释形体）脓血，即所下的血颇稠脓的意思，不必解释为溃脓的脓。张景岳说："大便下血，多由肠胃之火，盖大肠小肠，皆属于胃也，但血在便前者，其来近，近者，或在广肠，或在肛门，血在便后者，其来远，远者，或在小肠，或在于胃，虽血之妄行，由火者多，然未必尽由于火也。"（《景岳全书》卷三十）上列各条，多半都属热证。114 条为热邪内陷，属实证，以下各条虽为热邪，阴却先伤，84 条是尿血证，只是附列于此。

2. 治例

【条文】

306 少阴病,下利便脓血者,桃花汤主之。

307 少阴病,二三日至四五日,腹痛,小便不利,下利不止,便脓血者,桃花汤主之。

308 少阴病,下利便脓血者,可刺[43]。

【综说】

306、307两条,均为虚寒滑脱证,所以都用桃花汤来温寒涩血,308条与前部分所举的293条是一致的,所以便用刺法来泄热,可刺少阴经的幽门交信等穴。

(十八) 衄血

1. 阳盛

【条文】

46 太阳病,脉浮紧,无汗,发热身疼痛,八九日不解,表证仍在,此当发其汗。服药已,微除,其人发烦目瞑[44],剧者必衄,衄乃解,所以然者,阳气重故也,麻黄汤主之[45]。

111 太阳病,中风,以火劫发汗,邪风被火热,血气流溢,失其常度,两阳相熏灼,其身发黄,阳盛则欲衄……

227 脉浮发热,口干鼻燥,能食则衄。

202 阳明病,口燥但欲漱水,不欲咽[46]者,此必衄。

【综说】

《伤寒明理论》云:"《千金翼》曰,吐血有三种,一曰肺疽,二曰伤胃,三曰内衄。既吐血家谓之内衄,则其鼻中出血者,可谓之外衄,是经络之血妄行也,经络热盛,阳气拥重,迫血妄行,出于鼻,则为衄。"凡是衄血不是表热,就是血热,46、111两条都是表热;227、202两条,都是血热,表热宜表散,血热宜清解。

2. 强迫发汗的险证

【条文】

294 少阴病,但厥无汗,而强发之,必动其血,未知从何道出,或从口鼻,或从目出者,是名下厥上竭[47],为难治。

【综说】

张锡驹说:"但厥无汗者,阳气微也,夫汗虽血液,皆由阳气之熏蒸宣发而出也,今少阴生阳衰微,不能蒸发,故无汗,强发之,不能作汗,反动其经隧之血,从空窍而出也。"(《伤寒直解》少阴篇)下厥即是亡阳,上竭即是伤津,既伤津又亡阳,所以难治。

3. 自愈证的机势

【条文】

47 太阳病,脉浮紧,发热身无汗,自衄者愈。

【综说】

《医宗金鉴》说:"太阳病凡从外解者,惟汗与衄二者而已,今既失汗于营,则营中血热,妄行自衄,热随衄解,必自愈矣。"(辨太阳中篇)热随衄解,一般人称为发红汗,因汗亦为血之液也。

4. 治则

【条文】

86 衄家不可发汗,汗出必额上陷脉急紧[48],直视不能眴[49],不得眠[50]。

【综说】

成无已云:"衄者,上焦亡血也。若发汗,则上焦津液枯,经络干涩,故额上陷脉急紧。诸脉者,皆属于目,筋脉紧急,则牵引其目,故直视不能眴。针经曰,阴气虚则目不瞑。"(《伤寒论注》太阳中篇)也就是高度伤阴的结果。

(十九) 渴

1. 热盛

【条文】

26 服桂枝汤,大汗出后,大烦渴不解,脉洪大者,白虎加人参汤主之。

168 伤寒若吐若下后,七八日不解,热结在里,表里俱热,时时恶风,大渴,舌上干燥而烦,欲饮水数升者,白虎加人参汤主之。

170 伤寒脉浮,发热无汗,其表不解,不可与白虎汤,渴欲饮水,无表证者,白虎加人参汤主之。

169 伤寒无大热,口燥渴,心烦,背微恶寒者,白虎加人参汤主之。

222 若渴欲饮水,口干舌燥者,白虎加人参汤主之。

373 下利欲饮水者,以有热故也,白头翁汤主之。

【综说】

《伤寒溯源集》云:"夫渴不渴,乃有热无热之大分别也。里无热邪,口必不渴,设或口渴,乃下焦无火,津液不得蒸腾,致口无津液耳。然虽渴亦不能多饮。若胃果热燥,自当渴欲饮水,此必然之理也,宁有里无热邪,而能饮水者乎。"(卷十厥阴篇)高热水分消失过多了,所以便缺水发渴。上列各条都是高热伤津证,所以都用白虎加人参汤。即白头翁汤,亦是清热有余的方剂。

2. 蓄水

【条文】

71 ……若脉浮,小便不利,微热消渴者,五苓散主之。

74 中风发热,六七日不解而烦,有表里证[51],渴欲饮水,水入则吐者,名曰水逆,五苓散主之。

72 发汗已,脉浮数,烦渴者,五苓散主之。

244 太阳病……渴欲饮水,少少与之,但以法救之。渴者,宜五苓散。

【综说】

五苓散证,主要是由于肾脏泌尿功能障碍,而小便不利,血液中水毒充积,胃肠便不能再吸收水分入血,胃里亦发生蓄水,这样体液代谢障碍的结果,唾腺和口腔黏膜还是不分泌,所以还是口渴,因而知道了缺水或蓄水,同样会引起口渴,缺水的便补充水分,如白虎加人参汤,虽然一面在清热,一面也在生津液;蓄水的便要利水,五苓散的止渴,主要就是在排除蓄水,他如猪苓汤证(223、319 条)的渴,亦同一理由,不过它的病变在膀胱就是了。

3. 伤阴

【条文】

282 少阴病,欲吐不吐,心烦,但欲寐,五六日自利而渴者,属少阴也,虚故引水自救……

329 厥阴病渴欲饮水者,少少与之愈。

326 厥阴之为病,消渴,气上撞心,心中疼热,饥而不欲食,食即吐蚘,下之利不止。

【综说】

《伤寒明理论》云:“邪气初传入里,热气散漫,未收敛成热,熏蒸焦膈,搏耗津液,遂成渴也,病人虽渴,欲得饮水,又不可多与之,若饮水过多,热少不能消,故复为停饮诸疾。”凡属阴证的渴,多半都没有实热,只是津液竭而虚阳扰的缘故,因此,不仅不要恣用寒凉,即水亦不能多与了。所列三条,都是阴伤而虚火扰于上之证,所以魏荔彤在 282 条还主以附子汤温少阴。

(二十) 呕吐

1. 半表半里证

【条文】

146 伤寒六七日,发热微恶寒,支节烦疼,微呕,心下支结[52],外证未去者,柴胡桂枝汤主之。

149 伤寒五六日,呕而发热者,柴胡汤证具,而以他药下之,柴胡证仍在者,复与柴胡汤……

33 太阳与阳明合病,不下利,但呕者,葛根加半夏汤主之。

185 ……伤寒发热无汗,呕不能食,而反汗出濈濈然者,是转属阳明也。

379 呕而发热者,小柴胡汤主之。

230 阳明病,胁下鞕满,不大便而呕,舌上白胎者,可与小柴胡汤。上焦得通,津液得下,胃气因和,身濈然汗出而解。

【综说】

《伤寒明理论》云:"呕者,有声者也,俗谓之啘吐者,吐出其物也,故有干呕而无干吐,是以干呕则曰食谷欲呕,及吐则曰欲食入口即吐,则呕吐之有轻重可知矣。大抵伤寒表邪欲传里,里气上逆,则为呕也,是以半表半里证,多云呕也。伤寒三日,三阳为尽,三阴当受邪,其人反能食而不呕,此为三阴不受邪,是知邪气传里者,必致呕也。"呕吐虽为里证,而犹半偏于表,所以临床治疗呕吐从少阳着手,最是万全。上列各条,除用柴胡等汤,显然为半表里证外,他如33条也是由表病而引起里气不和的呕,185条在没有转属阳明以前,仍为太阳表邪渐侵及里的征象,所以都属于半表里证。

2. 热证

【条文】

172 太阳与少阳合病,自下利者,与黄芩汤,若呕者,黄芩加半夏生姜汤主之。

173 伤寒胸中有热,胃中有邪气,腹中痛,欲呕吐者,黄连汤主之。

【综说】

《素问·至真要大论》云:"诸逆冲上,皆属于火。"又说:"诸呕吐酸,暴注下迫,皆属于热。"都是就呕吐热证而言,凡属热证,热去而呕止,黄芩黄连均为主要药。黄连汤中虽有温热药,是为驱中焦之寒用的,但仍赖黄连来清胸中之热。

3. 寒证

【条文】

243 食谷欲呕,属阳明[53]也,吴茱萸汤主之。

377 呕而脉弱,小便复利,身有微热,见厥者难治,四逆汤主之。

378 干呕吐涎沫，头痛者，吴茱萸汤主之。

324 少阴病，饮食入口即吐，心中温温[54]欲吐，复不能吐，始得之，手足寒，脉弦迟者，此胸中实，不可下也，当吐之，若膈上有寒饮。干呕者，不可吐也，当温之，宜四逆汤。

【综说】

《素问·举痛论》云："寒气客于肠胃，厥逆上出，故痛而呕也。"所谓寒气，也就是阳虚而现的阴寒之气。吴茱萸汤和四逆汤都是温扶阳气的药，不过吴茱萸汤偏于中上焦，四逆汤偏于中下焦，吴茱萸汤着重扶脾阳，散寒气，四逆汤着重温肾阳，回厥逆。

4. 水气

【条文】

40 伤寒表不解，心下有水气[55]，干呕发热而咳，或渴，或利，或噎[56]，或小便不利少腹满，或喘者，小青龙汤主之。

152 太阳中风，下利呕逆，表解者，乃可攻之，其人汗漐漐出，发作有时，头痛，心下痞鞕满，引胁下痛，干呕短气，汗出不恶寒者，此表解里未和也，十枣汤主之。

319 少阴病，下利六七日，咳而呕渴，心烦不得眠者，猪苓汤主之。

【综说】

上列三条的呕，都有水气。40 条是表未解而里有水气，152 条是表已解而里有水饮，319 条是阴伤而有停饮，所以各证的治疗虽迥然不同，而唯一的目的，仍在除水气以止呕逆。

5. 误治变证

【条文】

103 太阳病，过经[57]十余日，反二三下之，反四五日，柴胡证仍在者，先与小柴胡，呕不止，心下急，郁郁[58]微烦者，为未解也，与大柴胡汤下之则愈。

123 太阳病，过经十余日，心下温温欲吐，而胸中痛，大便反溏,腹微满,郁郁微烦。先此时自极吐下者,与调胃承气汤,若不尔者,不可与。但欲呕,胸中痛,微溏者,此非柴胡汤证,以呕,故知极吐下[59]也。

158 伤寒中风,医反下之,其人下利日数十行,谷不化,腹中雷鸣,心下痞鞕而满,干呕,心烦不得安……

359 伤寒本自寒下[60],医复吐下之,寒格[61]更逆吐下,若食入即吐,干姜黄芩黄连人参汤主之。

【综说】

所举四条误治的呕吐,前三条是表证误下,后一条是里虚误下,表证误下的,邪陷于里,气逆呕吐;里虚误下的,脾阳益伤,气逆呕吐,表证误治的,如邪未深入,仍当从表解,如已深入而为实证,便得清里。里虚气逆,仍应补虚以降逆,所以人参干姜,万不可少。

6. 治疗原则

【条文】

204 伤寒呕多,虽有阳明证,不可攻之。

376 呕家有痈脓者,不可治呕,脓尽自愈。

【综说】

呕是气机向上向外,所以古人认为呕偏于表,而伤寒论第一次用桂枝汤,便有鼻鸣干呕证,可以想见,因此,呕证多时,纵有阳明证,亦不能攻里了,这是治呕的原则之一。呕吐便用止法,这是一般都了解的,但亦必明确遭致呕吐原因之所在,376 条虽是举例,已足以类推应用了。

(二十一) 哕

1. 原因

【条文】

194 阳明病,不能食,攻其热必哕,所以然者,胃中虚冷故也。以其人本虚,攻其热必哕。

226 若胃中虚冷,不能食者,饮水则哕。

380 伤寒大吐大下之,极虚,复极汗者,其人外气怫郁[62],复与之水[63],以发其汗,因得哕,所以然者,胃中寒冷故也。

111 太阳病中风,以火劫发汗,邪风被火热……久则谵语,甚者至哕……

【综说】

张志聪说:“高子曰:遍阅诸经,止有哕而无呃,则哕之为呃也,确乎不易,凡经论之言哕者,俱作呃解无疑。”(《伤寒论集注》阳明篇)哕,即是呃逆。成无己说:“胃受疾故哕。”从上列条文来看,前三条都说胃中虚冷才得哕,可见确是胃病,但有寒热之分,前三条都是胃寒证,也就是胃气虚逆;后一条是胃热证,也就是热盛气逆。

2. 治疗

【条文】

231 阳明中风,脉弦浮大而短气,腹都满,胁下及心痛,久按之气不通,鼻干,不得汗,嗜卧,一身及目悉黄,小便难,有潮热,时时哕,耳前后肿[65],刺之小差[66],外不解,病过十日,脉续浮者,与小柴胡汤。

232 脉但浮,无余证者,与麻黄汤,若不尿,腹满加哕者,不治。

381 伤寒哕而腹满,视其前后,知何部不利,利之即愈。

【综说】

呃逆,无论其为寒为热,为虚为实,总属于气分的病,气都没有,当然便不会呃逆了。231 条是少阳半表里的经气不和,所以用小柴胡汤来和解。381 条是里实不通,气不得下泄,反而上逆,所以主利前后。232 条是闭证,三焦之气不复流通,邪气永无出路,所以主不治。

提纲

(1) 小便利是亡津液的先兆,小便不利是亡津液的后果;蓄水可以使小便不利,蓄血无妨于气,所以小便仍然通利。

(2) 黄疸病以小便为尾间,所以小便的利不利,直接影响它,最应留意。小便清利,亦有虚实两面,应结合证候来辨识它。

(3) 实证的不大便,是里热邪盛,虚证的不大便,分阴阳两种类型,阳虚证,先鞕后溏居多,为肾燥,阴虚证是津液损耗,坚干不得出,为脾约。

(4) 下利总属里证,只是有寒热虚实的不同,有表证时,亦是表而兼里。

(5) 下利是直接损耗津液的,但关键还不在此,重点应摆在扶阳,因为阴伤了阳不亡,可望再生;亡了阳,便毫无办法了。

(6) 便血证虽然多半属热,但便血后,阴无有不伤的,所以便血的脉象,寸反数而尺自涩。

(7) 衄血证总以表热居多,所以衄血后表证可以自愈,衄血也同便血一样,热自热,阴仍虚,因而衄家不能发汗。

(8) 热盛、蓄水、伤津,都能使人渴,热盛之渴必引饮,蓄水之渴,常小便不利,伤津之渴,总属虚热,所以不能给予水。

(9) 呕吐为半表半里证,唯偏于半表,所以呕证不能用攻里的疗法。

(10) 哕即呃逆,约分寒热两种类型,寒为虚,热为实,但无论为虚为实,总属胃气上逆。

复习题

(1) 试述小便利、小便不利都为亡津液的所以然。

(2) 大便不利,是胃家实,为什么下利亦有实证呢?

(3) 衄证不宜发汗,在临床上有什么意义?

(4) 伤津固然发渴,为什么停饮也会使人渴呢?

(5) 呕偏于表,你作如何体会?

(6) 试分述寒热哕逆的所以然。

注解

[1] 勿治,是说不要用利小便的药,不是说不医治。

[2] 熨,是古代热疗法之一。《灵枢·寿夭刚柔》篇会:“刺大人者,以药熨之。”《千金方》里有熨背散,计乌头、细辛、附子、羌活、蜀椒、桂心各一两,川芎一两二钱五分,捣筛,醋拌绵裹,微火炙令暖,以熨背上。

[3] 释名云:“卓,超卓也。”即痛的程度,超越一般,便叫卓然而痛。

[4] 谷气,即指饮食后所产生的热。《灵枢·刺节真邪》篇云:“真气者所受于天,与谷气并而充身者也。”意思说人体的生存,一面靠吸入天空间的真气,一面靠饮食所变化的谷气。这种谷气,也叫作阳气。

[5] 王宇泰云:“此证不宜妄动,必以手按之,大便有鞕块,喘冒不卧,方可下之,何也?乍难乍易也。”本条应分做两截看,时有微热以上的证状,阴虚津少,不可攻下;喘冒以下的证状是热实证,才可攻下。

[6] 剂,读如携,俗读如基字的音,作“齐截”两个字解。剂颈而还,犹言头出汗,到颈部就截止没有了。

[7] 捻,音聂,指捏也。捻衣摸床,是患者无意识地摸衣摸床,也就是神识不清的脑证状。

[8]《伤寒大白》,是清代秦之桢著的书,书中每以河北、长沙与江浙对举,好像长沙亦在北方似的,殊欠精审,共四卷。

[9] 这消渴,不是饮一溲一的消渴病,而是喝了不少的水,仍然口渴,水好像是暗中消失了似的。

[10] 数,读成朔字的音,作频数解,也就是多的意思。

[11] 更,读成艮字的音。更衣,即是更换衣服。古人入厕所,要更换衣服,所以更衣就是代表解大便的名词。

[12] 趺阳,即冲阳穴,在足背的第二、第三跖骨间,分布胫前动脉,属足阳明胃经,古人以趺阳脉候脾胃。涩脉,是阳虚脉,凡血虚津枯的,脉搏总现涩。涩的形象是虚细迟缓,枯涩而滞,往来极难。

［13］ 陆渊雷云:“细绎古书所谓脾,本指小肠之吸收作用,推而广之,一切脏器组织之吸收毛细动脉以自养,淋巴管之吸收组织液,莫不谓之脾焉,脾约云者,肠部吸收肠管中水分之力强,故小便数而大便鞕,然其吸收动脉血以自养之力弱,故肠管之自身,无液为养,有似乎俭约,于是肠黏膜不能分泌黏液。以滑润其大便,又有似乎约束也。”

［14］ 如烧艾、火熏、熨背等,都是属于火热疗法。

［15］ 懊,音咬。侬,音农。心里极度的烦躁不安,便叫懊侬。

［16］ 谷疸,与现代所谓肠炎并发黄疸的说法颇近似。《金匮》云:“谷气不消,胃中苦浊,热流膀胱,身体尽黄,名曰谷疸。”

［17］ 尾闾,是海水所从出的地方,语见《庄子》,它说:“天下之水,莫大于海,万川归之,不知何时止而不盈,尾闾泄之,不知何时已而不虚。”换言之,尾闾,好比一般人说的漏洞。

［18］ 眼睛看东西不明了,就是不了了。

［19］ 汪琥云:“乃医者视病人之睛光,或昏暗,或散乱,是为睛不和。”

［20］ 无表里证,即是无少阳半表半里证的意思。

［21］ 见“症状的分辨(上)”注［17］。

［22］《医宗金鉴》云:“脉阳微,谓脉浮无力而微也;阳脉实,谓脉浮有力而盛也。”

［23］ 阳绝于里,程应旄说:“阳气闭绝于里,而不下通也。”

［24］ 成无已云:“伤寒有合病,有并病。本太阳病不解,并于阳明者,谓之并病。二经俱受邪,相合病者,谓之合病,合病者,邪气盛也。”

［25］ 辈,作类字解。

［26］《伤寒论》原本“不可下”篇云:“厥者,脉初来大,渐渐小,更来渐大。”是微厥脉,属于里虚证的脉搏,不是脉微而手足厥逆的意思。

［27］《医宗金鉴》云:“脉反和,言其脉与阳明府证不相背之意,若脉果调和,则无病也。”若要脉与证不相背,当是滑数洪大等脉。

［28］ 柯韵伯云:“虚烦,对实热而言,是空虚之虚,不是虚弱之

虚。"唯其空虚,所以按之而濡。濡,就是软弱的意思,这是由于邪热未尽的缘故,不是由于胃实不除。

[29] 钱潢《伤寒溯源集》云:"虚阳在外故脉浮,阴寒在里故脉迟,所以下利清谷,此为真寒假热。"

[30] 钱潢云:"必数更衣反少者,即里急后重之谓也。"

[31] 方有执云:"上,谓顶百会是也。"即是在百会穴进行温灸治疗。

[32] 满,同懑字,即烦闷的意思,不是胀满。

[33] 钱潢云:"冒者,蒙冒昏晕也,虚阳上冒于巅顶,则阳已离根而上脱也。"

[34] 下部脉不至,指足部趺阳脉的歇止而言。

[35] 陆渊雷云:"下利脉实,乃心脏起虚性兴奋,以图背城借一,卒之心脏愈益罢敝以死。愚所经验,但觉血液在血管中劲疾直前,不复有波动起落,盖脉管已失弹力,而心脏之虚性兴奋未已也,若是者,其死不出一周时。"

[36] 趣,音娶,作疾字讲,也就是疾走的意思。

[37] 汪琥云:"郁冒若,头目之际,郁然昏冒。乃真阳之气,能胜寒邪,里阳回而表和顺也。"

[38] 《伤寒绪论》云:"戴阳者,面赤如微酣之状,为浮火上冲,水极似火也。阳已戴于面而不知者,更行发散,则孤阳飞越,危殆立至矣。"即是虚阳上泛,阴伤已极的证候。

[39] 程应旄云:"到经,随经人里也。"

[40] 方有执云:"清血,便血也。"

[41] 汪琥云:"痹者,闭也,以此解咽中痛甚,其喉必闭而不能。"

[42] 程应旄云:"厥为热厥之例。"

[43] 《补亡论》常器之云:"可刺幽门交信。"幽门在腹上部第七肋软骨附着部下际,交信在足内踝直上约二寸,均为少阴肾经穴。

[44] 瞑,音明,寐也。目瞑,是由于发高热。心烦晕眩,而欲闭目求得一时安静的状态。

[45] 这句应该读在"此当发其汗"句下。

[46] 咽,音晏,吞也。

［47］ 陆渊雷云:“下厥上竭,谓阳厥于下,阴竭于上,盖以真阳出于下焦肾中,故云下厥。”

［48］ 陷脉,即深陷在额颅骨里面的经脉,《灵枢·九针十二》原云:“针陷脉,出邪气。”正与此相合。

［49］ 眴,音顺,目动也。

［50］ 不得眠,即是上下眼睑闭不拢的意思。

［51］ 魏荔彤云:“里证何?即所谓烦渴饮水,水入即吐是也;表证何?即前所谓头痛项强,而恶寒发热汗出是也。”

［52］ 支结,犹言痞结。

［53］ 这个阳明是指胃而言,不是代表阳明的热性证。

［54］ 温温,同愠愠,即是烦闷欲吐的自觉证状。

［55］ 陆渊雷云:“小青龙之水气,即支气管炎等之炎性渗出物,以浸润而非停潴,故不曰饮而曰气。”

［56］ 噎,音隘,声败也,与嗄字同一意义。

［57］ 柯韵伯云:“经者,常也。过经,是过度,并经络之经也。”成无己解释为“日数过多”,两义相同。

［58］ 郁郁,犹言闷闷,即是烦的形容词。

［59］ 极吐下,犹言用峻吐峻下药的意思。

［60］ 寒下,即脾胃虚而下利的意思。

［61］ 格,作拒字解,不受的意思。寒格,即胃肠虚寒不能接受和消化饮食等作用而言。

［62］ 外气怫郁,即表闭不得出汗的形容词。

［63］ 钱潢云:“复与之暖水,以发其汗。”与服桂枝汤后吃热稀粥以助药力发汗,是一个道理。

［64］ 钱潢云:“言不按已自短气,若久按之,则气愈不通,盖言其邪气充斥也。”

［65］ 陆渊雷云:“耳前后肿,即内经所谓发颐,西医所谓流行性腮腺炎,世俗所谓痄腮也。”

［66］ 柯韵伯云:“刺之,是刺足阳明(足三里),随其实而泻之。小差,言内病俱减,但外证未解耳,非刺耳前后,其肿稍差之谓也。”

五、证状的分辨(下)

(二十二) 烦躁

1. 病机

【条文】

116 微数之脉[1],慎不可灸,因火为邪,则为烦逆,追虚逐实[2]血散脉中,火气虽微,内攻有力,焦骨伤筋[3],血难复也。脉浮,宜以汗解,用火灸之,邪无从出,因火而盛,病从腰以下,必重而痹[4],名火逆也,欲自解者,必当先烦,烦乃有汗而解。何以知之?脉浮,故知汗出解。

391 吐利发汗,脉平,小烦者,以新虚不胜谷气[5]故也。

4 伤寒一日,太阳受之,脉若静[6]者,为不传[7],颇欲吐。若躁烦,脉数急者,为传也。

269 伤寒六七日,无大热,其人躁烦者,此为阳去入阴[8]故也。

48 ……当汗不汗,其人躁烦,不知痛楚,乍在腹中,乍在四肢,按之不可得,其人短气,但坐,以汗出不彻故也,更发汗则愈……

110 太阳病,二日反躁,凡熨其背而大汗出,大势入胃,胃中水竭,躁烦,必发评语……

282 少阴病,欲吐不吐,心烦,但欲寐,五六日,自利而渴者,属少阴也……

【综说】

《伤寒明理论》说:"烦为扰扰而烦,躁为愤躁之躁,合而言之,烦躁为热也;析而分之,烦也,躁也,有阴阳之别焉。烦、阳也,躁、阴也……所谓烦躁者,谓先烦渐至躁也,所谓躁烦者,谓先发躁而迤逦[9]复烦者也。”总之,烦躁多属热证,不过有表里虚实的不同就是了。4 条、48 条、和 110 条都是表热证,269 条是里热证,116 条是实热证,391、282 两条为虚热证。

2. 表热

【条文】

24 太阳病,初服桂枝汤,反烦不解者,先刺风池、风府[10],却与桂枝汤[11]则愈。

57 伤寒,发汗已解,半日许复烦,脉浮数者,可更发汗,宜桂枝汤。

【综说】

成无己说:“烦者热也,至半日许,身复热,脉浮数者,邪不尽也。”(《注解伤寒论》太阳中篇)邪不尽,即是在表的邪热不尽,所以两条均用桂枝汤解表,烦躁而有表证存在时,总应如此看待,如轻率地清里,便是错误。

3. 里热

【条文】

76 ……发汗吐下后,虚烦[12]不得眠,若剧者,必反复颠倒,心中懊侬[13],栀子豉汤主之。

79 伤寒下后,心烦腹满,卧起不安者,栀子厚朴汤主之。

77 发汗若下之,而烦热胸中窒[14]者,栀子豉汤主之。

103 太阳病过经十余日……心下急,郁郁微烦者,为未解也,与大柴胡汤下之则愈。

375 下利更烦,按之心下濡者,为虚烦也,宜栀子豉汤。

【综说】

热邪,究竟是无形的阳热,只要热而不实的,但用清里,不用攻剂,上列栀子豉汤三条,都是清里热,止烦躁的正治法,栀子厚朴汤偏于气郁,所以兼用行气的枳朴,103 条心下急,所以才用大柴胡汤使热邪从下泻。

4. 里实

【条文】

207 阳明病,不吐不下,心烦者,可与调胃承气汤。

238 阳明病,下之,心中懊憹而烦,胃中有燥屎者,可攻。腹微满,初头鞕,后必溏,不可攻之。若有燥屎者,宜大承气汤。

241 大下后,六七日不大便,烦不解,腹满痛者,此有燥屎也,所以然者,本有宿食故也,宜大承气汤。

251 得病二三日,脉弱,无太阳柴胡证,烦躁,心下鞕。至四五日,虽能食,以小承气汤,少少与微和之,令小安……

239 病人不大便五六日,绕脐痛,烦躁,发作有时者,此有燥屎,故使不大便也。

【综说】

里实证,是既有热,又有实滞。所谓实,即是大便干燥秘结,列举五条都是同一里实证的烦躁,所以都用承气汤。不过207条病轻,既未经吐下,仍只用调胃承气汤;251条脉弱,用小承气汤亦只能用小量;241、238两条最重,虽曾经攻下,仍得用大承气汤,同一里实证,其轻重不同情况的处理又如此。

5. 半表里证

【条文】

96 伤寒五六日中风,往来寒热,胸胁苦满,嘿嘿不欲饮食,心烦喜呕,或胸中烦而不呕……

【综说】

陆渊雷说:"心烦喜呕,皆因病毒蓄积于膈膜附近,胸胁部有炎证,影响胃机能故也。"(《伤寒今释》卷三)烦为里热,然呕的趋势为向上向外,所以又属于半表。

6. 表里俱实证

【条文】

38 太阳中风,脉浮紧,发热恶寒,身疼痛,不汗出而烦躁者,大青龙汤主之……

【综说】

柯韵伯说："不汗出而烦躁者为实，汗出多而烦躁者为虚，证在太阳而烦躁者为实，证在少阴而烦躁者为虚，实者可服大青龙，虚者便不可服，此最易知也，大青龙为风寒在表，而兼热中者设，不是为有表无里而设，故中风无汗而烦躁者可用，伤寒而无汗烦躁者亦可用。"（《伤寒附翼》卷上）不汗出是寒邪实于表，烦躁是热邪实于里，所以称作表里两实证。

7. 寒饮证

【条文】

72 发汗已，脉浮数，烦渴者，五苓散主之。

74 中风发热，六七日不解而烦，有表里证，渴欲饮水，水入则吐者，名曰水逆，五苓散主之。

355 病人手足厥冷，脉乍紧者，邪结在胸中，心下满而烦，饥而不能食者，病在胸中，当须吐之，宜瓜蒂散。

【综说】

《医宗金鉴》说："寒饮实邪，壅塞胸中，则胸中阳气为寒邪所遏，不能外达四肢，是以手足厥冷，胸满而烦。"（《订正仲景全书伤寒论注（下）》厥阴篇）两条五苓散证的烦，亦同样是阳气被水饮所困的缘故，不过五苓散证在中焦，瓜蒂散证在上焦就是了。

8. 阳虚证

【条文】

61 下之后，复发汗，昼日烦躁不得眠，夜而安静，不呕不渴，无表证，脉沉微，身无大热者，干姜附子汤主之。

69 发汗，若下之，病仍不解，烦躁者，茯苓四逆汤主之。

102 伤寒二三日，心中悸而烦者，小建中汤主之。

309 少阴病，吐利，手足逆冷，烦躁欲死者，吴茱萸汤主之。

【综说】

以上都属于阳虚证的烦躁。61 条阳虚而阴未大伤，所以夜而安静,治疗亦以扶阳为急务。69 条阳虚阴涸,所以要益阴扶阳。102 条主要是脾阳虚损,因而着重温中。309 条阳虚而阴逆,便用吴茱萸汤来扶阳降逆。同一阳虚,同一烦躁,而辨证迥别。

9. 伤津

【条文】

71 太阳病,发汗后,大汗出,胃中干[15],烦躁不得眠,欲得饮水者,少少与饮之,令胃气和则愈……

29 伤寒脉浮,自汗出,小便数,心烦,微恶寒,脚挛急,反与桂枝,欲攻其表,此误也,得之便厥,咽中干,烦躁吐逆者,作甘草干姜汤与之,以复其阳……

303 少阴病,得之二三日以上,心中烦,不得卧,黄连阿胶汤主之。

310 少阴病,下利咽痛,胸满心烦,猪肤汤主之。

319 少阴病,下利六七日,咳而呕渴,心烦不得眠者,猪苓汤主之。

【综说】

以上伤津证,71 条最轻,29 条最重,轻的可以不药而愈,重的还得用回阳生津法。303、319 两条津伤而热尤炽,所以一面生津,一面清热。310 条津伤而现燥象,因而直用猪肤汤来润燥。

10. 辨生死

【条文】

289 少阴病,恶寒而踡,时自烦,欲去衣被者,可治。

296 少阴病,吐利躁烦,四逆者,死。

298 少阴病,四逆,恶寒而身踡,脉不至,不烦而躁者,死。

300 少阴病,脉微细沉,但欲卧,汗出不烦,自欲吐,至五六日自利,复烦躁,不得卧寐者,死。

343 伤寒六七日,脉微,手足厥冷,烦躁,灸厥阴,厥不还者,死。

【综说】

烦与躁，严格分辨起来，烦为阳证，躁为阴证，烦是自觉的，躁是失神以后不自觉的。所以298条说，为烦而躁者死。烦与躁不分，亦有阴阳之辨，289条自烦欲去衣被，是阳气还有阳证，所以可治，其余各条都是虚阳外越或者上扰的亡阳阴证，所以都主死。

（二十三）懊侬

【条文】

76……发汗吐下后，虚烦不得眠，若剧者，必反复颠倒，心中懊侬，栀子豉汤主之……

134 太阳病……医反下之，动数[17]变迟，膈内拒痛[18]，胃中空虚，客气动膈[19]，短气烦躁，心中懊侬，阳气内陷，心下因鞕，则为结胸，大陷胸汤主之。

199 阳明病，无汗，小便不利，心中懊侬者，身必发黄。

221 阳明病，脉浮而紧，咽燥中苦，腹满而喘，发热汗出，不恶寒反恶热，身重，若发汗则躁，心愦愦[20]，反评语；若加温针，必怵惕[21]烦躁不得眠；若下之，则胃中空虚，客气动膈，心中懊侬，舌上胎者，栀子豉汤主之。

228 阳明病，下之，其外有热，手足温，不结胸，心中懊侬，饥不能食，但头汗出者，栀子豉汤主之。

238 阳明病，下之，心中懊侬而烦，胃中有燥屎者，可攻。腹微满……

【综说】

《明理论》说："懊者，懊恼之懊，侬者，郁闷之貌，即心中懊懊恼恼，烦烦侬侬，郁郁然不舒畅，愦愦然无奈，比之烦闷而甚者，懊侬也，由下后表中阳邪乘虚内陷，郁而不发，结伏于胸心之间，故如是也。"总之懊侬是进一步的烦躁，多属热证。上列条文，除134、238两条为里实证外，其余概属里热证。里热证，只宜清热；里实证，便须攻下。

(二十四) 评语

1. 原因

【条文】

108 伤寒腹满评语,寸口脉浮而紧,此肝乘脾也[22],名曰纵[23]刺期门[24]。

110 太阳病,二日反躁,凡熨其背而大汗出,大热入胃,胃中水竭,躁烦,必发评语……

111 太阳中风,以火劫发汗,邪风被火热……久则评语……

113 形作伤寒,其脉不弦紧而弱,弱者必渴,被火必评语,弱者,发热脉浮,解之当汗出愈。

210 夫实则评语,虚则郑声,郑声者,重语也……

218 伤寒四五日,脉沉而喘满,沉为在里,而反发其汗,津液越出,大便为难,表虚里实,久则谵语。

234 少阴病,咳而下利,评语者,被火气劫故也,小便必难,以强责少阴汗也。

142 太阳与少阳并病,头项强痛或眩冒,时如结胸,心下痞鞕者,当刺大椎第一间[25]、肺俞、肝俞,慎不可发汗,发汗则评语,脉弦,五日评语不止,当刺期门。

219 三阳合病,腹满身重,难以转侧,口不仁[26],面垢[27],评语,遗尿。发汗则评语,下之则额上生汗,手足逆冷,若自汗出者,白虎汤主之。

265 伤寒,脉弦细,头痛发热者,属少阳。少阳不可发汗,发汗则评语,此属胃,胃和则愈,胃不和,烦而悸。

267 若已吐下、发汗、温针,评语,柴胡证罢,此为坏病,知犯何逆,以法治之。

【综说】

《明理论》说:"评者,谓呢喃而语也,又作谵,谓妄有所见而言也。此皆真气昏乱,神识不清之所致,夫心藏神而主火,病则热气归焉。伤寒胃中热盛,上乘于心,心为热冒,则神昏乱而语言多出,识昏不知所以然,遂言无次,而成评妄之语,轻者睡中呢喃,重者不睡亦语言差谬。有评语者,有独语者,有狂语者,有语言不休者,有言乱者,此数者,见其热之轻重也。"评语,即意识丧失的妄言,根据210条评语属阳明,郑声属少阴,故有虚实的分辨。凡阳明评语,声音充实有力,常常在昏睡后发作,唤他还不容易醒,醒后他在短时间内不再昏睡了。至少阴郑声,便声音低弱无力,断断续续,不成词句,一唤便醒,他还可以答应你的问话,毫无差错,但是一转眼间他又昏睡了,这是在临床上两个基本不同的区分。实证评语,总属里热里实而成,所以210条说:"实则评语。"虚证评语,总是阴虚阳扰。上举条文除210条的郑声、284条的少阴评语为虚证外,其他各条概属热证实证。又从142、219、265、267几条看出为什么误汗了也会发生评语呢?因为那些都是阳证,发汗都是辛温药,不应发汗,而用辛温药发汗,辛温药也就助长了阳热邪气,汗出了又伤津液,津液丧失的结果,愈是助长了阳热的亢进,阳热高了,当然就发评语。

2. 辨生死

【条文】

210 ……直视评语,喘满者死,下利者亦死。

211 发汗多,若重发汗者,亡其阳,评语,脉短者死,脉自和者不死。

212 伤寒若吐若下后不解……独语如见鬼状,若剧者发则不识人,循衣摸床,惕而不安,微喘直视,脉弦者生,涩者死……

【综说】

评语已经是丧失神志的重证,假如同时又脱阳,当然说明病变是愈来愈严重,如210条就是例子。脉的好坏,直接是心阳好坏的反应,间接亦是全身阳气强弱的反应,所以评语而脉象还好的,危险性不大,如评语而脉象不好,危险性便大了。

3. 治例

【条文】

29……若胃气不和，谵语者，少与调胃承气汤……

105 伤寒十三日，过经谵语者，以有热也，当以汤下之……

107 伤寒八九日，下之胸满烦惊，小便不利，谵语，一身尽重，不可转侧者，柴胡加龙骨牡蛎汤主之。

143 妇人中风，发热恶寒，经水[28]适来，得之七八日，热除而脉迟身凉，胸胁下满，如结胸状，谵语者，此为热入血室[29]也，当刺期门，随其实而取之。

145 妇人伤寒，发热，经水适来，昼日明了，暮则谵语，如见鬼状，此为热入血室，无犯胃气[30]及上二焦[31]，必自愈。

213 阳明病，其人多汗，以津液外出，胃中燥，大便必鞕，鞕则谵语，小承气汤主之，若一服谵语止者，更莫复服。

214 阳明病，谵语，发潮热，脉滑而疾者，小承气汤主之……

216 阳明病，下血谵语者，此为热入血室，但头汗出者，刺期门，随其实而泻之，濈然汗出则愈。

217 汗出谵语者，以有燥屎在胃中，此为风也。须下者，过经乃可下之，下之若早，语言必乱，以表虚里实故也，宜大承气汤。

220 二阳并病，太阳证罢，但发潮热，手足漐漐[30]汗出，大便难而谵语者，下之则愈，宜大承气汤。

374 下利谵语者，有燥屎也，宜小承气汤。

【综说】

从以上列举的条文看出各种谵语证的共通点，即是有热邪。29、105、107、214 四条为里热证，143、145、216 三条为血热证。213、217、220、374 四条为热实证。29 条为津伤里热证，所以用调胃承气汤来一面攻热，一面生津。105 条根据原条文，仍是用的调胃承气汤，所以仍非大实满的里证可比。

107条为少阳里证,所以除用小柴胡和解外,并加茯苓、大黄等逐饮以通津,铅丹、龙骨、牡蛎,只是重镇肝胆的烦惊作用。总之,说明以上三条都是热而不实的证候。至所有三条血热证,都是妇人病,病仅在肝经,而非瘀积,所以三证都不宜攻破,只宜用刺期门的泻肝法。属于热实证的各条,都有燥屎存在,所以都用大小承气汤来攻里。

(二十五) 振栗

1. 阳虚

【条文】

60 下之后,复发汗,必振寒,脉微细,所以然者,以内外俱虚故也。

87 亡血家不可发汗,发汗则寒栗而振。

【综说】

《伤寒明理论》说:"振者,森然若寒,耸然振动者是也。振,近战也,而轻者为振矣。战,为正与邪争,争则鼓栗而战。振但虚而不至争,故止耸动而振也。"又说:"战者,身为之战摇者是也。栗者,心战是也。战之与振,振轻而战重也,战之与栗,战外而栗内也。"振战,总是体温不够的恶寒现象;栗,是心里面亦在怯冷,因此振战而不栗,其证较轻;振战而栗,其证较重。振战而不栗,是卫阳虽衰于外,而心阳还能守于中;振战而栗,不仅卫阳已衰于表,而心阳已竭于里,所以前者轻而后者重。上列两条的轻重,据此,即可以比较出来。同时亦了解汗下等疗法,对于虚弱人的应用,不能不加以留意。

2. 表解的机势

【条文】

94 太阳病未解,脉阴阳俱微,必先振栗汗出而解,但阳脉微者,先汗出而解;但阴脉微者,下之而解,若欲下之,宜调胃承气汤。

101 伤寒中风[33],有柴胡证,但见一证便是,不必悉具。

凡柴胡汤病证而下之,若柴胡证不罢者,复与柴胡汤,必蒸蒸[34]而振,却复发热汗出而解。

110 太阳病,二日反躁,凡熨其背而大汗出,大热入胃,胃中水竭,躁烦,必发谵语。十余日振栗自下利者,此为欲解也。故其汗从腰以下不得汗……

149 伤寒五六日,呕而发热者,柴胡汤证具,而以他药下之,柴胡证仍在者,复与柴胡汤,此虽已下之,不为逆,必蒸蒸而振,却发热汗出而解……

【综说】

《伤寒明理论》说:"邪气外与正争则为战,战其愈者也;邪气内与正争则为栗,栗为甚者也。"可见振战震栗是人体既弱之阳气,鼓起余勇,与疾病斗争,最后战胜疾病的表现,所以94条脉阴阳俱微的人,要想汗出,必先振栗,101、149两条是少阳证被误下,110条是太阳病被误下,误下必伤正气,所以要想汗出而解,都有振栗的经过。

3. 治例

【条文】

67 伤寒若吐若下后,心下逆满,气上冲胸,起则头眩,脉沉紧,发汗则动经,身为振振摇者,茯苓桂枝白术甘草汤主之。

82 太阳病发汗,汗出不解,其人仍发热,心下悸,头眩身瞤动,振振欲擗地者,真武汤主之。

【综说】

《伤寒明理论》说:"二汤者(67、82两条)皆温经益阳,滋血助气之剂,经虚阳弱得之,未有不获全济之功者。"67条的身为振振摇,是由于阳气外虚,不能主持诸脉,所以用茯苓桂枝白术甘草汤和经脉,益阳气。82条的身瞤动,振振欲擗地,是阳虚液涸,气力不能支持,所以用真武汤补其虚,复其阳。两方都在益阳气,不过前方重在和经脉,故主以桂枝,后方重在固虚阳,故主以附子。一偏于经,一偏于脏,其处理不同如此。

(二十六) 发黄

1. 病机

【条文】

153 太阳病,医发汗,遂发热恶寒,因复下之,心下痞,表里俱虚,阴阳气并竭,无阳则阴独,复加烧针[35],因胸烦,面色青黄,肤瞤者,难治。今色微黄,手足温者,易愈。

187 伤寒脉浮而缓,手足自温,是为系[36]在太阴[37],太阴者,身当发黄,若小便自利者,不能发黄,至七八日大便鞕者,为阳明也。

236 阳明病,发热汗出者,此为热越,不能发黄也。但头汗出,身无汗,剂颈而还[38],小便不利,渴饮水浆者,此为瘀热[39]在里,身必发黄,茵陈蒿汤主之。

【综说】

《伤寒明理论》说:"《经》曰:湿热相交,民当病瘅。瘅者,黄也。大抵黄家属太阴,太阴者,脾之经也。脾者,土。黄,土色也。脾经为湿热蒸之,则色见于外,必发身黄。"湿热发黄,即指一般的黄疸病而言,上举187、236两条都属于这类发黄的病变。153条的黄,便不是这类病了,面色青黄,那是贫血阴证,所以主难治;色微黄而不青,这是贫血的好转,并与下句手足温联系起来看,也就是色转红润的形容词。因此《伤寒论》里几种不同的发黄,应把它分别清楚。

2. 热证

【条文】

111 太阳中风,以火劫发汗,邪风被火热,血气流溢,失其常度,两阳相熏灼,其身发黄……

125 太阳病,身黄,脉沉结,少腹鞕,小便不利者,为无血也。小便自利,其人如狂者,血证谛也,抵当汤主之。

134 太阳病……但头汗出,余处无汗,剂颈而还,小便不利,身必发黄。

199 阳明病,无汗,小便不利,心中懊侬者,身必发黄。

200 阳明病,被火,额上微汗出,而小便不利者,必发黄。

206 阳明病,面合色赤,不可攻之。必发热,色黄者,小便不利也。

231 阳明中风,脉弦浮大而短气,腹郁满,胁下及心痛,久按之,气不通,鼻干,不得汗,嗜卧,一身及目悉黄……

260 伤寒七八日,身黄如橘子色,小便不利,腹微满者,茵陈蒿汤主之。

261 伤寒身黄发热,栀子蘖皮汤主之。

262 伤寒瘀热在里,身必黄,麻黄连翘赤小豆汤主之。

【综说】

《伤寒明理论》说:“瘅者黄也,单阳而无阴者也。伤寒至于发黄,为疾之甚也。湿也热也,甚者则发黄,内热已盛,复被火者,亦发黄也……热盛之黄也,必身黄如橘子色,甚者勃勃出,染着衣,正黄如蘖,是其正黄色也。”以上所举各条都是单阳无阴的热盛发黄证。表里皆热的,应表里两解,262 条的麻黄连翘赤小豆汤是代表方剂,231、206、199、134 各条都属于这一类型。只是里热的,应着重泻涤里热,260 条的茵陈蒿汤是代表方剂。热盛伤津的,应着重清热润燥,不能再伤津液,261 条的栀子蘖皮汤是代表方剂,111、200 两条,都属于这一类型。125 条的抵当汤是血热瘀积,所以既要泻热,尤要破血。

3. 寒湿证

【条文】

195 阳明病,脉迟,食难用饱,饱则微烦头眩,必小便难,此欲作谷疸[40],虽下之,腹满如故,所以然者,脉迟故也。

259 伤寒发汗已,身目为黄,所以然者,以寒湿在里不解故也。以为不可下也,于寒湿中求之。

【综说】

《伤寒明理论》说:“湿亦令黄也,热亦令黄也,其能辨之乎！二者,非止根本来源有异,而色泽亦自不同。湿家之黄也,身黄如似熏黄,虽黄而色暗不明也。”王海藏云:“阴黄,其证身冷汗出,脉沉,身如熏黄,色黯,不如阳黄之明如橘子色。治法:小便利者,术附汤,小便不利,大便反快着,五苓散。”(《伤寒辨注》阳明篇引)寒湿发黄,应温寒燥湿,所以王海藏主张用术附。

(二十七) 发狂

【条文】

106 太阳病不解,热结膀胱[41],其人如狂,血自下,下者愈,其处不解者,尚未可攻,当先解其外,外解已,但少腹急结者[42],乃可攻之,宜桃核承气汤。

112 伤寒脉浮,医以火迫劫之,亡阳[43],必惊狂,卧起不安者,桂枝去芍药加蜀漆牡蛎龙骨救逆汤主之。

124 太阳病,六七日表证仍在,脉微而沉,反不结胸,其人发狂者,以热在下焦,少腹当鞕满,小便自利者,下血乃愈……

125 太阳病……小便自利,其人如狂者,血证谛也,抵当汤主之。

【综说】

《伤寒明理论》说:“狂者,猖狂也,谓其不宁也。《难经》曰:狂家所起,皆阳盛致然。《内经》曰:阴不胜其阳,脉留薄疾,并乃狂也。又曰:邪入于阳则狂。《脉经》曰:阴附阳则狂。即诸经之狂为阳盛也明矣。伤寒至于发狂,为邪热至极也。”以上列举四条,106、124、125 三条都是血热证,唯 112 条是热邪在气分。在血分的,便破血泻热,在气分的,便散热镇惊。

(二十八) 厥

1. 释义

【条文】

337 凡厥者,阴阳气不相顺接,便为厥,厥者,手足逆冷者是也。

338 伤寒脉微而厥，至七八日肤冷，其人躁无暂安时者，此为藏厥，非蛔厥也……

【综说】

《伤寒明理论》说："厥者，冷也，甚于四逆也。"凡是厥逆证，总是由于阴阳气血都虚损，所以337条说："阴阳气不相顺接，便为厥。"阳指功能，阴指物质，功能和物质都虚损了，不能适应机体生活的需要，便叫作不相顺接。阴阳两虚，生温功能既不好，血液循环也不够充沛，所以手足便发厥冷，这就是厥逆证的基本病变。

2. *厥和热的进退就是病变的进退*

【条文】

331 伤寒先厥，后发热而利者，必自止，见厥复利。

335 伤寒一二日至四五日厥者，必发热，前热者，后必厥，厥深者热亦深，厥微者热亦微，厥应下之，而反发汗者，必口伤烂赤。

336 伤寒病，厥五日，热亦五日，设六日，当复厥，不厥者自愈。厥终不过五日，以热五日，故知自愈。

339 伤寒，热少微厥，指头寒，嘿嘿不欲食，烦躁。数日小便利，色白者，此热除也。欲得食，其病为愈，若厥而呕，胸胁烦满者，其后必便血。

341 伤寒发热四日，厥反三日，复厥四日，厥少热多者，其病当愈，四日至七日热不除者，必便脓血。

342 伤寒厥四日，热反三日，复厥五日，其病为进，寒多热少。阳气退，故为进也。

【综说】

《伤寒明理论》说："先热而后厥者，热伏于内也；先厥而后热者，阴退而阳气得复也。若始得之便厥者，则是阳气不足而阴气胜也，大抵厥逆为阴所主，寒者多矣。"厥本寒证，但不能不知道有热厥的分别，热伏于里，发生循环障碍，所以里自热而外自厥，这属实证，与寒厥大不相同，治疗上应该用行阳破阴法，所以335条说："厥应下之。"《明理论》又说："病至厥阴，传经尽也，当是之时，阳气胜阴，厥少热多，其病则愈；若或阴气皮胜，阳不得复，厥多热少，其病则逆。"所以厥热多寡，就是代表着阴阳进退，336、341、242几条都是假设厥和热的天日，用以说明多寡进退的道理，并不是真有这种具体证状的证候。

3. 死证

【条文】

294 少阴病，但厥无汗，而强发之，必动其血，未知从何道出，或从口鼻，或从目出者，是名下厥上竭，为难治。

343 伤寒六七日，脉微，手足厥冷，烦躁，灸厥阴，厥不还者死。

344 伤寒发热，下利厥逆，躁不得卧者，死。

345 伤寒发热，下利至甚，厥不止者，死。

348 发热而厥，七日下利者，为难治。

【综说】

厥为至阴之证，换言之，即是阳气亡失已极，以上列举的难治和死证，都属阴阳虚竭的一类证候。如294条是少阴病阳衰于下，真阴竭于上的证候，所以叫作下厥上竭。343条是厥阴的藏厥重证，344条为阳气外散，阴阳两厥之证。345条阴极于里，而迫阳外出，所以虽发热，厥不止。348条厥多而寒盛于里，竟由发热而浸浸至于厥，所以都属于难治的死证。

4. 治例

【条文】

330 诸四逆厥者，不可下之，虚家亦然。

349 伤寒脉促，手足厥逆，可灸之。

350 伤寒脉滑而厥者，里有热，白虎汤主之。

351 手足厥寒，脉细欲绝者，当归四逆汤主之。

354 大汗若大下利而厥冷者,四逆汤主之。

356 伤寒厥而心下悸,宜先治水,当服茯苓甘草汤,却治其厥,不尔,水渍入胃,必作利也。

370 下利清谷,里寒外热,汗出而厥者,通脉四逆汤主之。

377 呕而脉弱,小便复利,身有微热,见厥者难治,四逆汤主之。

390 吐已下断,汗出而厥,四肢拘急不解,脉微欲绝者,通脉四逆加猪胆汁汤主之。

【综说】

上列各条,350 条是热厥证,也就是里有郁热。356 条是饮厥证,也就是水饮把阳气阻滞住了,这两证都不属于厥逆本证。其余各条都是阳虚厥逆,热厥,散其热而厥自解;饮厥,消其饮而厥自除,唯阳虚的只有温经回阳一法,别无他路可寻。

(二十九) 瘀血

【条文】

237 阳明证,其人喜忘者[44],必有蓄血。所以然者,本有久瘀血,故令喜忘,屎虽鞕,大便反易,其色必黑者,宜抵当汤下之。

257 病人无表里证[45],发热七八日,虽脉浮数者,可下之。假令下已,脉数不解,合热[46]则消谷善饥,至六七日,不大便者,有瘀血,宜抵当汤。

【综说】

《伤寒明理论》说:“蓄血者,血在下焦,结聚而不行,蓄积而不散者是也。血菀于上而吐血者,谓之薄厥;留于下而瘀者,谓之蓄血。此由太阳随经瘀热在里,血为热所搏结而不行,蓄于下焦之所致。”瘀血证多属里热证,凡腹满硬而小便通利的,便要怀疑有瘀血,这是伤寒论大法之一。

(三十) 咽痛

【条文】

311 少阴病,二三日咽痛者,可与甘草汤,不差,与桔梗汤。

312 少阴病,咽中伤生疮,不能语言,声不出者,苦酒汤主之。

313 少阴病,咽中痛,半夏散及汤主之。

310 少阴病,下利咽痛,胸满心烦,猪肤汤主之。

【综说】

311 条的咽痛,是虚热证,所以只清虚热。312 条咽痛,是痰热证,所以便涤痰清热。313 条咽痛,是风痰盛,所以便驱风涤痰。10 条咽痛,是阴虚证,所以专事滋养。但是,都是少阴病,尽管病证各有不同,而阳虚则一,所以无论驱风、清热、涤痰哪方面,都不用重剂而用轻品,可想而知。

(三十一) 结胸

1. 原因

【条文】

131 病发于阳,而反下之,热入因作结胸。病发于阴,而反下之,因作痞也,所以成结胸者,以下之太早故也……

134 阳气内陷,心下因鞕,则为结胸,大陷胸汤主之……

139 太阳病,二三日,不能卧,但欲起,心下必结,脉微弱者,此本有寒分也。反下之,若利止,必作结胸……

150 太阳少阳并病,而反下之,成结胸。心下鞕,下利不止,水浆不下,其人心烦。

【综说】

曹颖甫《伤寒发微》说:"结胸之为病,本痰涎并居胸膈之证,其脉沉而紧,心下痛而硬,不大便,舌燥而渴,日晡潮热,心下至少腹俱硬满而痛,或体强如柔痉,或心中懊侬。脉之所以沉紧者,病气凝聚而中有所著也。心下痛而硬者,痰浊与水气并居阳位，格拒而不下也。不大便，舌燥而渴，日晡潮热，心下至少腹硬满而痛者，太阳寒水凝于上，阳明燥气动于下也。体强如痉者，阳热内陷而燥气伤筋也。心中懊憹者，心阳为湿痰所郁，而气不舒也。”(太阳篇)结胸病总是由误下而成，邪不得出于表，而反郁结于胸中，所以结胸病要以泻实邪为主。

2. 结胸与藏结的分辨

【条文】

128 问曰：病有结胸、有藏结，其状何如？答曰：按之痛，寸脉浮，关脉沉，名曰结胸也。

129 何谓藏结？答曰：如结胸状，饮食如故[47]，时时下利，寸脉浮，关脉小细沉紧，名曰藏结，舌上白胎滑者难治。

130 藏结无阳证，不往来寒热，其人反静，舌上胎滑者，不可攻也。

167 病胁下素有痞，连在脐旁，痛引少腹，入阴筋[48]者，此名藏结，死。

【综说】

曹颖甫云：“湿痰并居中脘，无阳热与之相抗，则其病为胸下结硬，是为藏结。藏结者，结在太阴之藏也，此即太阳之病；系在太阴，误下而成藏结之明证也。”(《伤寒发微》太阳篇)脏结与结胸的比较，两证寸脉均浮，是其相同，两证饮食都不好，是其相同，结胸关脉沉，脏结关脉小细沉紧，这是两证的脉不相同，结胸只是心下硬，按之痛，脏结便痛连脐旁入少腹引阴筋，结胸证，有阳证，有阴证，脏结证便纯为有阴无阳，这是两证的大不相同处。

3. 证治

【条文】

131 ……结胸者，项亦强，如柔痓[49]状，下之则和，宜大陷胸丸。

132 结胸证，其脉浮大[50]者，不可下，下之则死。

133 结胸证悉具,烦躁者亦死[51]。

135 伤寒六七日,结胸热实,脉沉而紧,心下痛,按之石鞕者,大陷胸汤主之。

136 伤寒十余日……但结胸无大热者,此为水结在胸胁也,但头微汗出者,大陷胸汤主之。

138 小结胸病,正在心下,按之则痛,脉浮滑者,小陷胸汤主之。

141 ……寒实结胸,无热证者,与三物小陷胸汤,白散亦可服[52]。

149 伤寒五六日……若心下满而鞕痛者,此为结胸也,大陷胸汤主之。

【综说】

从上列条文看出凡大陷胸丸、大陷胸汤、小陷胸汤所治的结胸证,都是热实结胸;而三物小白散所主治的却是寒实结胸。虽泻实则一,却有攻热破阴的不同。结胸本是热实证,但实邪盛而阳气衰的,仍属危险,所以132、133两条,都属不治证。

(三十二)痞

1. 原因

【条文】

131 ……病发于阴,而反下之,因作痞……

【综说】

曹颖甫云:"寒为阴邪,则病发于阴为伤寒,当以麻黄汤发皮毛之汗,而反下之,寒入因而作痞,仲师不言寒入者,省文耳。"(《伤寒发微》太阳篇)《巢氏病源》云:"痞者,心下满也。"字汇云:"痞,气隔不通也。"临床上一般以心下烦闷,不饥不食的现象,便称作痞,多见于阳气弱而被误下的时候。

2. 证状

【条文】

151 脉浮而紧,而反下之,紧反入里,则作痞,按之自濡,但气痞耳。

【综说】

曹颖甫云:"浮紧者,阳气外张,与表寒相持不下,误下里虚,阳气反陷于里,仍见相持不下之沉紧,此时阳气内陷,太阳寒水之气,未尝随之俱陷,故按之而濡,则舍气痞而外,初无所结。"气痞,也就是功能性的病变,不如结胸证的内有痰湿实邪,这一点主要说明痞证的性质和它与结胸证的不同处。

3. 治例

【条文】

142 太阳与少阳并病,头项强痛,或眩冒,时如结胸,心下痞鞕便者,当刺大椎第一间、肺俞、肝俞,慎不可发汗……

154 心下痞,按之濡,其脉关上浮者,大黄黄连泻心汤主之。

155 心下痞,而复恶寒汗出者,附子泻心汤主之。

149 ……但满而不痛者,此为痞,柴胡不中与之也,宜半夏泻心汤。

156 本以下之,故心下痞,与泻心汤,痞不解,其人渴而口燥烦,小便不利者,五苓散主之……

157 伤寒汗出解之后,胃中不和,心下痞鞕,干噫[53]食臭,胁下有水气,腹中雷鸣下利者,生姜泻心汤主之。

158 伤寒中风,医反下之,其人下利日数十行,谷不化,腹中雷鸣,心下痞鞕而满,干呕,心烦不得安。医见心下痞,谓病不尽,复下之,其痞益甚,此非结热,但以胃中虚,客气上逆,故使鞕也,甘草泻心汤主之。

163 太阳病,外证未除,而数下之,遂协[54]热而利,利下不止,心下痞鞕,表里不解者,桂枝人参汤主之。

164 伤寒大下后,复发汗,心下痞,恶寒者,表未解也,不可攻痞,当先解表,表解乃可攻痞,解表宜桂枝汤,攻痞宜大黄黄连泻心汤。

【综说】

从以上所列各条看出，治疗痞证，总以扶阳气，导热邪为主。虽有邪热，却不能与热实结胸证混为一谈，所以158条说：“此非结热。”以上除156条是水饮证的痞满外，142条是津伤液燥证，154条是邪热证，155条是阳虚证，147、157、158、163等条，都是由于脾阳弱而热邪陷，即此已足以窥见治疗痞证的大要了。痞证虽多属表证误下而成，但表未解时，还得先行解表，这是伤寒论基本大法。也是164条的主要论据。

（三十三）奔豚

【条文】

65 发汗后，其人脐下悸者，欲作奔豚，茯苓桂枝甘草大枣汤主之。

117 烧针令其汗，针处被寒，核起而赤者，必发奔豚，气从少腹上冲心者，灸其核上各一壮，与桂枝加桂枝汤，更加桂二两也。

【综说】

《金匮》说：“奔豚病，从少腹起，上冲咽喉，发作欲死，复还止。”又云：“奔豚气上冲胸腹痛，往来寒热。”《诸病源候总论》云：“奔豚者，气上下游走，如豚之奔，故曰奔豚。”属于心肝肾三脏的气分病，凡心气先伤，肝气便挟肾邪以上逆的，便是构成奔豚病的主要原因。多属阴证，所以在治疗时总是重用既能降冲逆，又能扶心阳化肾水寒气的桂枝。

（三十四）霍乱

【条文】

382 问曰：病有霍乱者何？答曰：呕吐而利，此名霍乱。

383 问曰：病发热头痛，身疼恶寒，吐利者，此属何病，答曰：此名霍乱，霍乱自吐下，又利止，复更发热也。

384 伤寒,其脉微涩者,本是霍乱。今是伤寒,却四五日,至阴经上,转入阴必利。本呕下利,不可治也。欲似大便,而反失气,仍不利者,此属阳明也,便必鞕,十三日愈,所以然者,经尽故也……

386 霍乱,头痛发热,身疼痛,热多欲饮水者,五苓散主之,寒多不用水者,理中丸主之。

【综说】

《千金方》云:"原夫霍乱之为病也,皆因食饮,非关鬼神,饱食肫脍,复饮乳酪,海陆百品,无所不啖,眠卧冷席,多饮寒浆,胃中诸食,结而不消,阴阳二气,拥而反戾,阳气欲降,阴气欲升,阴阳乘隔,变成吐利,头痛如破,百节如解,遍体诸筋,皆为回转,论证虽小,卒病之中,最为可畏。"(要方卷二十)古人所说的霍乱,包括现在真霍乱和急性胃肠炎证而言,中医对证候治疗,虽不分别,并不有碍于临床,如饮水吐利用五苓散,寒多吐利用理中丸,无论为真性霍乱或急性胃肠炎证,都是可以的。

(三十五)阴阳易

【条文】

392 伤寒阴阳易之为病,其人身体重,少气,少腹里急,或引阴中拘挛,热上冲胸,头重不欲举,眼中生花,膝胫拘急者,烧裈[55]散主之。

【综说】

《诸病源候总论》云:"阴阳易病者,是男子妇人伤寒病新瘥未平复,而与之交接得病者,名为阴阳易也。其男子病新瘥未平复,而妇人与之交接得病者,名阳易;其妇人得病新瘥未平复,而男子与之交接得病者,名阴易。若二男二女,并不相易,所以呼为易者,阴阳相感动,其毒度著,如人之换易也。"(卷八)成无已云:"其人病身体重少气者,损动真气也。少腹里急,引阴中拘挛,膝胫拘急,阴气极也。热上冲胸,头重不欲举,眼中生花者,感动之毒,所易之气,熏蒸于上也。”(《注解伤寒论》卷八)综合本病的身体重、少气、少腹里急,或引阴中拘挛,膝胫拘急等是下寒证。热上冲胸,头重不欲举,眼中生花,这是上热证,下寒是真寒,也就是阴阳两虚的现象;上热是假热,也就是虚阳上扰的现象,成无己称前者为阴气极,称后者为毒气熏蒸。正因为是阴虚阳扰证,所以王好古用当归四逆汤送下烧裈散,王宇泰用独参汤调烧裈散。

(三十六) 差后劳复

【条文】

393 大病差后劳复者,枳实栀子汤主之。

394 伤寒差以后,更发热,小柴胡汤主之,脉浮者,以汗解之,脉沉实者,以下解之。

395 大病差后,从腰以下有水气者,牡蛎泽泻散主之。

396 大病差后,喜唾,久不了了,胸上有寒,当以丸药温之,宜理中丸。

397 伤寒解后,虚羸少气,气逆欲吐,竹叶石膏汤主之。

398 病人脉已解,而日暮微烦,以病新差,人强与谷,脾胃气尚弱,不能消谷,故令微烦,损谷则愈。

【综说】

《诸病源候总论》云:“伤寒病新瘥,津液未复,血气尚虚,若劳动早,更复成病,故云复也,若语言思虑则劳神,梳头洗澡则劳力,劳则生热,热气乘虚,还入经络,故复病也。”(卷八)劳复即是前病的复发,病后复发,本为虚证多,但亦有实证热证的时候,还是应该分别对待,如393条是余热证,394条有半表里证、表实证、里实证,395条是阳水证,396条是虚寒证,397条是虚热证,398条是脾虚证,可见无论新病旧病,病况的变化总是复杂的。

提纲

(1) 烦躁固属热象,但有表里虚实的不同性质,即是说有表热里热,虚热实热种种不同,不明辨表里寒热虚实,便易造成误错。

(2) 同样的烦躁,有的主生,有的主死,阳气复而烦的主生,阳气脱而烦的主死,总要配合具体脉证,才能作这样判断。

(3) 热盛便烦躁,盛极即懊侬,烦躁证有虚热实热之分,懊侬仅有热邪轻重的比较,无复分虚实,这是它大不同于烦躁的地方。

(4) 评语亦为盛热所致,在临床上有虚实之辨,阳明热实证的评语,多属实证,少阴阳扰证的评语,多属虚证。实证的,热去而评语止;虚证的阳回而评语始能休,实证宜攻下,虚证要温经。

(5) 振与战,振轻而战重,振与栗,振外而栗内,这是对振和战栗的基本认识。在临床上振与栗最要分别,振于外而不栗于内,病在卫气,尚不及心、振于外而栗于内,不仅伤卫,抑且及于心阳。总之,振栗是阳弱的表现,在病前或病后出现,最要分辨。

(6) 黄疸,是湿热交蒸的病变,但热湿与寒湿都能发黄,热比湿盛,是阳黄证,湿比热盛是阴黄证,热盛的宜清利,湿盛的要温化。

(7) 发狂总属热证阳证,唯有在气的血之不同。

(8) 厥逆无阳证,总是阳虚的征象,所以凡属厥逆证,除热厥而外,无有不回阳温经的。

(9) 凡是瘀血证,便当知道有热邪的郁结。大论中以小便利为有瘀血,就说明瘀血并非寒湿之可比拟了。

(10) 咽痛,原有虚热实热的不同,但少阴咽痛,却不能忽视少阴本病的关键所在,是在阳虚。

(11) 结胸是邪实证,只有热实和寒湿的区分,而一般以热实为最多,既是邪实,无论为热为寒,总以去邪为急务。

(12) 痞为正虚邪陷的病变,邪陷而不实,所以古人称为“气痞”。诸泻心汤,都以扶阳气,导热邪为主要。

(13) 霍乱病有寒有热,有虚有实,古人所称霍乱,主要是指在挥霍般的剧烈吐泻之下,便使人心烦意乱的意思,不能以现在单纯的真性霍乱来衡量它,但却亦包括有它在内。

(14) 差后劳复,并不限于某一种病,所以它主要称大病或伤寒,实际伤寒亦是大病的一种。大病既是多种的,因而劳复的证候亦是多种的。

复习题

(1) 烦躁与懊侬如何分辨,在临床上是一个性质吗?

(2) 谵语既是热实证,为什么虚证亦要出现谵语的证状呢?

(3) 哪些时候的振战是表现阳气回复? 哪些时候的振战是表现阳气衰惫呢?

(4) 试分述寒厥和热厥的病理机转?

(5) 结胸证与痞证的主要分辨点在什么地方?

(6) 读差后劳复诸条后,你有什么体会?

注解

[1] 心力不足,血液虚少,动脉神经反而呈虚性兴奋的脉搏。所以程应旄说:“血少阴虚之人,脉见微数。”

[2] 程应旄云:“阴本虚也,而更加火,则为追虚;热本实也,而更加火,则为逐实。”

[3] 焦骨伤筋,形容火热的伤害作用,不是筋骨真能焦灼。

[4] 身体有沉重和麻痹的感觉,便是必重而痹,为运动和知觉神经末梢的异常反射现象。

[5] 谷气,即指饮食。

[6] 脉若静,即病变较轻,脉搏安静如常,没有变动。

[7] 传,即传变,就是病理的变化。

[8] 成无己云:“表为阳,里为阴。”阳去入阴,即去表入里。

[9] 迤逦,读成“米里”两个字的音,牵连不断的意思。

[10] 风池在枕骨下际,即枕三角的顶点,风府在项上人发际约一寸,枕骨与第一颈椎之间。两穴均有泻热止痛作用。

[11] 却,作还字、仍字解。却与桂枝汤,即仍还给以桂枝汤的意思。

[12] 汪琥云:“虽然汗吐且下,而伤寒之热邪犹未解也,热邪未解,必乘人之虚而客于胸中,胸中郁热,因生烦躁。”是“虚”字,指汗吐下后的空虚而言,并不是虚弱的虚。

[13]《伤寒直格》云:“懊憹者,烦心热躁,闷乱不宁也,甚者如中巴豆草乌头之类药毒者也。”

[14] 窒,音至,作塞字讲。方有执云:“邪气壅滞而窒塞,未至于痛,而比痛较轻也。”

[15] 胃中干,即烦躁口渴的形容词。指胃里津液缺乏的意思。

[16] 常器之云:“可灸太冲穴,以太冲二穴为足厥阴脉之所注,穴在足大趾下后二寸或一寸半陷中,可灸三壮。”

[17] 动数脉,即数脉而有重复的形状。

[18] 拒痛,即痛而不可按。

[19] 客气阳气,都指热邪而言。

[20] 无己云:“愦愦者,心乱也。”

[21] 怵惕,恐惧的形容词。

[22] 即肝热传入脾胃的意思。《内经》云:“传,乘之名也。”

[23] 纵,恣也,放也,指肝乘脾的邪气,恣纵无度而言。

[24] 期门穴在乳正下方,肋弓的边缘。

[25] 大椎第一间,为督脉的经穴,在第七颈椎和第一胸椎棘状突起间,所以叫作“第一间”。肺俞在第三、第四胸椎横突起间,肝俞在第九、第十胸椎横突起间,肺俞、肝俞都是太阳经穴。

[26] 口不仁,即口腔的一切运动和感觉都迟钝,如言语不利,不知食味等都是。

［27］ 面垢，为皮脂腺分泌的亢进，因而面色垢晦，即俗所谓的油妆，为阳明病、温热病最习见的面色。

［28］ 经水，即是月经。

［29］ 血室，即是子宫。张介宾云："子户，即子宫也，俗名子肠，医家以冲任之脉盛于此，则月事以时下，故名之曰血室。"

［30］ 犯胃气，指用泻下剂言。

［31］ 上焦属肺，中焦属脾胃，肺主皮毛，脾主津液，发汗就要靠肺气和脾液的运行，所以损上二焦，是指发汗言。

［32］ 漐漐，小雨不断地下的形容词。这里是形容小汗不断地出。

［33］ 伤寒中风，汪琥云："谓或伤寒，或中风，不必拘也。"

［34］ 钱潢云："蒸蒸者，热气从内达外，如蒸炊之状也。邪在半表半里，不易达表，必得气蒸肤润，振战鼓栗，而后发热汗出而解也。"

［35］ 烧针，用麻油燃灯草 27 茎，将针烧红令透，急刺入经穴，即出针，愈快愈好，如针冷后刺入，有妨害，适宜于顽固性寒湿麻痹证等。

［36］ 系，与系同，作属字解。

［37］ 陆渊雷云："此条盖有阴寒证候，而手足不冷，大便微利，故不系少阴，而系太阴。手足自温者，言不逆冷也，至七八日大便鞕，明七八日之内本微利也，寒证微利者，例称太阴。"

［38］ 剂，作齐字解，还，作止字解，言头汗出到颈部便齐截而终止没有了。

［39］ 钱潢云："瘀，留蓄壅滞也，饮食之延（映）浊留滞于内，壅瘀而作热。

［40］ 谷疸，即由于水谷之气不化，蕴积而发的黄疸。《金匮》云："谷气不消，胃中苦浊，热流膀胱，身体尽黄，名曰谷疸。"

［41］ 谓热邪结在膀胱这一部分，不一定端指膀胱脏器，更不要附会为太阳膀胱经，因为厥阴病也有冷结膀胱的说法（340 条）。

［42］ 少腹急结，就是热结膀胱的证状，急结，就是拘急不舒适的现象。

［43］ 方有执云："亡阳者，阳以气言，火能助气，甚则反耗气

也。”这和附子四逆证的亡阳,绝对不同,即是热太过,而阳气狂越的意思,这是伤寒论里亡阳的另一意义。

[44] 徐鹿萍云:“忘字为妄字之误。”妄,即狂妄,《灵枢·本神》篇云:“狂妄不精。”正与这喜妄同。

[45] 无表里证,即无少阳半表半里证的意思。

[46] 合,作聚字解。合热,即热邪聚于里而不散的意思。

[47] 饮食如故,言饮食也如结胸证一般地不好。

[48] 阴筋,指睾丸系而言。

[49] 柔痓,即柔痉,即14条的桂枝加葛根汤证。《金匮》云:“太阳病发热汗出,而不恶寒,名曰柔痉。”

[50] 脉浮大有两种,《金匮》云:“疟脉自弦,浮大者,可吐之。”这是热邪在上的浮大脉,属实证。又云:“劳之为病,其脉浮大,阴寒精自出,酸削不能行。”这是阴虚于里的浮大脉,属虚证。这也是虚阳被阻于外的浮大脉搏。

[51] 成无已云:“结胸证悉具,邪结已深也,烦躁者,阳气散乱也,邪气胜正,病者必死。”

[52]《千金翼方》、《玉函经》都作“三物小白散”。

[53] 噫,音隘,《说文》云:“饱食息也。”就是嗳气。

[54] 协,作怯字解。协热利,是指正气虚怯,表阳内陷而引起下利。

[55] 裈,音昆,即裤裆。

六、治疗的法则

(一) 病机

【条文】

4 伤寒一日,太阳受之,脉若静者,为不传;颇欲吐,若躁烦,脉数急者,为传也。

5 伤寒二三日,阳明少阳证不见者,为不传也。

7 病有发热恶寒者,发于阳也;无热恶寒者,发于阴也。发于阳,七日愈;发于阴,六日愈,以阳数七,阴数六[1]故也。

8 太阳病,头痛至七日以上自愈者,以行其经尽故也。若欲作再经者,针足阳明[2],使经不传则愈。

10 风家[3]表解而不了了[4]者,十二日愈[5]。

11 病人身大热,反欲得衣者,热在皮肤,寒在骨髓也;身大寒,反不欲近衣者,寒在皮肤,热在骨髓[6]也。

58 凡病若发汗、若吐、若下、若亡血、亡津液,阴阳自和[7]者,必自愈。

269 伤寒六七日,无大热,其人躁烦者,此为阳去入阴故也。

270 伤寒三日,三阳为尽,三阴当受邪,其人反能食而不呕,此为三阴不受邪也。

271 伤寒三日,少阳脉小[8]者,欲已也。

290 少阴中风,脉阳微阴浮者,为欲愈。

327 厥阴中风,脉微浮为欲愈,不浮为未愈。

186 伤寒三日,阳明脉大。

188 伤寒转系阳明者,其人濈然微汗出也。

9 太阳病欲解时,从巳至未上。

193 阳明病欲解时,从申至戌上。

272 少阳病欲解时,从寅至辰上。

275 太阴病欲解时,从亥至丑上。

291 少阴病欲解时,从子至寅上。

328 厥阴病欲解时,从丑到卯上。

178 脉按之来缓,时一止复来者,名曰结。又脉来动而中止,更来小数,中有还者反动,名曰结,阴也。脉来动而中止,不能自还,因而复动者,名曰代,阴也,得此脉者,必难治。

190 阳明病,若能食,名中风;不能食,名中寒。

246 脉浮而芤,浮为阳,芤为阴,浮芤相搏,胃气生热,其阳则绝。

274 太阴中风,四肢烦疼,阳微阴涩而长者,为欲愈。

299 少阴病,六七日,息高者死。

【综说】

以上列举各条,都在说明如何观察病变的机转。4、8、270、327 四条,说明病的传变与否,并不是固定的,尤其是 270 条说的最明显,同时这条亦是给一般迷信传经的人有力的驳斥,病的传变与否,总要凭现在的脉和证来判断它。269、186、188 三条,提出病是可能传变的,但是,要传变为什么证,便须有什么证的证状和脉搏为凭。5、10、271、290、58 五条,是不传变的病,不传变的病例,也没有任何限制。5、10、271 三条的病最轻,它不传变。58、290 两条的病最重,仍然不传变。7 条和 11 条主要在辨识病证的寒热虚实,无热恶寒是寒证,发热恶寒是热证。热在皮肤,寒在骨髓是虚证;寒在皮肤,热在骨髓是实证。这些最是临床上审识疾病的关键。至于六经的欲解时刻,只供临床参考,事实上偶或有之。唯结代脉(178 条)确是难治的脉象,相反,脉虽微涩而有长象(274 条),仍是好转机势,若浮而芤,更是正衰邪盛的不良现象,尤不能不注意。凡属息高,多是阳绝于下,所以判断为死证。其次通过 190 条,知道中风中寒,在古人不仅是不同性质的表证名称,而是古代代表阴阳两种不同性质证候的一般名词，明乎此，伤寒论许多条文解得一大半了。

（二）治法举要

【条文】

15 太阳病，下之后，其气上冲[9]者，可与桂枝汤，方用前法，若不上冲者，不得与之。

16 太阳病三日，已发汗，若吐、若下、若温针[10]，仍不解者，此为坏病，桂枝不中与之也，观其脉证，知犯何逆，随证治之。桂枝本为解肌[11]，若其人脉浮紧，发热汗不出者，不可与之也，常须识此，勿令误也。

44 太阳病，外证未解，不可下也，下之为逆，欲解外者，宜桂枝汤。

45 太阳病，先发汗不解，而复下之，脉浮者不愈。浮为在外，而反下之，故令不愈。今脉浮，故在外，当须解外则愈，宜桂枝汤。

49 脉浮数者，法当汗出而愈。若下之，身重心悸者，不可发汗，当自汗出乃解。所以然者，尺中脉微，此里虚，须表里实，津液自和，便自汗出愈。

59 大下之后，复发汗，小便不利者，亡津液故也，勿治之，得小便利，必自愈。

81 凡用栀子汤，病人旧微溏者，不可与服之。

90 本发汗，而复下之，此为逆也；若先发汗，治不为逆。本先下之，而反汗之，为逆；若先下之，治不为逆。

91 伤寒，医下之，续得下利，清谷不止，身疼痛者，急当救里；后身疼痛，清便自调者，急当救表。救里宜四逆汤，救表宜桂枝汤。

141 病在阳，应以汗解之，反以冷水潠之[12]。若灌[13]之，其热被劫不得去，弥更益烦，肉上粟起，意欲得水……

204 伤寒呕多，虽有阳明证，不可攻之。

224 阳明病，汗出多而渴者，不可与猪苓汤，以汗出多，胃中燥，猪苓汤复利其小便故也。

48 二阳并病。太阳初得病时，发其汗，汗先出不彻，因转属阳明，续自微汗出，不恶寒，若太阳病证不罢者，不可下，下之为逆，如此可小发汗。

17 若酒客病，不可与桂枝汤，得之则呕，以酒客不喜甘故也。

18 喘家作桂枝汤，加厚朴杏子佳。

19 凡服桂枝汤吐者，其后必吐脓[14]血也。

【综说】

治病总是因势利导，所以病在表，便解表，病在里，便治里，90 条就是这样的一个论据。如表里两病，须以表里的孰缓孰急来作决定，91 条里虚表实，里证急于表证，所以先救里，后解表；48 条表里两实，表证急于里证，所以要先解表，后攻里。表证是疾病的初期证候，最要审慎，所以 44 条说："外证未解，不可下。"解表的主要目的，是使邪从外出，凡有足使外表闭塞的方法，都不能用，141 条就说明了这个道理。而且解表是要抓紧时间，不让它有一分陷于里，所以 204 条尽管是阳明证，但呕多，是病机趋表的征象，亦须抓住这一分，先行解表，不能遽然攻里。里热证，宜乎该攻里了，亦必斟酌不同的情况来处理，81 条的栀子豉汤证，是里有热邪，但微溏，便是中焦有寒湿，栀子豉汤不中用了。224 条的阳明病是里热，但阳明是燥热，津液已经不足了，便不能用利尿剂。同时还要认识到病的变化是多端的，医生最要认识它。16 条说："观其脉证，知犯何逆，随证治之。"就是伤寒论的活法。前面已经说过，表证必定要解表，但 49 条的里虚表实证，便不能当做一般地表证对待。小便不利的，必须利小便，但 59 条亡津液的小便不利，便不能利小便了。像这类的变化，伤寒论里是很多的，不能备举。相反，病亦有始终不变的，15 条下之后，气上冲，45 条经发汗和泻下，脉始终现浮，都是病证不变的例子，病不变，治疗的方法亦不变，所以仍得用桂枝汤。11、18、19三条，说明有个别体质特殊的，治疗时还得予以照顾，否则便会引起不良后果。

（三）汗法

【条文】

42 太阳病，外证未解，脉浮弱者[15]，当以汗解，宜桂枝汤。

46 太阳病，脉浮紧，无汗，发热身疼痛，八九日不解，表证仍在，此当发其汗，服药已，微除，其人发烦目瞑，剧者必衄，衄乃解，所以然者，阳气重故也，麻黄汤主之。

25 服桂枝汤，大汗出，脉洪大者，与桂枝汤，如前法[16]，若形似疟，一日再发者，汗出必解，宜桂枝二麻黄一汤。

39 伤寒脉浮缓，身不疼，但重，乍有轻时，无少阴证者，大青龙汤发之。

51 脉浮者，病在表，可发汗，宜麻黄汤。

52 脉浮而数者，可发汗，宜麻黄汤。

55 伤寒脉浮紧，不发汗，因致衄者，麻黄汤主之。

235 阳明病，脉浮，无汗而喘者，发汗则愈，宜麻黄汤。

276 太阴病，脉浮者，可发汗，宜桂枝汤。

302 少阴病，得之二三日，麻黄附子甘草汤微发汗，以二三日无证[17]，故微发汗也。

387 吐利止，而身痛不休者，当消息[18]和解其外，宜桂枝汤小和[19]之。

【综说】

汗法，就是通过发汗，达到解除表证的一种治疗方法。只要有表证，便须用发汗法来解表，这是肯定的，不过表邪有轻重，人体有强弱，治疗有先后，因而发汗解表的方法，便有轻重缓急的不同。如39、25、46、52、55、235六条都是表邪轻重的证候，脉搏不是浮紧，便是浮数，周身疼痛，不出汗，发烦目瞑，所以都可以用麻黄汤为主的重发汗剂。42、276两条，表邪较轻,所以仅用桂枝汤的轻发汗剂。302 条少阴病而有表证,少阴是阳虚证,因而只有在温经的基础上来解表,用麻黄附子甘草汤。387 条是患吐泻重证后而有表证,虽然表证非解表不可,但正气衰弱已甚,就是用桂枝汤亦只能少少地给与它,从这些列举的条文便可以看出伤寒论用发汗解表法的主要精神了。

(四) 不可发汗

【条文】

27 太阳病,发热恶寒,热多寒少,脉微弱者,此无阳也,不可发汗,宜桂枝二越婢一汤[20]。

50 脉浮紧者,法当身疼痛,宜以汗解之,假令尺中迟者,不可发汗,何以知然? 以营气不足,血少故也。

83 咽喉干燥者,不可发汗。

85 疮家[21]虽身疼痛,不可发汗,汗出则痓[22]。

285 少阴病,脉细沉数[23],病为在里,不可发汗。

286 少阴病,脉微,不可发汗,亡阳故也……

364 下利清谷,不可攻表,汗出必胀满。

【综说】

汗为人身五种津液之一,与脾与血都有密切关系,如发汗不适当,便会损伤脾阳和阴血。27 条说:"此无阳也,不可发汗。"286 条说:"不可发汗,亡阳故也。"他如 285 条的"少阴病不可发汗",364 条的"汗出必胀满",都是阳虚证,所以都不宜发汗。50 条的"营气不足血少",83 条的"咽喉干燥",85 条的"疮家",都是阴虚证,所以亦不可发汗。可是凡属阴虚或阳虚的人,发汗最要审慎。

(五) 误汗

【条文】

30 问曰:证象阳旦[24],按法治之而增剧,厥逆,咽中干,两胫拘急而谵语。师曰：言夜半手足当温，两脚当伸，后如师言，何以知此？答曰：寸口脉浮而大，浮为风，大为虚，风则生微热，虚则两胫[25]挛，病形象桂枝，因加附子参其间，增桂令汗出，附子温经，亡阳故也……

75 未持脉时，病人手叉自冒心，师因教试令咳，而不咳者，此必两耳聋无闻也。所以然者，以重发汗，虚故如此……

88 汗家重发汗，必恍惚心乱，小便已阴疼，与禹余粮丸。

89 病人有寒[26]，复发汗，胃中冷，必吐逆。

122 病人脉数，数为热，当消谷引食，而反吐者，此以发汗，令阳气微，膈气虚，脉乃数也，数为客热，不能消谷，以胃中虚冷，故吐也。

【综说】

所谓误汗，就是不适当的发汗，不该发汗而发汗，或者发汗过分，都包括在内。误汗了，不是亡阳，便是伤津，阳虚的，误汗后往往先亡阳，阴虚的，误汗后往往先伤津。当然，亡阳亦无不影响津液，伤津亦无不影响阳气，这不过是比较而言，如 30、88 两条所举，便是既亡阳而又伤津。75、89、122 三条便主要是亡阳，所谓亡阳，就是损伤了某部分的生活能力，所谓伤津，就是损失了身体的体液。

（六）下法

【条文】

253 阳明病，发热汗多者，急下之，宜大承气汤。

254 发汗不解，腹满痛，急下之，宜大承气汤。

255 腹满不减，减不足言，当下之，宜大承气汤。

256 阳明少阳合病，必下利，其脉不负[27]者，为顺也，负者，失也，互相尅贼，名为负也。脉滑而数者，有宿食也，当下之，宜大承气汤。

320 少阴病，得之二三日，口燥咽干者[28]，急下之，宜大承气汤。

321 少阴病，自利清水，色纯青，心下必痛，口干燥者，可下之，宜大承气汤。

【综说】

凡属里热盛而邪实的，伤寒论都用泻下法，也就是除恶务尽的意思。但所谓热盛邪实，不一定是指屎硬便秘而言，如321条的“自利清水，色纯青”，即所谓热结旁流证，还是热邪为害，所以仍得用大承气汤，不过胃家实用下法，人所易知；下利清水用下法，一般较难掌握，但除了凭借脉证而外，亦无他法。

（七）不可下

【条文】

36 太阳与阳明合病，喘而胸满者，不可下，宜麻黄汤。

132 结胸证，其脉浮大者，不可下，下之则死。

280 太阴为病，脉弱，其人续自便利，设当行大黄芍药者，宜减之，以其人胃气弱易动故也。

286 ……阳已虚，尺脉弱涩者，复不可下之。

347 伤寒五六日，不结胸，腹濡，脉虚复厥者，不可下，此亡血，下之死。

【综说】

泻下剂总是针对着里有实邪而应用，反之，便得很好的考虑。第一，有表证的不能用，36条就是例子。第二，实中有虚的不能用，132条是例子。第三，虚证不能用，280、286、347三条都是例子。有表证，容易诊断，不会误用；虚证容易诊断，也不会误用；实中有虚的证候，便不容易诊断，往往误用了还不自察，因而临床时务要审慎。

（八）误下

【条文】

43 太阳病，下之微喘者，表未解故也。桂枝加厚朴杏子汤主之。

140 太阳病，下之，其脉促，不结胸者，此为欲解也。脉浮者，必结胸；脉紧者，必咽痛；脉弦者，必两胁拘急；脉细数者，头痛未止；脉沉紧者，必欲呕；脉沉滑者，协热利；脉浮滑者，必下血。

162 下后，不可更行桂枝汤，若汗出而喘，无大热者，可与麻黄杏子甘草石膏汤。

【综说】

凡属表证、虚证，均不要妄下，表证误下，便会使表邪内陷，虚证误下，将使中气益伤，这两种情况，在临床上是较显著的，但仍不可机械的臆断，每随机体的不同而变化多端，如上列 140 条便是典型例子。至 34、162 两条，误下后都有表证仍在的情况，变化不太大，所以都仍以解表为主，而随证加减治之。

（九）吐法

【条文】

166 病如桂枝证，头不痛，项不强，寸脉微浮，胸中痞鞕，气上冲喉咽，不得息者，此为胸有寒也，当吐之，宜瓜蒂散。

324 少阴病，饮食入口即吐，心中温温欲吐，复不能吐，始得之，手足寒，脉弦迟，此胸中实，不可下也，当吐之……

355 病人手足厥冷，脉乍紧者，邪结在胸中，心下满而烦，饥而不能食者，病在胸中，当须吐之，宜瓜蒂散。

【综说】

凡是上焦有实邪的，都可以用吐法，把实邪涌吐出来，所谓实邪，即是寒饮痰湿之类。《内经》说："其高者因而越之。"意思即是说实邪在高处的，可用催吐剂把它发越出来。唯没有实邪，甚至脾胃虚弱者，便宜慎用。伤寒论的催吐剂，只有瓜蒂散一种，一般以栀子豉汤亦为催吐剂，那是错误的，栀子豉汤不仅不催吐，反而有止吐的作用，所以不能混为一谈。上列三条，都是寒湿在胸中，因而都用吐法。

（十）不可吐

【条文】

324 少阴病，饮食入口则吐，心中温温欲吐，复不能吐……若膈上有寒饮，干呕者，不可吐也，当温之，宜四逆汤。

【综说】

催吐既是只宜于实证，虚证便不适用了，上列条文，就是属于虚寒证，所以《医宗金鉴》说："此为少阴寒虚之饮，非胸中寒实之饮也，故不可吐。"（订正仲景全书伤寒论注下少阴篇）如虚寒误吐，脾阳将愈受伤而呕逆不止。

（十一）误吐

【条文】

120 太阳病，当恶寒发热，今[28]自汗出，反不恶寒发热，关上脉细数者，以医吐之过也。一二日吐之者，腹中饥，口不能食，三四日吐之者，不喜糜粥，欲食冷食，朝食暮吐，以医吐之所致也，此为小逆。

121 太阳病，吐之，但太阳病当恶寒，今反不恶寒，不欲近衣，此为吐之内烦也。

【综说】

催吐药总属于刺激性较强的药，所以一经误用后，不是引起呕吐不止，便是烦热能堪。120 和 121 两条误吐后的反应虽有轻重不同，而引起内热则一。曹颖甫云："胃中原有胆汁及肝脾之夜，为之消谷，唯吐之太过，胆汁倾泄则黄而苦，肝液倾泄则清而酸，脾液倾泄则腻而甜。"（《伤寒发微》太阳篇）曹氏之说，足供临床参考。

（十二）汗吐下后的变证

【条文】

93 太阳病，先下而不愈，因复发汗，以此表里俱虚，其人因致冒[30]，冒家汗出自愈。所以然者，汗出表和故也，里未和，然后复下之。

160 伤寒吐下后，发汗，虚烦，脉甚微，八九日心下痞鞕，胁下痛，气上冲咽喉，眩冒，经脉动惕者，久而成痿[31]。

161 伤寒发汗，若吐，若下，解后[32]，心下痞[33]，噫气[33]不除者，旋复代赭汤主之。

181 问曰：何缘得阳明病？答曰：太阳病，若发汗，若下，若利小便，此亡津液，胃中干燥，因转属阳明，不更衣，内实大便难者，此名阳明也。

【综说】

无论汗法、吐法、下法，用得不当，都是最伤损阴阳气的，上举条文93、160两条，就是阴阳两伤；161条主要是伤脾阳，所以脾阳不运而水饮停潴；181条主要是伤胃阴，所以大便燥结而为阳明病。

（十三）温法

【条文】

22 若微寒[34]者，桂枝去芍药加附子汤主之。

174 伤寒八九日，风湿相搏，身体疼烦，不能自转侧，不呕不渴，脉浮虚而涩者，桂枝附子汤主之，若其人大便鞕，小便自利者，去桂加白术汤主之。

305 少阴病，身体痛，手足寒，骨节痛，脉沉者，附子汤主之。

314 少阴病，下利，白通汤主之。

323 少阴病，脉沉者，急温之，宜四逆汤。

277 自利不渴者，属太阴，以其藏有寒故也，当温之，宜四逆辈。

【综说】

凡属寒证，总得用温药，寒在表，当温表；寒在里，当温里，温表已包括在发汗部门，所以《伤寒论》里也不于发汗之外再谈温表；单谈一个温字的，都是温里而言，323、277 两条，就是例子。他如附子、吴茱萸、四逆、白通等方，虽没有明言温，实际是在温里，22、147、305、314 各条都属于这一类。但是，要明确一点，凡是温里，多属虚寒，即如吴茱萸汤证亦是阳虚而寒饮聚，决非外感风寒所可比拟。于此体会得所谓温，即如 30 条所指的“附子温经”。温经，就是温暖经脉，回复生阳。

（十四）清法

【条文】

78 伤寒五六日，大下之后，身热不去，心中结痛者，未欲解也，栀子豉汤主之。

80 伤寒，医以丸药[35]大下之，身热不去，微烦者，栀子干姜汤主之。

176 伤寒脉浮滑，此表有热，里有寒[36]，白虎汤主之。

【综说】

凡热盛于里，并无积聚的时候，都属于用清解方法的范围，只是随热的轻重而用不同的清热方剂就是了。如栀子豉汤证较轻，白虎汤证便较重。80 条的清解剂用干姜，是因为大量泻下剂攻伤了胃阳，只是清热，而不扶胃，胃阳愈伤，热愈不散，这就是内经所说的从治法。

（十五）和法

【条文】

144 妇人中风，七八日续得寒热，发作有时，经水适断者，此为热入血室[37]，其血必结，故使如疟状，发作有时，小柴胡汤主之。

148 伤寒五六日，头汗出，微恶寒，手足冷，心下满，口不欲食，大便鞕，脉细者，此为阳微结，必有表，复有里也。脉沉亦在里也，汗出为阳微，假令纯阴结，不得复有外证，悉入在里，此为半在里半在外也。脉虽沉紧，不得为少阴病，所以然者，阴不得有汗，今头汗出，故知非少阴也，可与小柴胡汤，设不了了者，得屎而解。

171 太阳少阳并病，心下鞕，颈项强而眩者，当刺大椎、肺俞、肝俞，慎勿下之。

【综说】

伤寒论的和法，总用于半表半里的少阳证，因为少阳病的性质，是介于表里之间的，既不能发汗；也不能催吐，更不能泻下，所以只有用和法。和，就是调和、和解，最能代表和解的方剂，是小柴胡汤。陆渊雷说："证在表里上下之间，则抗病力之趋势不可知，故汗吐下诸法，皆禁施于少阳。夫阳证祛毒之治，舍汗吐下更无他法，汗吐下俱在所禁，则少阳之药法几于穷矣。独有柴胡一味，专治此病，此造物之妙用也。征诸实验，服柴胡剂而中病，有汗出而解者，有微利而解者，非柴胡兼有吐下之功，特能助少阳之抗病力，取适宜之经，以祛除病毒耳。亦有不汗不利，潜然而解者，昔贤因称柴胡为和解剂，意者，柴胡特能产生少阳之抗毒力，与病毒结合，而成无毒之物，故不假祛毒，而病自愈欤。"（《伤寒今释》卷三）171 条如不用针刺，仍可以用小柴胡汤或柴胡桂枝汤来和解。

（十六）利法

【条文】

28 服桂枝汤，或下之，仍头项强痛，翕翕发热，无汗，心下满微痛，小便不利者，桂枝去桂[38]加茯苓白术汤主之。

41 伤寒，心下有水气，咳而微喘，发热不渴，服汤已；渴者，此寒去欲解也，小青龙汤主之。

63 发汗后，不可更行桂枝汤，汗出而喘，无大热者，可与麻黄杏仁甘草石膏汤。

73 伤寒汗出而渴者，五苓散主之；不渴者，茯苓甘草汤主之。

109 伤寒发热，啬啬恶寒，大渴欲饮水，其腹必满，自汗出，小便利，其病欲解，此肝乘肺也，名曰横[39]，刺期门。

352 若其人内有久寒者，宜当归四逆加吴茱萸生姜汤。

【综说】

利，即是通利的意思，凡寒热邪气滞涩在体内某一部分，都得用通利的方法。如28条的桂枝去芍药加茯苓白术汤，73条的五苓散，41条的小青龙汤，109条的刺期门，都是邪壅于表，而饮盛于里的证候，所以既要通达表邪，也要通利里塞。63条是邪热气壅，所以便以通利热邪为主。73条的茯苓甘草证是水饮内蓄，所以就单是利水。352条为寒饮上盛，所以便用当归四逆如吴茱萸生姜汤来温化，达到通利的目的。

（十七）补法

【条文】

62 发汗后，身疼痛，脉沉迟者，桂枝加芍药生姜各一两人参三两新加汤主之。

100 伤寒，阳脉涩阴脉弦，法当腹中急痛，先与小建中汤，不差者，小柴胡汤主之。

396 大病差后，喜唾，久不了了，胸上有寒，当以丸药温之，宜理中丸。

177 伤寒脉结代，心动悸，炙甘草汤主之。

【综说】

《内经》说："形不足者，温之以气；精不足者，补之以味。"（《素问·阴阳应象大论》）前者为补气，适合于阳虚；后者为补阴，适合于阴虚。前面所谈的温法，多属于前者，补法必兼而有之，温法多用于急，补法多用于缓，这是温和补的大不同处。62、100、396三条都偏于补阳，177条便是阴阳两补了。

（十八）火逆

【条文】

115 脉浮热甚，而反灸[40]之，此为实，实以虚治，因火而动，必咽燥吐血。

118 火逆下之，因烧针烦躁者，桂枝甘草龙骨牡蛎汤主之。

119 太阳伤寒者，加温针必惊也。

【综说】

据《金匮玉函经》辨可火病形证治第二十二篇，仅有两条，一条即是48条，另一条说："下利，谷道中痛，当温之，以为宜火，熬末盐熨之，一方炙枳实熨之。"而48条，仅有"当解之熏之"一句，才是火疗法。而不可火篇，便有火针、温针、烧针、火熏、烧瓦熨等等方法，可见古人火疗的方法是很多的，但火疗法，究竟只适宜于里寒证，如表有寒邪而阳气怫郁的，伤寒论总忌火法，因为火法是从外向内，内攻有余，外宣不足，因而反以为忌，所列数条，便知其梗概。

提纲

（1）所谓传经，就是病理的传变，对病理传变的认识，总是决定于脉和证，舍去脉证而空言传变，是不符合实际的。

（2）表病一定要先解表，里病一定要先治里，表里两实，先攻表，再攻里，表实里虚，先温里，后解表，这是伤寒论的治疗大法。

（3）汗法适用于表有邪，表无邪的，多不适用，表证有虚实的区分，汗法便有轻重的不同。此法，凡属虚证，无论阴虚或阳虚，都不适合用汗法了。

（4）下法适用于里有邪，里无邪的，便不适用。里邪还得分辨热和实，只是无形的热邪，清里已足；若是有形的实邪，便非泻下不可。因而凡属虚证，不宜妄下，病还在表，也不要轻率施用。

（5）用下法的里证实邪，应以在中下焦的为准；若在上焦，便不适合用下法，而唯有用吐法了。但吐法最伤脾胃，非审察确属实证而在上的，也不能妄用。

（6）误用汗吐下法的结果，不是伤阳，便是损阴，明乎此，便把救治法的道理懂得了一大半。

（7）温法，主要是指温经而言，经脉在里，所以温经也就是温里。凡经脉虚寒而阳气弱的，最需用温法。

（8）清法，适用于有热邪的，主要是对无形的热邪起作用，与用于有形的实邪的下法，是不同的，清法可用于表里上中下各部，下法只适用于里证中下焦。

（9）凡病在表里之间的，下之既不可，发汗亦当禁的时候，便用和法。和法是以病机的趋向为趋向，所以它不如汗吐下等法有明确的去病途径。

（10）利法是以通为主要目的，一般多应用于气和水饮两证，无形的气和有形的水饮，都可用通利方法，这是它不同于下法的地方。

（11）凡属虚证，都可用补法，凡属补法，总偏于温，但温法无不扶阳，补法便有阴阳的区分，即是说，阴虚便补阴，阳虚便补阳，所以它并不完全同于温法。

复习题

（1）你对传经有什么体会？

（2）病首先分表里治疗，在临床上有什么意义？

（3）汗法怎样掌握应用？试述说它的宜忌证候！

（4）下法与利法，有哪些相同？哪些不同？

（5）温法与补法，有哪些相同？哪些不同？

（6）被汗吐下误治了，应该掌握哪个主要环节来进行治疗呢？

注解

［1］七是单数，古人叫作奇数；六是双数，古人叫作偶数。阳为奇，阴为偶，所以阳病七日愈，阴病六日愈。也就是说阳病逢奇数

的天日好转，阴病逢偶数的天日好转，再进一步言，就是阳病多在阳日好转，阴病多逢阴日好转。推而广之，一、三、五、七、九，都是阳日；二、四、六、八、十，都是阴日，是七日、六日，并不是代表天日的多寡，而是代表天日的阴阳。

[2] 指足三里穴。

[3] 风家，指太阳中风病的患者。

[4] 了了，是了然轻快的意思。《诸病源候总论》云："了者，是瑟然病解，神明了然之状也。"

[5] 柯韵伯云："七日表解后，复过一候，而五藏元气始充，故十二日精神慧爽而愈。"是十二日，是整个病程概计数字，并不是表解后还得迁延十二日。

[6] 皮肤，指外表而言，不是指皮肤的组织；骨髓，指内在言，不是指骨骼里的骨髓。即是皮肤为表，骨髓为里的意思，所以成无己说："皮肤言浅，骨髓言深；皮肤言外，骨髓言内。"

[7] 陆渊雷云："细胞之生活力恢复常态，消化、吸收、分泌俱无障碍，是为阴阳自和。"犹言气血自和。

[8] 成无己云："《内经》曰：大则邪至，小则平。伤寒三日，邪传少阳，脉当弦紧，今脉小者，邪气微而欲已也。"脉小，为充血平复的征象，所以为欲愈。

[9] 气上冲，这是对病变机转的概括认识。气，即正气，指机体的调节功能，调节功能不断地和疾病作斗争，有趋上向外，排除病毒的机势，便是气上冲，如太阳病的发热脉浮，汗出恶风头痛等，都是气上冲的具体表现。

[10]《明医杂著》云："近有为温针者，乃楚人法，其法，针于穴，以香白芷作圆饼，套针上，以艾蒸温之，多取效。"

[11] 解肌，犹言解散肌表之邪气，即是轻度发汗的意思。

[12] 噀，音巽，口含水喷噀也。

[13] 灌，浇也，即用水浇洒的意思。

[14] 脓，本作醲，即稠厚的意思，不是溃疡化脓的脓。

[15] 浮弱，即浮缓的意思。

[16] 即照前 24 条先刺风池风府两穴后，再服桂枝汤。

[17]《仲景全书》证字上有里字，是没有其他的里证杂证的

意思。

[18] 方有执云："消息，犹斟酌也。"

[19] 方有执云："小和，言少少与服，不令过度之意也。"

[20] 这个方子是用在热多寒少句下面的。

[21] 疮家，包括一切创伤，出血过多的，或者患慢性溃疡而贫血的。

[22] 痓，音至，与痉字同一意义。

[23] 凡体力已衰惫，而病机犹亢奋未已，常见到沉细中带数的脉象。

[24] 成无己云："阳旦，桂枝汤别名也。"

[25] 胫，音近，膝以下骨名。

[26] 指虚寒而言，即277条"藏有寒"的意思。

[27] 程应旄云："见滑数之脉，为不负，为顺；见弦直之脉，为负，为失。"意思即是说阳明少阳合病为阳邪证，见滑数的阳邪脉，为不负为顺，弦直是阴邪脉，脉与证不合，为负为失，是负字，就是失字的意义，脉与证合为不负，脉与证不合为负。

[28] 舒驰远云："少阴挟火之证，复转阳明，而口燥咽干之外，必更有阳明胃实诸证兼见，否则大承气汤不可用也。"

[29] 今，应作令字。

[30] 程应旄云："冒者，清阳不彻，昏蔽及头目也。"即是头目昏冒不清的现象。

[31] 张锡驹云："痿、肢体委废，而不为我用也，久而成痿者，经血不外行于四末也。"

[32] 方有执云："解，谓大邪已散也，噫气不除者，正气未复，胃气尚弱，而伏饮为逆也。"

[33] 噫，音嗳。噫气，一般叫作打干嗳。

[34] 即微恶寒，沈明宗云："若脉促胸满，而微恶寒，乃虚而局蹐，阳气欲脱，又非阳实之比，所以加附子固护阳气也。"

[35] 王宇泰云："丸药，所谓神丹甘遂也，或作巴豆。"参看"证状的分辨（上）"注[24]。

[36] 程应旄云："读厥阴中脉滑而厥者，里有热也，白虎汤主之（350条），则知此处表里二字为错简。里有热，表有寒，亦是热结

在里，郁住表气于外，但较之时时恶寒，背微恶寒者，少倏忽零星之状。"

[37] 见"证状的分辨(下)"注[29]。

[38]《医宗金鉴》云："去桂当是去芍药，此方去桂，何以治头痛项强，发热无汗之表乎，论中有脉促胸满，汗出恶风之证，用桂枝去芍药加附子汤主之(21、22条)，去芍药者，为胸满也，此条证虽稍异，而其满则同，为去芍药可知矣。"

[39] 横，逆也，指肝邪乘肺的横逆之势而言。

[40] 灸，原叫爇，用艾绒制成小圆柱，放置在一定部位的皮肤上，刺激皮肤，对疾病起到"外惹内效"的作用，都叫作灸。

七、方剂分类

（一）桂枝汤类

1. 桂枝汤方

桂枝三两[1]（去皮） 芍药三两 甘草二两（炙）[2] 生姜三两（切） 大枣十二枚（擘[3]）

右[4]五味，㕮咀[5]三味，以水七升[6]，微火煮取三升，去滓，适寒温[7]，服一升，服已须臾，饮[8]热稀粥一升余，以助药力，温复令一时许，遍身漐漐微似[9]有汗者益佳，不可令如水流离，病必不除。若一服汗出病差，停后服，不必尽剂。若不汗，更服，依前法。又不汗，后服小促其间[10]，半日许，令三服尽。若病重者，一日一夜服，周时[11]观之。服一剂尽，病证犹在者，更作服。若汗不出，乃服至二三剂。禁生冷黏滑肉面五辛酒酪臭恶等物。

主治条文 12、13、15、16、17、18、19、24、25、26、28、29、30、34、42、44、45、53、54、56、57、91、95、162、164、166、234、240、276、372、387条。

方解 曹颖甫云："方用桂枝以通肌理达四肢，芍药以泄孙络，生姜、甘草、大枣以助脾阳，又恐脾阳之不动也，更饮热粥以助之，而营阴之弱者振矣。营阴之弱者振，然后汗液由脾而泄于肌腠者，乃能直出皮毛，与卫气相接，卫始无独强之弊，所谓阴阳和而自愈者也。"（《伤寒发微》）

2. 桂枝加葛根汤方

葛根四两 麻黄三两（去节） 芍药二两 生姜三两（切） 甘草二两（炙） 大枣十二枚（擘） 桂枝二两（去皮）

右七味，以水一斗，先煮麻黄葛根，减二升，去上沫[12]，内[13]诸药，煮取三升，去滓，温服一升，复取微似汗，不须啜粥，余如桂枝法将息及禁忌。（臣亿等谨案[14]仲景本论，太阳中风自汗用桂枝，伤寒无汗用麻黄，今证云汗出恶风，而方中有麻黄，恐非本意也。第三卷有葛根汤本证，云无汗恶风，正与此方同，是合用麻黄也。此云桂枝加葛根汤，恐是桂枝中但加葛根耳）

主治条文　14条。

方解　张志聪云："用桂枝汤以解太阳肌中之邪，加葛根宣通经络之气，而治太阳经脉之邪。"（《伤寒论集注》）曹颖甫云："病邪既陷太阳经输，固当加葛根以提而出之，其不用葛根汤者，有汗则皮毛本开，不必再用麻黄也。"（《伤寒发微》）本方不应该有麻黄，是正确的。

3．桂枝加附子汤方

桂枝三两（去皮）　芍药三两　甘草三两（炙）　生姜三两（切）　大枣十二枚（擘）　附子一枚（炮，去皮，破八片）

右六味，以水七升，煮取三升，去滓，温服一升，本云桂枝汤，今加附子，将息如前法。

主治条文　20、30条。

方解　曹颖甫云："夫汗出恶风，原属桂枝本证，惟表阳不固，不得不于本方中加熟附子一枚，以固表阳，但令表阳能复，卫气之属于皮毛者，自能卫外而为固，于是漏汗止，而诸恙自愈矣。"（《伤寒发微》）

4．桂枝去芍药汤方

桂枝三两（去皮）　甘草二两（炙）　生姜三两（切）　大枣十二枚（擘）

右四味，以水七升，煮取三升，去滓，温服一升。本云桂枝汤，今去芍药，将息如前法。

主治条文　21条。

方解　曹颖甫云："脉促而胸满，气上冲者，阳有余而阴不足也,芍药苦泄伤阴,非阴虚者所宜,故去之。”(《伤寒发微》)陆渊雷云:“胸之所以满,盖因胸腔内充血之故,芍药阴药,作用于内部,药徵[15]谓其主治挛急,可知能扩张内部血管,血管扩张,则愈益充血,此胸满之所以忌芍药欤。”(《伤寒今释》)

5. 桂枝去芍药加附子汤方

桂枝三两(去皮) 甘草二两(炙) 生姜三两(切) 大枣十二枚(擘) 附子一枚(炮,去皮,破八片)

右五味,以水七升,煮取三升,去滓,温服一升,本云桂枝汤,今去芍药加附子,将息如前法。

主治条文 22 条。

方解 曹颖甫云:“下后身寒,则表阳虚,阴虚故去芍药,此与脉促胸满同,阳虚故加熟附子一枚,此与发汗后遂漏不止同。(《伤寒发微》)

6. 桂枝麻黄各半汤方

桂枝一两十六铢[16](去皮) 芍药 生姜(切) 甘草(炙) 麻黄各一两(去节) 大枣四枚(擘) 杏仁二十四枚(汤浸,去皮尖及两仁者)

右七味,以水五升,先煮麻黄一二沸[17],去上沫,内诸药,煮取一升八合,并为六合,顿服[18],将息如上法。(臣亿等谨按桂枝汤方:桂枝芍药生姜各三两,甘草二两,大枣十二枚。麻黄汤方:麻黄三两,桂枝二两,甘草一两,杏仁七十个。今以算法药之,二汤各取三分之一,即得桂枝一两十六铢,芍药生姜甘草各一两,大枣四枚,杏仁二十三个零三分枚之一,收之,得二十四个,合方。详此方乃三分之一,非各半也,宜云合半汤)

主治条文 23 条。

方解 曹颖甫云:“营热内张,毛孔外塞,则其身必痒,故宜桂枝麻黄各半汤,以期肌表双解,则一汗而愈矣。”(《伤寒发微》)

7. *桂枝二麻黄一汤方*

桂枝一两十七铢(去皮)　芍药一两六铢　麻黄十六铢(去节)　生姜一两六铢(切)　杏仁十六个(去皮尖)　甘草一两二铢(炙)　大枣五枚(擘)

右七味,以水五升,先煮麻黄一二沸,去上沫,内诸药,煮取二升,去滓,温服一升,日再服。本云桂枝汤二分,麻黄汤一分,合为二升,分再服,今合为方,将息如前法。(臣亿等谨按:桂枝汤方:桂枝、芍药、生姜各三两,甘草二两,大枣十二枚。麻黄汤方:麻黄三两,桂枝二两,甘草一两,杏仁七十个。今以算法约之,桂枝汤取十二分之五,即得桂枝芍药生姜各一两六铢,甘草二十铢,大枣五枚。麻黄汤取九分之二,即得麻黄十六铢,桂枝十铢三分铢之二,收之得十一铢,甘草五铢三分铢之一,收之得六铢,杏仁十五个九分枚之四,收之得十六个,二汤所取相合,即共得桂枝一两十七铢,麻黄十六铢,生姜芍药各一两六铢,甘草一两二铢,大枣五枚,杏仁十六个,合方)

主治条文　25条。

方解　柯韵伯云:"邪气稽留于皮毛肌肉之间,固非桂枝之可解;已经汗过,又不宜麻黄汤之峻攻,故取桂枝汤三分之二,麻黄汤三分之一,合而服之,再解其肌,微开其表,审发汗于不发之中,又用桂枝后,更用麻黄法也。"(《伤寒附翼》)

8. *桂枝二越婢一汤方*

桂枝(去皮)　芍药　麻黄　甘草各十八铢(炙)　大枣四枚(擘)　生姜一两二铢(切)　石膏二十四铢(碎,绵裹)

右七味,以水五升,煮麻黄一二沸,去上沫,内诸药,煮取二升,去滓,温服一升。本云当裁为越婢桂枝汤,合之饮一升,今合为一方,桂枝二分,越婢一分。(臣亿等谨按:桂枝汤方:桂枝、芍药、生姜各三两,甘草二两,大枣十二枚。越婢汤方:麻黄二两,生姜三两,甘草二两,石膏半斤,大枣十五枚。今以算法约之,桂枝汤取四分之一,即得桂枝芍药生姜各十八铢,甘草二十铢，大枣十三枚。越婢汤取八分之一，即得麻黄十八铢，生姜甘草六铢，石膏二十四铢，大枣一枚八分之七，弃之，二汤所取相合，即共得桂枝芍药甘草麻黄各十八铢，生姜一两二铢，石膏二十四铢，大枣四枚，合方。旧云桂枝三，今取四分之一，即当云桂枝二也，越婢汤方，见仲景杂方中，外台秘要一云起脾汤）

主治条文　27条。

方解　柯韵伯云："考越婢汤，比大青龙无桂枝杏仁，与麻黄杏子甘草石膏汤同为凉解表里之剂。此不用杏仁之苦，而用姜枣之辛甘，可以治太阳阳明合病，热多寒少而无汗者，犹白虎汤证背微恶寒之类，而不可以治脉弱无阳之证也。"（《伤寒附翼》）

9. 桂枝去桂加茯苓白术汤方

芍药三两　甘草二两（炙）　生姜（切）　白术　茯苓各三两　大枣二十枚（擘）

右六味，以水八升，煮取三升，去滓，温服一升，小便利则愈，本云桂枝汤，今去桂枝，加茯苓白术。

主治条文　28条。

方解　曹颖甫云："方用芍药甘草以舒头项之强急，生姜大枣温中而散寒，白术茯苓去水而降逆，但使水道下通，则水之停蓄者，得以疏泄，而标阳之郁于头项及表分者散矣。邪不陷于在背之经输，故不用升提之葛根；水在心下，而不在下焦，故不用猪苓泽泻；去桂枝者，则以本病当令水气内消，不欲令阳气外张故也。"（《伤寒发微》）

10. 桂枝加厚朴杏子汤方

桂枝三两（去皮）　甘草二两（炙）　生姜三两（切）　芍药三两　大枣十二枚（擘）　厚朴二两（炙，去皮）　杏仁五十枚（去皮尖）

右七味，以水七升，微火煮取三升，去滓，温服一升，复取微似汗。

主治条文 18、43条。

方解 曹颖甫云："究其所以喘者，则以心下微有水气，肺气不宣之故，故于桂枝汤方中，加厚朴杏仁以蠲微饮，而宣肺郁，则汗一出而微喘定矣，此桂枝加厚朴杏子，所以为下后微喘之主方也。"（《伤寒发微》）

11. 桂枝加芍药生姜各一两人参三两新加汤方

桂枝三两（去皮） 芍药（四两） 甘草二两（炙） 人参三两 大枣十二枚 生姜四两

右六味，以水一斗二升，煮取三升，去滓，温服一升，本云桂枝汤，今加芍药生姜人参。

主治条文 62条。

方解 陆渊雷云："加芍药者，弛放血管，疏津液之流委也。加生姜人参者，振起胃机能，濬津液之源泉也。用桂枝汤者，治其未解之太阳，即57条更发汗宜桂枝汤之义也。不用附子者，津伤而阳不亡也。"（《伤寒今释》）

12. 桂枝甘草汤方

桂枝四两（去皮） 甘草二两（炙）

右二味，以水三升，煮取一升，去滓，顿服。

主治条文 64条。

方解 柯韵伯云："此用桂枝为君，独任甘草为佐，以补心之阳，则汗出多者，不至于亡阳矣，甘温相得，气和而悸自平。"（《伤寒附翼》）

13. 茯苓桂枝甘草大枣汤方

茯苓半斤 桂枝四两 甘草二两（炙） 大枣十五枚（擘）

右四味，以甘烂水[19]一斗，先煮茯苓，减一升，内诸药，煮取三升，去滓，温服一升，日三服。作甘烂水法，取水二斗，置大盆内，以杓扬之，水上有珠子五六千颗相逐，取用之。

主治条文 65条。

方解 《医宗金鉴》云："此方即苓桂术甘汤去白术加大

枣倍茯苓也。彼治心下逆满，气上冲胸，此治脐下悸欲作奔豚。盖以水停中焦，故用白术；水停下焦，故倍茯苓，脐下悸，是邪上干心也，其病由汗后而起，自不外乎桂枝之法，仍以桂枝甘草补阳气，生心液，倍加茯苓以君之，专伐肾邪，用大枣以佐之，益培中土，以甘澜水煎，取其不助水邪也。土强自可制水，阳建则能御阴，欲作奔豚之病，自潜消而默化矣。”（订正仲景全书伤寒论注上太阳中篇）

14. *小建中汤方*

桂枝三两（去皮）　甘草二两（炙）　芍药六两　生姜三两（切）　大枣十二枚（擘）　胶饴一升

右六味，以水七升，煮取三升，去滓内饴，更上微火消解，温服一升，日三服。呕家不可用建中汤，以甜故也。

主治条文　100、102 条。

方解　陆渊雷云：“古人称脾胃为中州，胃主消化，脾主吸收，其部位在大腹，故药之治腹中急痛者，名曰建中汤，建中者，建立脾胃之谓。”（《伤寒今释》）曹颖甫云：“桂枝汤本辛甘发散，助脾阳而泄肌理之汗，加饴糖以补中气之虚，但令脾阳内动，而气之郁积于足太阴部分者，得以稍缓，所谓急则治标也。”（《伤寒发微》）

15. *桂枝去芍药加蜀漆牡蛎龙骨救逆汤方*

桂枝三两（去皮）　甘草二两（炙）　生姜三两（切）　大枣十二枚（擘）　牡蛎五两（熬[20]）　龙骨四两　蜀漆三两（洗去腥）

右七味，以水一斗三升，先煮蜀漆，减二升，内诸药，煮取三升，去滓，温服一升。本云桂枝汤，今去芍药，加蜀漆牡蛎龙骨。

主治条文　112 条。

方解　曹颖甫云：“方用龙牡以收散亡之阳，蜀漆以去上窜之痰，而惊狂乃定。于桂枝汤原方去芍药者，方欲收之，不欲其泄之也。又按亡阳有二，汗出阳虚者，宜附子以收之，汗

出阳浮者，宜龙骨牡蛎以收之，病情不同，故治法亦因之而异也。”（《伤寒发微》）

16. 桂枝加桂汤方

桂枝五两（去皮） 芍药三两 生姜三两（切） 甘草二两（炙） 大枣十二枚（擘）

右五味，以水七升，煮取三升，去滓，温服一升。本云桂枝汤，今加桂满五两，所以加桂者，以能泄奔豚气也。

主治条文 117条。

方解 柯韵伯云：“用桂枝以解外，更加桂者，补心气以益火之阳，而阴自平也。桂枝更加桂，治阴邪上攻，只在一味中加分两，不于本方外求他味，不即不离之妙如此，茯苓桂枝甘草大枣汤，证已在里，而奔豚未发，此证尚在表而奔豚已发，故治有不同。”（《伤寒附翼》）

17. 桂枝甘草龙骨牡蛎汤方

桂枝一两（去皮） 甘草二两（炙） 牡蛎二两（熬） 龙骨二两

右四味，以水五升，煮取二升半，去滓，温服八合，日三服。

主治条文 118条。

方解 曹颖甫云：“用桂枝汤中之桂枝甘草，以疏太阳之郁，因营虚而去苦泄之芍药，以阳盛而去辛甘之姜枣，加龙骨牡蛎，以镇浮阳，而烦躁息矣。”（《伤寒发微》）

18. 桂枝加芍药汤方

桂枝三两（去皮） 芍药六两 甘草二两（炙） 大枣十二枚（擘） 生姜三两（切）

右五味，以水七升，煮取三升，去滓，温服三升。本云桂枝汤，今加芍药。

主治条文 279条。

方解 柯韵伯云：“因表证未解，阳邪已陷入太阴，故倍芍药以益脾调中，而除腹满之时痛，此用阴和阳法也。”（《伤寒附翼》）

19. *桂枝加大黄汤方*

桂枝三两(去皮)　大黄二两　芍药六两　生姜三两　甘草二两(炙)　大枣十二枚(擘)

右六味，以水六升，煮取三升，去滓，温服一升，日三服。

主治条文　279条。

方解　柯韵伯云："若表邪未解，而阳邪陷入阳明，则加大黄以润胃通结，而除其大实之痛，此双解表里也。"(《伤寒附翼》)

【综说】

以上桂枝汤类19方，可以分为6个类型：桂枝汤、桂枝麻黄各半汤、桂枝二越婢一汤、桂枝二麻黄一汤、桂枝加葛根汤5个方剂，是不同的汗剂；桂枝加附子汤、桂枝加桂汤、桂枝去芍药加附子汤、桂枝甘草汤、桂枝去芍药汤5个方剂，是不同的温剂；小建中汤、桂枝加芍药生姜人参新加汤2个方剂是不同的补剂；桂枝加厚朴杏子汤、茯苓桂枝甘草大枣汤、桂枝去桂加茯苓白术汤、桂枝加芍药汤4个方剂，是不同的利剂；桂枝去芍药加蜀漆龙骨牡蛎救逆汤、桂枝甘草龙骨牡蛎汤是2个不同的镇涩剂；桂枝加大黄汤是表里两解的缓下剂。

(二) 麻黄汤类

20. *麻黄汤方*

麻黄三两(去节)　桂枝二两(去皮)　甘草一两(炙)　杏仁七十个(去皮尖)

右四味，以水九升，先煮麻黄减二升，上去沫，内诸药，煮取二升半，去滓，温服八合，复取微似汗，不须啜粥，余如桂枝法将息。

主治条文　35、36、37、51、52、55、232、235条。

方解　钱潢云："李时珍云：麻黄甘草同桂枝引出营分之邪，达之肌表，佐以杏仁，泄肺而利气，是则麻黄汤，虽太阳发汗重剂，实为发散肺经火郁之药也。濒湖此论，诚千古未发之秘。惟桂枝为卫分解肌之药，而能与麻黄同发营分之汗者，以卫居营外，寒邪由卫入营，故脉阴阳俱紧，阳脉紧，则卫分受邪，阴脉紧，则邪伤营分，所以欲发营内之寒邪，先开卫间之出路，方能引邪由营到卫，汗出而解也。”(《伤寒溯源集》)

21. *麻黄杏仁甘草石膏汤方*

麻黄四两(去节)　杏仁五十个(去皮尖)　甘草二两(炙)　石膏半斤(碎，绵裹)

右四味，以水七升，煮麻黄，减二升，去上沫，内诸药，煮取二升，去滓，温服一升。本云黄耳杯[21]。

主治条文　63、162条。

方解　钱潢云：“李时珍云：麻黄乃肺经专药，虽为太阳发汗之重剂，实发散肺经，火郁之药也。杏仁利气而能泄肺，石膏寒凉，能肃西方金气，乃泻肺肃肺之剂，非麻黄汤及大青龙之汗剂也。世俗不晓，惑于《活人书》及陶节庵之说，但见一味麻黄，即以为汗剂，畏而避之，不知麻黄汤之制，欲用麻黄以泄营分之汗，必先以桂枝开解卫分之邪，则汗出而邪去矣。所以麻黄不与桂枝同用，止能泄肺邪，而不至大汗泄也。观后贤之麻黄定喘汤，皆因之以立法也。”(《伤寒溯源集》)

22. *大青龙汤方*

麻黄六两(去节)　桂枝二两(去皮)　甘草二两(炙)　杏仁四十枚(去皮尖)　生姜三两(切)　大枣十枚(擘)　石膏如鸡子大[22](碎)

右七味，以水九升，先煮麻黄，减二升，去上沫，内诸药，煮取三升，去滓，温服一升，取微似汗，汗出多者，温粉粉之[23]，一服汗者，停后服，若复服，汗多亡阳，遂虚，恶风烦躁，不得眠也。

主治条文　38、39条。

方解　柯韵伯云：“此麻黄汤证之剧者，故加味以治之也。诸证全是麻黄，有喘与烦躁之别，喘者是寒郁其气，升降不得自如，故多用杏仁之苦以降气；烦躁是热伤其气，无津不能作汗，故特加石膏之甘心生津，然其性沉而大寒，恐内热顿除，而表寒不解，变为寒中，而挟热下利，是引贼破家矣，故必倍麻黄以发表，又倍甘草以和中，更用姜枣以调营卫，一汗而表里双解，风热两除，此大青龙清内攘外之功，所以佐桂麻二方之不及也。”（《伤寒附翼》）

23. 小青龙汤方

麻黄（去节） 芍药 细辛 干姜 甘草（炙） 桂枝（去皮）各三两 五味子半升 半夏半升（洗）

右八味，以水一斗，先煮麻黄，减二升，去上沫，内诸药，煮取三升，去滓，温服一升。若渴，去半夏，加栝蒌根三两。若微利，去麻黄，加荛花如一鸡子，熬令赤色。若噎者，去麻黄加附子一枚，炮。若小便不利，少腹满者，去麻黄，加茯苓四两，若喘，去麻黄加杏仁半升，去皮尖，且荛花不治利，麻黄主喘，今此语反之，疑非仲景意。（臣亿等谨按：小青龙汤大要治水。又按本草，荛花下十二水，若水去，利则止也。又按：千金形肿者应内麻黄，乃内杏仁者，以麻黄发其阳故也，以此证之，岂非仲景意也）

主治条文 40、41条。

方解 陆渊雷云：“小青龙汤为麻桂合方去杏仁生姜，加细辛五味子半夏，姜杏为麻桂发表之佐使，细辛辛散，五味酸敛，辛味相伍，开阖相济以镇咳；干姜温肺，半夏降逆涤痰，姜夏相伍，温降相借以逐水，故本方发表之力，劣于麻黄，决于桂枝，而镇咳逐水之力则至优。”（《伤寒今释》）柯韵伯云：“两青龙俱两解表里法，大青龙治里热，小青龙治里寒，故发表之药相同，而治里之药殊也。”（《伤寒附翼》）

24. 麻黄细辛附子汤方

麻黄二两（去节） 细辛二两 附子一枚（去皮，破八片）

右三味，以水一斗，先煮麻黄，减去二升，去上沫，内诸药，煮取二升，去滓，温服一升，日三服。

主治条文 301条。

方解 钱潢云："麻黄发太阳之汗，以解其在表之寒邪，以附子温少阴之里，以补其命门之真阳，又以细辛之气温味辛，专走少阴者，以助其辛温发散，三者合用，补散兼施，虽发微汗，无损于阳气矣，故为温经散寒之神剂云。"（《伤寒溯源集》）

25. 麻黄附子甘草汤方

麻黄二两（去节） 甘草二两（炙） 附子一枚（炮，去皮，破八片）

右三味，以水七升，先煮麻黄一两沸，去上沫，内诸药，煮取三升，去滓，温服一升，日三服。

主治条文 302条。

方解 曹颖甫云："无里证者，水气虽陷，与太阳标阳，未曾隔绝，寒水之下陷，实由中阳之虚，故于麻黄附子汤中，用炙甘草以益中气，使中气略舒，便当合淋巴微管乳糜，外达皮毛而为汗。"（《伤寒发微》）

【综说】

以上六方，除麻黄杏仁甘草石膏汤为清解剂外，其余五方均为不同汗剂，麻黄汤是主要的发汗剂，大青龙汤清里发汗，小青龙汤温里发汗，麻黄附子细辛汤扶肾阳以发汗，麻黄附子甘草汤益脾阳以发汗。

（三）葛根汤类

26. 葛根汤类

葛根四两 麻黄三两（去节） 桂枝二两（去皮） 生姜三两（切） 甘草二两（炙） 芍药二两 大枣十二枚（擘）

右七味，以水一斗，先煮麻黄葛根，减二升，去白沫，内诸药，煮取三升，去滓，温服一升，复取微似汗，余如桂枝法将息及禁忌。

主治条文 31、32条。

方解 柯韵伯云："葛根味甘气凉，能起阴气而生津液，滋筋脉而舒其牵引，故以为君。麻黄生姜，能开玄府腠理之闭塞，祛风而去汗，故以为臣，寒热俱轻，故少佐桂芍，同甘枣以和里，此于麻桂二汤之间，衡其轻重，而为调和表里之剂也。葛根与桂枝，同为解肌和里之剂，故有汗无汗，下利不下利皆可用，用麻黄专于治表者不同。”（《伤寒附翼》）

27. *葛根加半夏汤方*

葛根四两　麻黄三两（去节）　甘草二两（炙）　芍药二两　桂枝二两（去皮）　生姜二两（切）　半夏半升（洗）　大枣十二枚（擘）

右八味，以水一斗，先煮麻黄葛根，减二升，去白沫，内诸药，煮取三升，去滓，温服一升，复取微似汗。

主治条文　33 条。

方解　汪琥云：“愚以既云呕矣，其人胸中能免满逆之证乎？汤中半夏，固宜加矣，而甘草大枣之甘，能不相碍乎？或云，方中止甘草二两，大枣十二枚，已有生姜三两，复加半夏半升，于呕家又何碍，斯言实合仲景用药之旨。”（《伤寒辨注》）

28. *葛根黄芩黄连汤方*

葛根半斤　甘草二两（炙）　黄芩三两　黄连三两

右四味，以水八升，先煮葛根，减二升，内诸药，煮取二升，去滓，分温再服。

主治条文　34 条。

方解　陆渊雷云：“凡有里热，而病势仍宜外解者，皆葛根芩连汤所主，利与喘汗，皆非必具之证。黄芩黄连，俱为苦寒药，寒能泄热，所谓热者，充血及炎性机转是也。黄连之效，自心下而及于头面，黄芩之效，自心下而及于骨盆，其证候皆为心下痞，按之濡而热，或从种种方面诊知有充血炎性机转者是也。”（《伤寒今释》）

【综说】

上列三方，葛根汤和葛根加半夏汤都为解表发汗剂，唯葛根黄芩黄连汤是清热剂。

（四）柴胡汤类

29. 小柴胡汤类

柴胡半斤　黄芩三两　人参三两　半夏半升（洗）　甘草（炙）　生姜切各三两　大枣十二枚（擘）

右七味，以水一斗二升，煮取六升，去滓，再煎取三升，温服一升，日三服。若胸中烦而不呕者，去半夏人参加栝蒌实一枚。若渴，去半夏，加人参，合前成四两半，栝蒌根四两。若腹中痛者去黄芩，加芍药三两。若胁下痞鞕，去大枣加牡蛎四两。若心下悸，小便不利者，去黄芩，加茯苓四两。若不渴，外有微热者，去人参，加桂枝三两，温复微汗愈。若咳者，去人参大枣生姜，加五味子半升，干姜二两。

主治条文　37、96、97、98、99、100、101、103、104、123、144、148、149、229、230、231、266、379、394条。

方解　《医宗金鉴》云："即以柴胡解少阳在经之表寒，黄芩解少阳在府之里热。犹恐在里之太阴，正气一虚，在经之少阳，邪气乘之，故以姜枣人参，和中而预壮里气，使里不受邪而和，还表以作汗解也。"（少阳篇）程应旄云："至若烦而不呕者，火气燥实逼胸也，故去人参半夏，加栝蒌实也。渴者，燥已耗液逼肺也，故去半夏，加栝蒌根也。腹中痛苦，木气散入土中，胃阳受困，故去黄芩以安土，加芍药以戢木也。胁下痞鞕者，邪既留则木气实，故去大枣之甘而缓，加牡蛎之咸而软也。心下悸，小便不利者，水邪侵乎心，故去黄芩之苦寒，加茯苓之淡渗也。不渴。身有微热者，半表之寒，尚滞于肌，故去人参，加桂枝以解之也。咳者，半表之寒，凑入于肺，故去姜枣，加五味子，易生姜为干姜以温之。虽肺寒不减黄芩，恐干姜助热也。"（《伤寒后条辨》）

30. 大柴胡汤方

柴胡半斤　黄芩三两　芍药三两　半夏半升（洗）　生姜五两（切）　大枣十二枚（擘）　枳实四枚（炙）

右七味，以水一斗二升，煮取六升，去滓再煎，温服一升，日三服。一方加大黄二两，若不加，恐不为大柴胡汤。

主治条文 103、136、165条。

方解 吴遵程云："此汤治少阳经邪，渐入阳明之府，或误下引邪内犯，而过经不解之证，故于小柴胡汤中，除去人参甘草，助阳恋胃之味，而加芍药枳实大黄之沈降，以涤除热滞也，与桂枝大黄汤同义，彼以桂枝甘草兼大黄，两解太阳误下之邪，此以柴胡黄芩半夏兼大黄，两解少阳误下之邪，两不移易之定法也。"（《伤寒分经》）

31．柴胡加芒硝汤

柴胡二两十六铢 黄芩一两 人参一两 甘草一两（炙） 生姜一两（切） 半夏二十铢（本云五枚洗） 大枣四枚（擘） 芒硝二两

右八味，以水四升，煮取二升，去滓，内芒硝，更煮微沸，分温再服。不解，更作。（臣亿等谨按：金匮玉函方中无芒硝。别一方云，以水七升，下芒硝二合，大黄四两，桑螵蛸五枚，煮取一升半，服五合，微下即愈。本云柴胡再服，以解其外，余二升，加芒硝大黄桑螵蛸也）

主治条文 104条。

方解 汪琥云："小柴胡加芒硝者，用人参甘草以扶胃气，且微利之后，溏者已去，燥者自留，加芒硝者，能胜热攻坚，又其性速下，而无碍胃气，乃一举而两得也。"（《伤寒辨注》）

32．柴胡加龙骨牡蛎汤方

柴胡四两 龙骨 黄芩 生姜（切） 铅丹[24] 人参 桂枝（去皮） 茯苓各一两半 半夏二合半（洗） 大黄二两 牡蛎一两半（熬） 大枣六枚（擘）

右十二味，以水八升，煮取四升，内大黄，切如碁子，更煮一两沸，去滓，温服一升。本云柴胡汤，今加龙骨等。

主治条文 107条。

方解 陆渊雷云："此方取小柴胡汤之半而去甘草，如龙骨、铅丹、桂枝、茯苓、大黄、牡蛎也。”(《伤寒今释》)曹颖甫云:“以太阳寒水下并太阴而为湿也,因有胸满身重,小便不利之变,故用柴胡汤以发之。以阳明浮热,上蒙脑气而为评语,上犯心脏而致烦惊,于是用龙牡铅丹以镇之,以胃热之由于内实也,更加大黄以利之,此小柴胡汤加龙骨牡蛎之大旨也。”(《伤寒发微》)

33. 柴胡桂枝汤方

桂枝(去皮) 黄芩一两半 人参一两半 甘草一两(炙) 半夏二合半(洗) 芍药一两半 大枣六枚(擘) 生姜一两半(切) 柴胡四两

右九味,以水七升,煮取三升,去滓,温服一升。本云人参汤作如桂枝法,加半夏柴胡黄芩,复如柴胡法,今用人参,作半剂。

主治条文 146 条。

方解 柯韵伯云:“桂枝汤重解表而微兼清里,柴胡汤重和里而微兼散表。此太阳少阳并病之轻者,故取桂枝之半,以解太阳未尽之邪,取柴胡之半,以解少阳之微结。此外证虽在而病机已见于里,故方以柴胡冠桂枝之前,为双解两阳之轻剂。”(《伤寒附翼》)

34. 柴胡桂枝干姜汤方

柴胡半斤 桂枝三两(去皮) 干姜二两 栝蒌根四两 黄芩三两 牡蛎二两(熬) 甘草二两(炙)

右七味,以水一斗一升,煮取六升,去滓,再煎取三升,温服一升,日三服。初服微烦,复服汗出便愈。

主治条文 147 条。

方解 柯韵伯云:“此方全从柴胡加减,心烦不呕不喝,故去半夏之辛温,加栝蒌根以生汗;胸胁满而微结,故减大枣之甘满,加牡蛎之咸以软之。小便不利,而心下不悸,是无水可利,故不去黄芩,不加茯苓,虽渴而太阳之余邪不解,故不用参而加桂。干姜之温苦,所以散胸胁之满结也。初服烦而微者，黄芩栝蒌之效，继服汗出，周身内外全备者，姜桂之功，小柴胡加减之妙，若无定法，而实有定局矣。更其名曰柴胡桂枝干姜，以柴胡证具，而太阳之表犹未解，里已微结，须此桂枝解表，干姜解结，以佐柴胡之不及耳。”（《伤寒附翼》）

【综说】

以上六方，均为和解半表半里的方剂。小柴胡汤为和解主方，既不偏表，亦不偏里。大柴胡汤、柴胡加芒硝汤都偏于里实。柴胡加龙骨牡蛎汤是通涩并用的方剂。柴胡桂枝汤、柴胡桂枝干姜汤都是两解太少阳的方药。

（五）栀子汤类

35．*栀子豉汤方*

栀子十四个（擘）　香豉四合（绵裹）

右二味，以水四升，先煮栀子，得二升半，内豉，煮取一升半，去滓，分为二服，温进一服，得吐者[26]，止后服。

主治条文　76、77、78、81、221、228、375条。

方解　张锡驹云：“栀子性寒，导心中之烦热以下行；豆豉性熟而轻浮，引水液之上升也，阴阳和而水火济，烦自解矣。”（《伤寒直解》）

36．*栀子甘草豉汤方*

栀子十四个（擘）　甘草二两（炙）　香豉二两（绵裹）

右三味，以水四升，先煮栀子、甘草，取二升半，内豉，煮取一升半，去滓，分二服，温进一服，得吐者，止后服。

主治条文　76条。

方解　张锡驹云：“少气者，中气虚而不能交通上下，加甘草以补之。”（《伤寒直解》）

37．*栀子生姜豉汤方*

栀子十四个（擘）　生姜五两　香豉四合（绵裹）

右三味，以水四升，先煮栀子生姜，取二升半，内豉，煮取一升半，去滓，分二服，温进一服，得吐者，止后服。

主治条文 76条。

方解 张锡驹云："呕者，中气逆而不得上交，加生姜以宣通之。"(《伤寒直解》)

38. *栀子厚朴汤方*

栀子十四个(擘) 枳实四枚(水浸，炙令黄) 厚朴四两(炙，去皮)

右三味，以水三升半，煮取一升半，去滓，分二服，温进一服，得吐者，止后服。

主治条文 79条。

方解 张志聪云："栀子之苦寒，能泄心下之热烦；厚朴之苦温，能消脾家之腹满；枳实之苦寒，能解胃中之热结。"(《伤寒论集注》)

39. *栀子干姜汤方*

栀子十四枚(擘) 干姜二两

右二味，以水三升半，煮取一升半，去滓，分二服，温进一服，得吐者，止后服。

主治条文 80条。

方解 柯韵伯云："任栀子以除烦，用干姜逐内寒，此甘草泻心汤之化方也。"(《伤寒附翼》)

40. *栀子蘖皮汤方*

肥栀子十五个(擘) 甘草一两(炙) 黄蘖二两

右三味，以水四升，煮取一升半，去滓，分温再服。

主治条文 261条。

方解 钱潢云："栀子苦寒，泻三焦火，除胃热时疾黄疸，通小便，治心烦懊恼郁热结气。蘖皮苦寒，治五脏肠胃中结热黄疸，故用之以泻热邪，又恐苦寒伤胃，故以甘草和胃保脾，而为调剂之妙也。"(《伤寒溯源集》)

41. *枳实栀子汤方*

枳实三枚(炙) 栀子十四个(擘) 豉一升(绵裹)

右三味，以清浆水[26]七升，空煮取四升，内枳实栀子，煮取二升，下豉，更煮五六沸，去滓，温分再服，复令微似汗。若有宿食者，内大黄如博碁子五六枚，服之愈。

主治条文　393条。

方解　汪琥云："劳复证，以劳则气上，热气浮越于胸中也，故用枳实为君，以宽中下气；栀子为臣，以除虚烦；香豉为佐，以解劳热；煮以清浆水者，以差后复病，宜助胃气也。"（《伤寒辨注》）

【综说】

以上七方，统为清里剂。抑且都是偏于清解中上焦的热邪。至于栀子干姜汤，是因于误下后脾寒，特用一味温脾的干姜，但仍有热邪，所以仍用栀子为方主。

（六）承气汤类

42．大承气汤方

大黄四两（酒洗）　厚朴半斤（去皮，炙）　枳实五枚（炙）　芒硝三合

右四味，以水一斗，先煮二物，取五升，去滓，内大黄，更煮取二升，去滓，内芒硝，更上微火一两沸，分温再服，得下，余勿服。

主治条文　208、209、212、215、217、220、238、240、241、242、251、252、253、254、256、320、321、322条。

方解　《医宗金鉴》云："诸积热结于里，而成满痞燥实者，均以大承气汤下之也。满者，腹胁满急䐜胀，故用厚朴以消气壅；痞者，心下痞塞硬坚，故用枳实以破气结；燥者，肠中燥屎干结，故用芒硝润燥软坚；实者，腹痛大便不通，故用大黄攻积泻热。然必审四证之轻重，四药之多少，适其宜，始可愈也。"（阳明篇）

43．小承气汤方

大黄四两（酒洗）　厚朴二两（去皮，炙）　枳实三枚（大者炙）

右三味，以水四升，煮取一升二合，去滓，分温二服。初服汤，当更衣，不尔者，尽饮之，若更衣者，勿服之。

主治条文 56、208、209、213、214、250、251、374条。

方解 钱潢云："邪热轻者，及无大热，但胃中津液干燥而大便难者，以小承气微利之，以和其胃气，胃和则止，非大攻大下之驶剂也。以无大坚实，故于大承气中去芒硝，又以邪气未大结满，故减厚朴枳实也。"（《伤寒溯源集》）

44. 调胃承气汤方

大黄四两（去皮，清酒洗） 甘草二两（炙） 芒硝半升

右三味，以水三升，煮取一升，去滓，内芒硝，更上火微煮令沸，少少温服之。

主治条文 29、30、70、94、105、123、207、248、249条。

方解 徐忠可云："仲景用此汤凡七见，或因吐下津干，或因烦满气热，总为胃中燥热不和，而非大实满者比，故不欲其速下，而去枳朴。欲其恋膈而生津，特加甘草以调和之，故曰调胃。"（《伤寒原方发明》）

45. 桃核承气汤方

桃仁五十个（去皮尖） 大黄四两 桂枝二两（去皮） 甘草二两（炙） 芒硝二两

右五味，以水七升，煮取二升半，去滓，内芒硝，更上微火沸，下火，先食温服五合，日三服，当微利。

主治条文 106条。

方解 钱潢云："《神农本经》：桃仁主瘀血血闭，洁古云，治血结血秘，通润大肠，破蓄血。大黄下瘀血积聚，荡涤肠胃，推陈致新，芒硝走血软坚，热淫于内，治以咸寒之义也。桂之为用，通血脉，消瘀血，尤其所长也。甘草所以保脾胃，和大黄芒硝之寒峻耳。"（《伤寒溯源集》）

46. 抵当汤方

水蛭（熬） 虻虫（去翅足熬）各三十个 桃仁三十个（去皮尖） 大黄三两（酒洗）

右四味，以水五升，煮取三升，去滓，温服一升，不下，更服。

主治条文 124、125、237、257条。

方解 柯韵伯云："蛭，昆虫之巧于饮血者也。虻，飞虫之猛于吮血者也。兹取水陆之善取血者攻之，同气相求耳。更佐桃仁之推陈致新，大黄之苦寒，以荡涤邪热。"（《伤寒附翼》）

47. 抵当丸方

水蛭二十个（熬） 虻虫（去翅足熬）二十个 桃仁二十五个（去皮尖） 大黄三两

右四味，捣分四丸，以水一升，煮一丸，取七合服之，晬时[27]，当下血，若不下，更服。

主治条文 126条。

方解 柯韵伯云："小其制而丸以缓之，方变汤为丸，然后虽丸也，犹煮汤焉。"（《伤寒附翼》）曹颖甫云："丸之力缓，故晬时方下血，亦以其无发狂如狂之恶候，故改汤为丸耳。"（《伤寒发微》）

48. 十枣汤方

芫花（熬） 甘遂 大戟

右三味，等分，各分捣为散，以水一升半，先煮大枣肥者十枚，取八合，去滓，内药末，强人服一钱匕，羸人服半钱，温服之，平旦服。若下少病不除者，明日更服，加半钱，得快下利后，糜粥自养。

主治条文 152条。

方解 柯韵伯云："甘遂、芫花、大戟，皆辛苦气寒，而秉性最毒，并举而任之，气同味合，相须相济，决渎而大下，一举而水患可平矣。然邪之所凑，其气已虚，而毒药攻邪，脾胃必弱，使无健脾调胃之品主宰其间，邪气尽而元气亦随之尽，故选枣之大肥者为君，预培脾土之虚，且制水势之横，又和诸药之毒，既不使邪气之盛而不制，又不使元气之虚而不支，此仲

景立方之尽善也。”(《伤寒附翼》)

49. 大陷胸汤方

大黄六两(去皮)　芒硝一升　甘遂一钱匕

右三味,以水六升,先煮大黄,取二升,去滓,内芒硝,煮一两沸,内甘遂末,温服一升,得快利,止后服。

主治条文　134、135、136、137、149条。

方解　柯韵伯云:“水结之所,必成窠臼,甘遂之苦辛,所以直达其窠臼也。然太阳之气化不行于胸中,则阳明之胃府,亦因热而成实,必假大黄芒硝,解心胸之结滞,又保肠胃之无伤,此太阳里病之下法。”(《伤寒附翼》)

50. 大陷胸丸方

大黄半斤　葶苈子半升(熬)　芒硝半升　杏仁半升(去皮尖,熬黑)

右四味,捣二味,内杏仁芒硝,合研如脂,和散,取如弹丸[29]一枚,别捣甘遂末一钱匕,白蜜二合,水二升,煮取一升,温顿服之,一宿乃下,如不下,更服,取下为效,禁如药法。

主治条文　131条。

方解　柯韵伯云:“此水结因于气结,用杏仁之苦温,以开胸中之气,气降则水下矣;气结因于热邪,用葶苈之大寒,以清气分之热,源清而流洁矣。小其制而为丸,和白蜜以缓之,使留恋于胸中,过一宿乃下,是以攻剂为和剂者也。”(《伤寒附翼》)

51. 小陷胸汤方

黄连一两　半夏半升(洗)　栝蒌实(大者)一枚

右三味,以水六升,先煮栝蒌,取三升,去滓,内诸药,煮取二升,去滓,分温三服。

主治条文　138条。

方解　钱潢云:“夫邪结虽小,同是热结,故以黄连之苦寒,以解热开结,非比大黄之苦寒荡涤也。邪结胸中,则胃气不好,痰饮留聚,故以半夏之辛温滑利,化痰蠲饮,而散其滞结也。栝蒌实之甘寒，能降上焦之火，使痰气下降也。此方之制，病小则制方亦小，即内经所云，有毒无毒，所治为主，适大小为制也。”（《伤寒溯源集》）

52. 白散方

桔梗三分　巴豆一分（去皮心，熬黑，研如脂）　贝母三分

右三味为散，内巴豆，更于臼中杵之，以白饮和服，强人半钱匕，羸者减之。病在膈上必吐，在膈下必利，不利，进热粥一杯，利过不止，进冷粥一杯，身热皮粟[30]不解，欲引衣自复。若以水噀之洗之，益令热劫不得出，当汗而不汗则烦，假令汗出已，腹中痛，与芍药三两如上法。

主治条文　141条。

方解　钱潢云：“寒实结于胸中，水寒伤肺，必有喘咳气逆，故以桔梗开之，贝母入肺解结，又以巴豆之辛热有毒，斩关夺门之将，以破胸中之坚结。盖非热不足以开其水寒，非峻不足以破其实结耳。”（《伤寒溯源集》）

53. 麻子仁丸方

麻子仁二升　芍药半斤　枳实半斤（炙）　大黄一斤（去皮）　厚朴一尺（炙，去皮）　杏仁一升（去皮尖，熬，别作脂）

右六味，蜜和丸，如梧桐子大，饮服十丸，日三服，渐加，以知为度。

主治条文　247条。

方解　方有执云：“麻子杏仁，能润干燥之坚，枳实厚朴，能导固结之滞，芍药增液以辅润，大黄推陈以致新，脾虽为约，此之疏矣。”（《伤寒论条辨》）

【综说】

以上十二个方剂，均为泻下剂。大承气汤、小承气汤、调胃承气汤三方，是不同轻重的泻下粪便方药。桃核承气汤、抵当汤、抵当丸三方，是攻下瘀血的方药。十枣汤、大陷胸汤、大陷胸丸、小陷胸汤四方，是泻下热水的方药。白散为下寒水方

药，麻子仁丸为润下剂。

（七）泻心汤类

54. 半夏泻心汤方

半夏半升（洗）　黄芩　干姜　人参　甘草（炙）各三两　黄连一两　大枣十二枚（擘）

右七味，以水一斗，煮取六升，去滓，再煎取三升，温服一升，日三服。须大陷胸者，方用前第二法。

主治条文　149条。

方解　柯韵伯云："即小柴胡去柴胡加黄连干姜也。不往来寒热，是无半表证，故不用柴胡。痞因寒热之气互结而成，用黄连干姜之大寒大热者，为之两解。且其苦先入心，辛以散邪耳。此痞本于呕，故君以半夏生姜能散水气，干姜善散寒气，凡呕后痞鞕，是上焦津液已干，寒气留滞可知，故去生姜而倍干姜。痛本于心火内郁，故仍用黄芩佐黄连以泻心也。干姜助半夏之辛，黄芩协黄连之苦，痞鞕自散。用参甘大枣者，调既伤之脾胃，且以壮少阳之枢也。"（《伤寒附翼》）

55. 大黄黄连泻心汤方

大黄二两　黄连一两

右二味，以麻沸汤[31]二升渍之，须臾绞去汁，分温再服。（臣亿等看详大黄黄连泻心汤，诸本皆二味，又后附子泻心汤，用大黄黄连黄芩附子，恐是前方中亦有黄芩，后但加附子也，故后云附子泻心汤，本云加附子也）

主治条文　154、156、164条。

方解　汪琥云："痞病者，邪热聚于心下，不比结胸之大实大坚，故用沸汤渍绞大黄黄连之汁温服，取其气味皆薄，则性缓恋膈，能泻心下痞热之气，此为邪热稍轻之证，大抵非虚热也。"（《伤寒辨注》）

56. 附子泻心汤方

大黄二两　黄连一两　黄芩一两　附子一两（炮，去皮，

别煮取汁）

右四味，切三味，以麻沸汤二升渍之，须臾绞去汁，内附子汁，分温再服。

主治条文 155条。

方解 曹颖甫云："于芩连大黄引火下泄外，加炮附子一枚以收外亡之阳，则一经微利，结热消而亡阳收矣。"（《伤寒发微》）

57. *生姜泻心汤方*

生姜四两（切） 甘草三两（炙） 人参三两 干姜一两 黄芩三两 半夏半升（洗） 黄连一两 大枣十二枚（擘）

右八味，以水一斗，煮取六升，去滓，再煎取三升，温服一升，日三服。附子泻心汤，本云加附子，半夏泻心汤，甘草泻心汤，同体别名耳。生姜泻心汤，本云理中人参黄芩汤，去桂枝术，加黄连，并泻肝法。

主治条文 157条。

方解 《医宗金鉴》云："名生姜泻心汤者，其义重在散水气之痞也。生姜半夏，散胁下之水气，人参大枣，补中州之土虚，干姜甘草，以温里寒，黄芩黄连以泻痞热。备乎虚水寒热之治，胃中不和，下利之痞，焉有不愈者乎？"（太阳中篇）

58. *甘草泻心汤方*

甘草四两（炙） 黄芩三两 干姜三两 半夏半升（洗） 大枣十二枚（擘） 黄连一两

右六味，以水一斗，煮取六升，去滓，再煎取三升，温服一升，日三服。（臣亿等谨按：上生姜泻心汤法，本云理中人参黄芩汤，今详泻心以疗痞，痞气因发阴而生，是半夏生姜甘草泻心三方，皆本于理中也，其方必各有人参，今甘草泻心汤中无者，脱落之也。又按《千金》并《外台秘要》，治伤寒䘌食，用此方，皆有人参，知脱落无疑）

主治条文 158条。

方解 《医宗金鉴》云："方以甘草命名者，取和缓之意也。用甘草大枣之甘,补中之虚,缓中之急;半夏之辛,降逆止呕,芩连之寒,泻阳陷之痞热;干姜之热,散阴凝之痞寒;缓中降逆,泻痞除烦,寒热并用也。"(太阳中篇)

59. *黄芩汤方*

黄芩三两　芍药三两　甘草二两(炙)　大枣十二枚(擘)

若四味,以水一斗,煮取三升,去滓,温服一升,日再,夜一服。

主治条文　172、333条。

方解　曹颖甫云:"黄芩苦降,以抑标阳,芍药苦泄,以疏营郁,甘草大枣,甘平以补脾胃,则中气健运,而自利可止,不用四逆理中以祛寒,不用五苓以利水,此不治利而精于治利者也。"(《伤寒发微》)

60. *黄芩加半夏生姜汤方*

黄芩三两　芍药二两　甘草二两(炙)　大枣十二枚(擘)　半夏半升(洗)　生姜一两半(切,一方三两)

右六味,以水一斗,煮取三升,去滓,温服一升,日再,夜一服。

主治条文　172条。

方解　曹颖甫云:"寒水内薄,胃中胆汁不能相容,是为呕,呕者,水气内陷,与下利同,脾胃不和,亦与下利同,其不同者,特上逆与下泄耳。故仲师特于前方加半夏生姜,为之平胃而降逆。盖小半夏汤,在金匮原为呕逆主方,合黄芩以清胆火,甘草大枣以和胃,芍药以达郁,而呕将自定,抑仲师之言曰,更纳半夏以去其水,此以去水而止呕者也。"(《伤寒发微》)

61. *黄连汤方*

黄连三两　甘草三两(炙)　干姜三两　桂枝三两(去皮)　人参二两　大枣十二枚(擘)　半夏半升(洗)

右七味,以水一斗,煮取六升,去滓,温服,昼三夜二。疑非仲景方。

主治条文 173条。

方解 《医宗金鉴》云:"君黄连以清胸中之热,臣干姜以温胃中之寒,半夏降逆,佐黄连呕吐可止;人参补中,佐干姜腹痛可除。桂枝所以安外,大枣所以培中也。然此汤寒温不一,甘苦并投,故必加甘草协和诸药,此为阴阳相格,寒热并施之治法也。"(少阳篇)

62. *干姜黄芩黄连人参汤方*

干姜 黄芩 黄连 人参各三两

右四味,以水六升,煮取二升,去滓,分温再服。

主治条文 359条。

方解 陆渊雷云:"凡朝食暮吐者,责其胃寒;食入即吐者,责其胃热,胃热故用芩连。本方证,胃虽热而肠则寒,故芩连与干姜并用。"(《伤寒今释》)

63. *旋覆代赭汤方*

旋覆花三两 人参二两 生姜五两 代赭一两 甘草三两(炙) 半夏半升(洗) 大枣十二枚(擘)

右七味,以水一斗,煮取六升,去滓,再煎取三升,温服一升,日三服。

主治条文 161条。

方解 周扬俊云:"旋覆花能消痰积,软痞,治噫气。代赭石止反胃,除五脏血脉中热,健脾,乃痞而噫气者用之,谁曰不宜。于是佐以干姜之辛,可以开结也。半夏,逐饮也。人参,补正也。甘草大枣,益胃也。予每借之以治反胃噎食,气逆不降者,靡不神效。"(《伤寒三注》)

64. *厚朴生姜半夏甘草人参汤方*

厚朴半斤(炙,去皮) 生姜半斤(切) 半夏半升(洗) 甘草二两 人参一两

右五味,以水一斗,煮取三升,去滓,温服一升,日三服。

主治条文 66条。

方解 钱潢云:“此虽阳气已伤,因未经误下,故虚中有实。以胃气未平,故以厚朴为君,生姜宣通阳气,半复蠲饮利膈,故以为臣。参甘养中和胃,所以益汗后之虚耳。”(《伤寒溯源集》)

65. 黄连阿胶汤方

黄连四两　黄芩二两　芍药二两　鸡子黄二枚　阿胶三两

右五味,以水六升,先煮三物,取二升,去滓,内胶烊尽,小冷,内鸡子黄,搅令相得,温服七合,日三服。

主治条文 303条。

方解 柯韵伯云:“此少阴之泻心汤也。凡泻心必借芩连,而导引阴有阳之别,病在三阳,胃中不和,而心下痞鞕者,虚则加参甘补之,实则加大黄下之;病在少阳,而心中烦不得卧者,既不用参甘以助阳,亦不用大黄以伤胃也。用芩连以直折心火,佐芍药以收敛神明,所以扶阴而益阳也。然以但欲寐之病情,而至于不得卧,以微细之病脉,而反见心烦,非得气血之属以交合心肾,甘平之味以滋阴和阳,不能使水升而火降,阴火不归其部,则少阴之热不除。鸡子黄禀南方之火色,入通于心,可以补离宫之火,用生者搅和,取其流动之义也。黑驴皮禀北方之水色,且咸先入肾,可以补坎宫之精,内合于心,而性急趋下,则阿井有水精凝聚之要也,与之相溶而成胶,用以配鸡子之黄,合芩连芍蔚,是降火归原之剂矣,《经》曰:火,位之下,阴精承之,阴平阳秘,精神乃治,斯方之谓欤。”(《伤寒附翼》)

【综说】

以上十二方,属于和剂。柴胡汤类的和剂,是和半表半里之邪气;泻心汤类的和剂,是和既寒且热的病变。所以柴胡汤类的药物表里并用,而泻心汤类的药物,便寒热互投。和半表半里的,有偏表偏里的不同,柴胡桂枝汤偏于半表,柴胡加芒硝汤偏于半里。和既寒且热的,亦有偏寒偏热的各异,大黄黄连泻心汤偏于寒，厚朴生姜甘草半夏人参汤便偏于热，其余各方，都是寒热互用的。而黄连阿胶汤又为滋阴和阳之剂了。

（八）白虎汤类

66. 白虎汤方

知母六两　石膏一斤（碎）　甘草二两（炙）　粳米六合

右四味，以水一斗，煮米熟，汤成去滓，温服一升，日三服。（臣亿等谨按：前篇云热结在里，表里俱热老，白虎汤主之。又云，其表不解，不可与白虎汤。此云脉浮滑，表有热，里有寒者，必表里字差矣。又阳明一证云，脉浮迟，表热里寒，四逆汤主之。以此表里自差明矣。《千金翼方》云，白通汤非也）

主治条文　170、176、219、350条。

方解　柯韵伯云："石膏大寒，寒能胜热，味甘归脾，质刚而主降，备中土生金之体；色白通肺，质重而含脂，具金能生水之用，故以为君。知母气寒主降，苦以泄肺火，辛以润肾燥，故以为臣。甘草为中宫舟楫，能土中泻火，寒药得之缓其寒，用此为佐。沉降之性亦得留连于脾胃之间矣。粳米稼穑作甘，气味温和，禀容平之德，为后天养命之资，得此为佐，阴寒之物，庶无伤脾胃之虑也。煮汤入胃，输脾归肺，水精四布，大烦大渴可除矣。白虎为西方金神，用以名汤者，秋金得今而炎暑自解，此四时之序也。"（《伤寒论注》卷三）

67. 白虎加人参汤方

知母六两　石膏二斤（碎，绵裹）　甘草（炙）二两　粳米六合　人参三两

右五味，以水一斗，煮米熟，汤成去滓，温服一升，日三服。

主治条文　26、168、169、170、222条。

方解　曹颖甫云："方用石膏知母以除烦，生甘草粳米加人参以止渴，此白虎汤加人参之旨也"。（《伤寒发微》）柯韵伯云："加人参以补中益气而生津，协和甘草粳米之补，承制石膏知母之寒，泻火而土不伤，乃操万全之术者。"（《伤寒论

注》卷三）

68. *竹叶石膏汤方*

竹叶二把　石膏一斤　半夏半升(洗)　麦门冬一升(去心)　人参二两　甘草二两(炙)　粳米半升

右七味，以水一斗，煮取六升，去滓，内粳米，煮米熟，汤成去米，温服一升，日三服。

主治条文　396条。

方解　曹颖甫云："用竹叶石膏以清热，人参甘草以和胃，生半夏以止吐，粳米麦门冬以生津，但得津液渐复，则胃热去而中气自和矣。"(《伤寒发微》)

【综说】

以上三方，均属清剂，而且都为养阴清热剂，与栀子豉汤类的清里泻热，大不相同。

(九) 五苓散类

69. *五苓散方*

猪苓十八铢(去皮)　泽泻一两六铢　白术十八铢　茯苓十八铢　桂枝半两(去皮)

右五味，捣为散，以白饮[32]和服方寸匕[33]，日三服。多饮煖水，汗出愈。如法将息。

主治条文　71、72、74、141、156、244、286条。

方解　张锡驹云："散者，四散之意也。茯苓、泽泻、猪苓，淡味而渗泄者也。白术助脾气以转输，桂枝从肌达表，外窍通而内窍利矣，故曰多饮煖水，汗出愈也。"(《伤寒直解》)

70. *猪苓汤方*

猪苓(去皮)　茯苓　泽泻　阿胶　滑石(碎)各一两

右五味，以水四升，先煮四味，取二升，去滓，内阿胶烊消，温服七合，日三服。

主治条文　223、224、319条。

方解　《医宗金鉴》云："赵羽皇曰：方中阿胶质膏，养阴

而滋燥，滑石性滑，去热而利水，佐以二苓之渗泻，既疏浊热，而不留其壅瘀；亦润真阴，而不苦其枯燥，是利水而不伤阴之善剂也。”（阳明篇）

71．*文蛤散方*

文蛤五两

右一味为散，以沸汤和一方寸匕服，汤用五合。

主治条文 141条。

方解 曹颖甫云：“文蛤，当是蛤壳，性味咸寒而泄水，但令水气下泄，则津液得以上承，而口不燥矣。”（《伤寒发微》）

72．*茯苓甘草汤方*

茯苓二两　桂枝二两（去皮）　甘草二两（炙）　生姜三两（切）

右四味，以水四升，煮取二升，去滓，分温三服。

主治条文 73、356条。

方解 《医宗金鉴》云：“是方乃仿桂枝五苓二方之义，小制其法也。有脉浮数汗出之表，故主以桂枝，去大枣芍药者，因有小便不利之里，恐滞敛而有碍于癃闭也。五苓去术泽猪苓者，因不渴不烦，里饮无多，惟小便一利可愈，恐过于燥渗伤阴也。”（太阳中篇）

【综说】

以上四方为利尿剂，五苓散最重，表里两解，猪苓汤养阴利水，茯苓甘草汤扶阳利水，文蛤散最为平和。

（十）四逆汤类

73．*四逆汤方*

甘草二两（炙）　干姜一两半　附子一枚（生用，去皮，破八片）

右三味，以水三升，煮取一升二合，去滓，分温再服。强人可大附子一枚，干姜三两。

主治条文 29、91、92、225、277、323、324、353、354、377、

388、389条。

方解 钱潢云:"四逆汤者,所以治四肢厥逆而名之也。此以真阳虚衰,阴邪肆逆,阳气不充于四肢,阴阳不相顺接,故手足厥冷也。其以甘草为君者,以甘草甘和而性缓,可缓阴气之上逆。干姜温中,可以救胃阳,而温脾土,即所谓四支皆禀气于胃,而不得至经,必因于脾,乃得禀焉,此所以脾主四支也。附子辛热,直走下焦,大补命门之真阳,故能治下焦逆上之寒邪,助清阳之升发,而腾达于四肢,则阳回气暖,而四肢无厥逆之患矣,是以名之曰四逆汤也。"(《伤寒溯源集》)

74. *四逆加人参汤方*

甘草二两(炙) 附子一枚(生,去皮,破八片) 干姜一两半 人参一两

右四味,以水三升,煮取一升二合,去滓,分温再服。

主治条文 385条。

方解 魏荔彤云:"于温中之中,佐以补虚生津之品,凡病后亡血津枯者,皆可用也,不止霍乱,不止伤寒吐下后也。"(《伤寒论本义》)

75. *通脉四逆汤方*

甘草二两(炙) 附子大者一枚(生用,去皮,破八片) 干姜三两(强人可四两)

右三味,以水三升,煮取一升二合,去滓,分温再服,其脉即出者愈。面色赤者,加葱九茎;腹中痛者,去葱,加芍药两二;呕者,加生姜两二;咽痛去芍药,加桔梗一两;利止脉不出者,去桔梗,加人参二两。病皆与方相应者,乃服之。

主治条文 317、370条。

方解 曹颖甫云:"用甘草干姜以温中焦,生附子以温下焦,盖水盛血寒,为少阴本病,故以下利清谷,手足厥逆为总纲,惟兼见脉微欲绝,乃为通脉四逆汤本证。盖胃为生血之原,胃中寒则脉微。惟里寒外热,外内不通,因病戴阳,面色乃赤,故加葱以通之。血络因寒而瘀,腹中为痛,故加苦平之芍

药以泄之。呕者，为胃中有水气，故加生姜以散之。咽痛为湿痰阳滞，故加有碱性之桔梗以开之。利止脉不出为里阴虚，故加人参以益之。此又通脉四逆汤因证加减之治法也。"（《伤寒发微》）

76．通脉四逆加猪胆汁汤方

甘草二两（炙） 干姜三两（强人可四两） 附子（大者）一枚（生，去皮，破八片） 猪胆汁半合

右四味，以水三升，煮取一升二合，去滓，内猪胆汁，分温再服，其脉即来。无猪胆，以羊胆代之。

主治条文 390条。

方解 吴仪洛云："用通脉四逆以回阳，而加猪胆汁以益阴，庶几将绝之阴，不致为阳药所劫夺也。"（《伤寒分经》）

77．干姜附子汤方

干姜一两 附子一枚（生用，去皮，破八片）

右二味，以水三升，煮取一升，去滓，顿服。

主治条文 61条。

方解 柯韵伯云："茯苓四逆汤，固阴以救阳；干姜附子汤，固阳以配阴，二方皆从四逆加减，而有救阳救阴之异。茯苓四逆，比四逆为缓，固里宜缓也；姜附者，阳中之阳也，用生附而去甘草，则势力更猛，以四逆为峻，回阳当急也。一去甘草，一加茯苓，而缓急自别。"（《伤寒附翼》）

78．茯苓四逆汤方

茯苓四两 人参一两 附子一枚（生用，去皮，破八片） 甘草二两 干姜一两半

右五味，以水五升，煮取三升，去滓，温服七合，日二服。

主治条文 69条。

方解 曹颖甫云："用茯苓人参增胃液以濡上燥，合四逆汤以温下寒，而发其蒸气，使蒸气与胃液相接，则水火既济，而烦躁愈矣。"（《伤寒发微》）

79. 白通汤方

葱白四茎　干姜一两　附子一枚(生,去皮,破八片)

右三味,以水三升,煮取一升,去滓,分温再服。

主治条文　314条。

方解　曹颖甫云:"用葱白以升阳,干姜附子以温中下,但使血分渐温,寒水化气上达,则下利当止。"(《伤寒发微》)

80. 白通加猪胆汁汤方

葱白四茎　干姜一两　附子一枚(生,去皮,破八片)　人尿五合　猪胆汁一合

右三味,以水三升,煮取一升,去滓,内胆汁人尿,和令相得,分温再服。若无胆,亦可用。

主治条文　315条。

方解　曹颖甫云:"浮阳冒于膈上,而见干呕心烦,热药入口,正恐格而不受,故于白通汤中,加咸寒之人尿,苦寒之猪胆汁,引之下行。迨服药竟,热药之性内发,阳气当行,脉即当出。"(《伤寒发微》)

【综说】

以上八方,统为温经方剂。大别之,可分做两个类型,四逆汤、四逆加人参汤、通脉四逆汤、干姜附子汤、白通汤五方,纯为温经的救阳药。通脉四逆加猪胆汁汤、茯苓四逆汤、白通加猪胆汁汤三方,救阳之中,还着意固阴。

(十一) 四逆散类

81. 四逆散方

甘草(炙)　枳实(破,水渍,炙干)　柴胡　芍药

右四味,各十分,捣筛,白饮和服方寸匕,日三服。咳者,加五味子干姜各五分,并主下利;悸者加桂枝五分;小便不利,加茯苓五分;腹中痛者,加附子一枚炮令坼[34];泄利下重者,先以水五升,煮薤白三升,煮取三升,去滓,以散三方寸匕,内汤中,煮取一升半,分温再服。

主治条文　318条。

方解　曹颖甫云："观四逆散方治，惟用甘草则与四逆汤同，余则用枳实以去湿痰宿食之互阻，用柴胡以解外，用芍药以通瘀，但使内无停阻之中气，外无不达之血热，而手足自和矣。此四逆散所以为导滞和营之正方也。惟兼咳者，加五味干姜，与治痰饮用苓甘五味姜辛同。小便不利加茯苓，与用五苓散同。惟下利而悸，则加桂枝，所以通心阳也。腹中痛加熟附子一枚，所以温里阳也。肺与大肠为表里，肺气阻塞于上，则大肠壅滞于下，而见泄利下重。泄利下重，于四逆散中重用薤白，与胸痹用栝蒌薤白同意，皆所以通阳而达肺气，肺气开于上，则大肠通于下，若误认为寒湿下利而用四逆汤，误认为湿热下利而用白头翁汤，误认为宿食而用承气汤，则下重不可治矣。"(《伤寒发微》)

82．当归四逆汤方

当归三两　桂枝三两(去皮)　芍药三两　细辛三两　甘草二两(炙)　通草二两　大枣二十五枚(擘，一法十二枚)

右七味，以水八升，煮取三升，去滓，温服一升，日三服。

主治条文　351条。

方解　曹颖甫云："方用当归以补血，细辛通草以散寒行水，所以助心营而起欲绝之脉也。合桂枝汤去生姜而倍大枣，所以扶脾阳而温手足之厥及肌肉之寒也。"(《伤寒发微》)

83．当归四逆加吴茱萸生姜汤方

当归三两　芍药二两(炙)　甘草二两(炙)　通草二两　桂枝三两(去皮)　细辛三两　生姜半斤(切)　大枣二十五枚(擘)　茱萸二升

右九味，以水六升，清酒六升和，煮取五升，去滓，温分五服。

主治条文　352条。

方解　曹颖甫云："若其人内有久寒，心下水气，不免渗入于胃，胃底胆汁不能相容，又必抗拒而见呕逆，故于前方中

加吴茱萸以止呕，生姜以和胃。”（《伤寒发微》）

84. 芍药甘草汤方

白芍药　甘草（炙）各四两

右二味，以水三升，煮取一升五合，去滓，分温再服。

主治条文　29、30条。

方解　成无己云：“脾不能为胃行其津液，以灌四旁，故足挛急，用甘草以生阳明之津，芍药以和太阴之液，其脚即伸，此亦用阴和阳法也。”（《注解伤寒论》）

【综说】

以上四方，均为通利方剂，也就是“通可行滞”的意思，凡阴阳互阻，气血交滞，寒热不和的时候，都可以采用这类方剂。

（十二）理中汤类

85. 理中丸方

人参　干姜　甘草炙　白术各三两

右四味，捣筛，蜜和为丸，如鸡子黄许大，以沸汤数合，和一丸，研碎，温服之，日三四，夜二服。腹中未热，益至三四丸，然不及汤。汤法：以四物依两数切，用水八升，煮取三升，去滓，温服一升，日三服。若脐上筑者，肾气动也，去术，加桂枝四两。吐多者，去术，加生姜三两。下多者，还用术。悸者，加茯苓二两。渴欲得水者，加术，足前成四两半。腹中痛者，加人参，足前成四两半。寒者，加干姜，足前成四两半。腹满者去术，加附子一枚。服汤后如食顷，饮热粥一升许，微自温，勿发揭衣被。

主治条文　159、386、396条。

方解　成无己云：“心肺在膈上为阳，肾肝在膈下为阴，此上下藏也。脾胃应土，处在中州，在五藏曰孤藏，属三焦曰中焦，自三焦独治在中，一有不调，此丸专治，故名曰理中丸。人参味甘温，《内经》曰：脾欲缓，急食甘以缓之，缓中益脾，必以甘为主，是以人参为君。白术味甘温，《内经》曰：脾恶湿，甘胜湿。温中胜湿，必以甘为助，是以白术为臣。甘草味甘平，《内经》曰：五味所入，甘先入脾，脾不足者，以甘补之，补中助脾，必先甘剂。是以甘草为佐。干姜味辛热，喜温而恶寒者，胃也，胃寒则中焦不治，《内经》曰：寒淫所胜，平以辛热，散寒温胃，必先辛剂。是以干姜为使。脾胃居中，病则邪气上下左右，无所不至，故又有诸加减焉。若脐下筑者，肾气动也，去白术加桂，气壅而不泄，则筑然动。白术味甘补气，去白术则气易散，桂辛热，肾气动者，欲作奔豚也，必服辛味以散之，故加桂以散肾气，《经》曰：以辛入肾，能泄奔豚气故也。吐多者，去白术，加生姜，气上逆者，则吐多，术甘而壅，非气逆者之所宜也。《千金方》曰：呕家多服生姜，此是呕家圣药，生姜辛散，是于吐多者加之。下多者还用术，气泄而不收，则下多，术甘壅补，使正气收而不泄也。或曰：湿胜则濡泄，术专除湿，是于下多者加之。悸者加茯苓，饮聚则悸，茯苓味甘，渗泄伏水，是所宜也。渴欲得水者，加术，津液不足则渴，术甘以补津液。腹中痛者加人参，虚则痛，《本草》曰：补可去弱，即人参羊肉之属是也。寒多者加干姜，辛能散也。腹满者去白术加附子，《内经》曰：甘者令人中满，术甘壅补，于腹满家则去之。附子味辛热，寒气壅郁，腹为之满，以热胜寒，以辛散满，故加附子。《内经》曰：热者寒之，寒者热之。此之谓也。”（《伤寒明理论》卷四）

86. *真武汤方*

茯苓三两　芍药三两　白术二两　生姜三两（切）　附子一枚（炮，去皮，破八片）

右五味，以水八升，煮取三升，去滓，温服七合，日三服。若咳者，加五味子半升，细辛一两，干姜一两。若小便利者，去茯苓。若下利者，去芍药，加干姜二两。若呕者，去附子，加生姜，足前为半斤。

主治条文　82、316条。

方解　曹颖甫云：“用芳药以定痛，茯苓生姜术附以散寒行水，此固少阴病水气在里之治法也。咳者加五味姜辛，所以蠲饮；小便利者去茯苓，不欲其利水太过；下利去芍药加干姜，欲其温脾，不欲其苦泄；呕者去附子加生姜，以水在中脘，不在下焦，故但发中脘之阳，而不欲其温肾，此又少阴病水气外泄之治法也。"（《伤寒发微》）

87. 附子汤方

附子二枚（炮，去皮，破八片）　茯苓三两　人参二两　白术四两　芍药三两

右五味，以水八升，煮取三升，去滓，温服一升，日三服。

主治条文　304、305条。

方解　柯韵伯云："此大温大补之方，乃正治伤寒之药，为少阴固本御邪之第一剂也。以人参固气生之原，令五藏六府之有本，十二经脉之有根，用白术以培太阴之土，芍药以滋厥阴之木，茯苓以和少阴之水，水利则精自藏，土安则水有所制，木润则火有所生矣。扶阳以救寒，益阴以固本，此万全之术。此与真武汤似同而实异，此倍术附，去姜而用参，全是温补以壮元阳，彼用姜而不用参，尚是温散以逐水气，补散之分歧，只在一味之旋转欤。"（《伤寒附翼》）

88. 甘草附子汤方

甘草二两（炙）　附子二枚（炮，去皮，破）　白术二两　桂枝四两（去皮）

右四味，以水六升，煮取三升，去滓，温服一升，日三服。初服得微汗则解，能食汗止复烦者，将服五合，恐一升多者，宜服六七合为始[35]。

主治条文　175条。

方解　吴仪洛云："此方用附子除湿温经，桂枝去风和营，术去湿实卫，甘草辅诸药而成敛散之功也。"（《伤寒分经》）

89. 桂枝附子汤方

桂枝四两（去皮）　附子三枚（炮，去皮，破）　生姜三两（切）　大枣十二枚（擘）　甘草二两（炙）

右五味，以水六升，煮取二升，去滓，分温三服。

主治条文 174条。

方解 曹颖甫云：“独阴无阳，正气衰也，非重用透发肌理之桂枝，不足以疏外风，非重用善走之附子，不足以行里湿，外加生姜甘草大枣以扶脾而畅中，使之由里达表，而风湿解矣。”（《伤寒发微》）

90．*去桂加白术汤方*

附子三枚（炮，去皮，破） 白术四两 生姜三两（切） 甘草二两（炙） 大枣十二枚（擘）

右五味，以水六升，煮取二升，去滓，分温三服，初一服，其人身如痹，半日许复服之。三服都尽，其人如冒状，勿怪，此以附子术并走皮内，逐水气末得除，故使之耳。法当加桂四两，此本一方二法，以大便鞕，小便利，去桂也。以大便不鞕，小便不利，当加桂。附子三枚恐多也，虚弱家及产妇，宜减服之。

主治条文 174条。

方解 程应旄云：“此湿虽盛而津液自虚也。于上汤中去桂，以其能走津液；加术，以其能生津液。”（《伤寒后条辨》）

91．*茯苓桂枝白术甘草汤方*

茯苓四两 桂枝三两（去皮） 白术 甘草（炙）各二两

右四味，以水六升，煮取三升，去滓，分温三服。

主治条文 67条。

方解 《医宗金鉴》云：“此汤救麻黄之误汗，其邪尚在太阳，故主以桂枝，佐以甘草茯术，是扶阳以涤饮也。”（太阳中篇）

92．*芍药甘草附子汤方*

芍药 甘草炙各三两 附子一枚（炮，去皮，破八片）

右三味，以水五升，煮取一升五合，去滓，分温三服。疑非仲景方。

主治条文 68条。

方解 周扬俊云：“汗多为阳虚，而阴则素弱，补阴当用芍药，回阳当用附子，势不得不芍附兼资。然又惧一阴一阳，

两不相和也。于是以甘草和之,庶几阴阳谐而能事毕矣。”(《伤寒三注》)

93. *桂枝人参汤方*

桂枝四两(别切)　甘草四两(炙)　白术三两　人参三两　干姜三两

右五味,以水九升,先煮四味,取五升,内桂,更煮取三升,去滓,温服一升,日再夜一服。

主治条文　163条。

方解　喻嘉言云:“此方即理中加桂枝而易其名,亦治虚痞下利之圣法也。”(《尚论篇》)曹颖甫云:“炙草、白术、人参、干姜以温胃而祛寒,桂枝助脾以发汗,而外证及里痞俱解矣。所以后纳桂枝者,以里寒重于外证,恐过煎气薄,失其发汗之功用也。”(《伤寒发微》)

94. *甘草干姜汤方*

甘草四两(炙)　干姜二两

右二味,以水三升,煮取一升五合,去滓,分温再服。

主治条文　29、30条。

方解　吴遵程云:“甘草干姜汤,即四逆汤去附子也,辛甘合用,专复胸中之阳气。其夹食、夹阴、面赤、足冷、发热喘咳、腹痛便滑,内外合邪,难于发散,或寒药伤胃,合用理中,不便参术者,并宜服之,真胃虚挟寒之圣剂也。”(《伤寒分经》)

【综说】

以上十方,可分做三个类型:理中丸、桂枝人参汤、甘草干姜汤三方,是温补脾阳的方剂。桂枝附子汤、茯苓桂枝白术甘草汤、去桂加白术汤、甘草附子汤四方,为扶阳去湿方剂。真武汤、附子汤、芍药甘草附子汤三方,为固阴补阳方剂。

(十三)杂方类

95. *桃花汤方*

赤石脂一斤(一半全用,一半筛末)　干姜一两　粳米

一升

右三味，以水七升，煮米令熟，去滓，温服七合，内赤石脂末方寸匕，日三服。若一服愈，余勿服。

主治条文 306、307条。

方解 成无已云："涩可固脱，赤石脂之涩，以固肠胃，辛以散之，干姜之辛，以散里寒，粳米之甘，以补正气。"（《注解伤寒论》）

96. 赤石脂禹余粮汤方

赤石脂一斤（碎） 太一禹余粮一斤（碎）

右二味，以水六升，煮取二升，去滓，分温三服。

主治条文 159条。

方解 柯韵伯云："大肠之不固，仍责在胃；关门之不紧，仍责在脾，此二味皆土之精气所结，能实胃而涩肠，凡下焦虚脱者，以二物为末，参汤调服，最效。"（《伤寒附翼》）

97. 炙甘草汤方

甘草四两（炙） 生姜三两（切） 人参二两 生地黄（一斤） 桂枝三两（去皮） 阿胶二两 麦门冬半升（去心） 麻仁半升 大枣三十枚（擘）

右九味，以清酒七升，水八升，先煮八味，取三升，去滓，内胶烊消尽，温服一升。日三服。一名复脉汤。

主治条文 177条。

方解 柯韵伯云："用生地为君，麦冬为臣，炙甘草为佐，大剂以峻补真阴，开来学滋阴之一路也。反以甘草名方者，借其载药入心，补离中之虚，以安神明耳。然大寒之剂，无火奉发陈蕃秀之机，必须人参桂枝，佐麦冬以通脉，姜枣佐甘草以和营，胶麻佐地黄以补血，甘草不使速下，清酒引之上行，且生地麦冬，得酒力而更优也。"（《伤寒附翼》）

98. 吴茱萸汤方

吴茱萸一升（洗） 人参三两 生姜六两（切） 大枣十二枚（擘）

右四味，以水七升，煮取二升，去滓，温服七合，日三服。

主治条文 243、309、378条。

方解 曹颖甫云："方中但用温中下气之吴茱萸以降呕逆，余则如人参姜枣，皆所以增胃液而扶脾阳，但使中气渐和，津液得通调上下四旁，而呕吐烦躁当止。"(《伤寒发微》)

99. *茵陈蒿汤方*

茵陈蒿六两　栀子十四枚(擘)　大黄二两(去皮)

右三味，以水一斗二升，先煮茵陈，减六升，内二味，煮取三升，去滓，分三服。小便当利，尿如皂荚汁状，色正赤，一宿腹减，黄从小便去也。

主治条文 236、260条。

方解 钱潢云："茵陈性虽微寒，而能治湿热黄疸，及伤寒滞热，通身发黄，小便不利，栀子苦寒，泻三焦火，除胃热时疾黄病，通小便，解消渴，心烦懊侬，郁热结气，更入血分。大黄苦寒下泄，逐邪热，通肠胃，三者皆蠲湿热，去滞郁，故为阳明发黄之首剂云。"(《伤寒溯源集》)

100. *麻黄连翘赤小豆汤方*

麻黄二两(去节)　连翘二两　杏仁四十个(去皮尖)　赤小豆一升　大枣十二枚(擘)　生梓白皮(切)一升　生姜二两(切)　甘草二两(炙)

右八味，以潦水[36]一斗，先煮麻黄再沸，去上沫，内诸药，煮取三升，去滓，分温三服，半日服尽。

主治条文 262条。

方解 钱潢云："麻黄汤，麻黄桂枝杏仁甘草也，此开鬼门而泄汗，汗泄则肌肉腠理之郁热湿邪皆去，减桂枝而不用者，恐助瘀热也。赤小豆除湿散热下水肿而利小便，梓白皮性苦寒，能散湿热之邪。"(《伤寒溯源集》)

101. *白头翁汤方*

白头翁二两　黄蘖三两　黄连三两　秦皮三两

右四味，以水七升，煮取二升，去滓，温服一升，不愈，更服一升。

主治条文　371、373 条。

方解　钱潢云："白头翁，《神农本草经》言其能逐血止腹痛，陶弘景谓其能止毒痢，故以治厥阴热痢。黄连苦寒，能清湿热，厚肠胃。黄柏泻下焦之火，秦皮亦属苦寒，治下痢崩带，取其收涩也。"（《伤寒溯源集》）

102. *苦酒汤方*

半夏（洗，破如枣核大）十四枚　鸡子一枚（去黄，内上苦酒[37]着鸡子壳中）

右二味，内半夏着苦酒中，以鸡子壳置刀环中，安火上，令三沸。去滓，少少含咽之，不差，更作三剂。

主治条文　312 条。

方解　钱潢云："半夏开上焦痰热之结邪，卵白清气治伏热，苦酒味酸，使阴中热淫之气敛降。今之优人，每遇声哑，即以生鸡子白啖之，声音即出，亦此方之遗意也。"（《伤寒溯源集》）

103. *甘草汤方*

甘草二两

右一味，以水三升，煮取一升半，去滓，温服七日，日二服。

主治条文　311 条。

方解　徐忠可云："甘草一味单行，最能和阳，而清冲任之热，每见生便痈者，骤煎四两，顿服立愈，则其能清少阴客热可知，所以为咽痛专方。"（《伤寒原方发明》）

104. *桔梗汤方*

桔梗一两　甘草二两

右二味，以水三升，煮取一升，去滓，温分再服。

主治条文　311 条。

方解　汪琥云："桔梗汤，即于甘草汤内加桔梗，以开提其邪，邪散则少阴之气自和矣。"（《伤寒辨注》）

105．猪肤汤方

猪肤[38]一斤

右一味，以水一斗，煮取五升，去滓，加白蜜一升，白粉[39]五合，熬香，和令相得，温分六服。

主治条文 310条。

方解 曹颖甫云："猪肤以补胰液，白蜜以补脺液，加炒香之米粉以助胃中消化力，若饭灰然，引胃浊下行，但令回肠因润泽而通畅，则腐秽可一泄而尽，下气通则上气疏，咽痛胸满心烦，且一时并愈矣。"（《伤寒发微》）

106．瓜蒂散方

瓜蒂一味（熬黄） 赤小豆一分

右二味，各别捣筛，为散巴，合治之，取一钱匕，以香豉一合，用热汤七合，煮作稀糜，去滓，取汁和散，温顿服之。不吐者，少少加，得快吐乃止。诸亡血虚家，不可与瓜蒂散。

主治条文 166、355条。

方解 曹颖甫云：用瓜蒂之苦泄以涌其寒痰，香豉以散寒，赤小豆以泄湿，一吐而冲逆止矣。"（《伤寒发微》）

107．麻黄升麻汤方

麻黄二两半（去节） 升麻一两一分 当归一两一分 知母十八铢 黄芩十八铢 萎蕤[40]十八铢（一作菖蒲） 芍药六铢 天门冬六铢（去心） 桂枝六铢（去皮） 茯苓六铢 甘草六铢（炙） 石膏六铢（碎，绵裹） 白术六铢 干姜六铢

右十四味，以水一斗，先煮麻黄一两沸，去上沫，内诸药，煮取三升，去滓，分温三服，相去如炊三斗米顷，令尽，汗出愈。

主治条文 357条。

方解 曹颖甫云："君麻黄升麻，以升提下陷之寒湿而外散之，所以止下利也。当归以补血，黄芩以清胆火，知母石膏以消胃热，所以止脓血也。萎蕤、天冬以润肺，所以利咽喉不利也。白术、干姜；芍药、桂枝、茯苓、甘草，所以解水分之寒

湿，增营分之热度。而通利血脉也。但令水寒去而营热增，手足之厥冷自解矣。”（《伤寒发微》）

108. 半夏散及汤方

半夏（洗） 桂枝（去皮） 甘草（炙）

右三味，等分，各别捣筛已，合治之，白饮和服方寸匕，日三服。若不能服散者，以水一升，煎七沸，内散两方寸匕，更煮三沸，下火令小冷，少少咽之。半夏有毒，不当散服。

主治条文 313 条。

方解 钱潢云：“咽中痛，则阳邪较重，故以半夏之辛滑以利咽喉，而开其粘饮；仍用桂枝以解卫分之风邪，又以甘草和之。”（《伤寒溯源集》）

109. 乌梅丸方

乌梅三百枚 细辛六两 干姜十两 黄连十六两 当归四两 附子六两（炮，去皮） 蜀椒四两（出汗[41]） 桂枝六两（去皮） 人参六两 黄蘖六两

右十味，异捣筛，合治之，以苦酒渍乌梅一宿，去核，蒸之五斗米下，饭熟捣成泥，和药令相得，内臼内，与蜜杵二千下；丸如梧桐子大，先食饮服十丸，日三服，稍加至二十丸，禁生冷滑物臭食等。

主治条文 338 条。

方解 柯韵伯云：“君乌梅之方酸，是伏其所主也，佐黄连泻心而除痞，黄柏滋肾以除渴，先其所因也。肾者，肝之母，椒附以温肾，则火有归而肝得所养，是固其本也。肝欲散，细辛干姜以散之，肝藏血，桂枝当归引血归经也。塞热并用，五味兼收，则气味不和，故佐以人参，调其中气。以苦酒浸乌梅，同气相求，蒸之米下，资其谷气，加蜜为丸，少与而渐加之，缓以治其本也，仲景此方，本缓厥阴诸证之法。”（《伤寒附翼》）

110. 牡蛎泽泻散方

牡蛎（熬） 泽泻 蜀漆（暖水洗去腥） 葶苈子（熬） 海藻（洗去咸） 商陆根（熬） 栝蒌根各等分

右七味，异捣，下筛为散，更于臼中治之，白饮和服方寸匕，日三服。小便利，止后服。

主治条文　395 条。

方解　钱潢云："牡蛎咸而走肾；同渗利，则下走水道。泽泻利水入肾，泻膀胱之火，为渗湿热之要药。栝蒌根解烦渴而行津液，导肿气。蜀漆能破其澼，为祛痰逐水必用之药。苦葶苈泄气导肿，去十种水气。商陆苦寒，专于行水治肿满，小便不利。海藻咸能润下，使邪气从小便出也。"（《伤寒溯源集》）

111．蜜煎方

食蜜七合

右一味，于铜器内，微火煎，当须凝如饴状，搅之勿令焦着，欲可丸，并手捻作挺，令头锐，大如指，长二寸许，当热时急作，冷则鞕，以纳谷道中，以手急抱，欲大便时乃去之。疑非仲景意。已试甚良。又大猪胆一枚泻汁，和少许法醋，以灌谷道内，如一食顷，当大便，出宿食及恶物，甚效。

主治条文　233 条。

方解　王肯堂云："凡多汗伤津，或屡汗不解，或尺中脉迟弱，元气素虚人，便欲下而不能出者，并宜导法。但须分津液枯者，用蜜导，热邪甚者用胆导，湿热痰饮固结，姜汁麻油浸栝蒌根导。"（《伤寒准绳》）

112．烧裈散方

妇人中裈（近隐处，取烧作灰）

右一味，水服方寸匕，日三服。小便即利，阴头微肿，此为愈矣。

妇人病取男子裈烧服。

主治条文　392 条。

方解　曹颖甫云："以浊引浊，使病从何处受，即从何处出，夫磁石引针，同气相感也。"（《伤寒发微》）王好古云："若脉在厥阴，当归四逆汤送下烧裈散；若脉在少阴，通脉四逆汤

送下烧裈散；若脉在太阳，四顺理中丸送下烧裈散。”（《阴证略例》）

【综说】

以上十八方，可分做八个类型，赤石脂禹余粮汤、桃花汤两方为收涩剂。炙甘草汤、吴茱萸汤两方为温补剂。茵陈蒿汤、麻黄连翘赤小豆汤、甘草汤、桔梗汤、白头翁汤、苦酒汤六方为清热剂；半夏散及汤、乌梅丸、烧裈散三方为和剂。牡蛎泽泻散、蜜煎导两方为泻下剂。瓜蒂散为吐剂，猪肤汤为润剂。麻黄升麻汤为通利剂。

提纲

（1）桂枝汤类十九方，六个不同类型，变化虽异常复杂，总是偏于表证和阳虚的两种情况，应从中反复体会，此较其出入点。

（2）麻黄汤类六方，总的关键在解表。

（3）葛根汤类三方，都是在清解而不伤津立法。

（4）柴胡汤类六方，都是和表达里的方剂，但应辨别其中有表里轻重不同的情况。

（5）栀子汤类七方，都是清中上焦邪热的。

（6）承气汤类十二方，均为泻下剂，但有泻便泻水的区分。

（7）泻心汤类十二方，为调和寒热邪气的和解剂，与柴胡汤类的和解表里不同。

（8）白虎汤类三方，都为养阴清热的方剂，葛根汤类是解表而不伤津，白虎汤类是清里而不伤津，解表里邪气各殊，而存津液则一。

（9）五苓散类四方，均为不同性质的利尿剂。

（10）四逆汤类八方，组合的重心，主要在温经。

（11）四逆散类四方为通利剂，主要在通利邪气的郁结，与四逆汤类的性质悬殊。

(12) 理中汤类十方，主要是温补方剂。

(13) 杂方类十八方，可分涩、补、清、和、泻、吐、润、利八个类型。

复习题

(1) 桂枝汤类方剂与麻黄汤类方剂组合的基本不同点是什么?

(2) 四逆汤类方剂与四逆散类方剂，命名相同，而实质迥殊，试说明其中的道理。

(3) 栀子汤类是清热剂，白虎汤类也是清热剂，它们是同样的作用吗?

(4) 试述理中汤类方剂与四逆汤类方剂的主要区分。

(5) 和剂的意义是什么?

注解

[1] 汉时的一两，一般均作一钱计算。

[2] 加热炮制为炙。

[3] 擘，音白，分裂也。

[4] 原书是立行，所以称右，以后各方均同。

[5] 㕮咀，读如"虎居"两字的音，即碎药成粗末的意义，现在称咀片，就是这样的来历。

[6] 水一升，即相当于现在一小饭碗的水容量。药升例外。

[7] 即不冷不热的意思。

[8] 同啜，饮也。

[9] 漐漐，音至至，小雨不辍貌。似，同嗣，当持续的意思讲。

[10] 促，缩短也。小促其间，即是说把吃药的时间稍稍缩短一点的意思。

[11] 周时，即是一个对朝。

[12] 音末，即凝于水面的泡沫。

[13] 内，与纳字同音同义。以后各方均同。

[14] 亿,即林亿,宋代人。《伤寒》《金匮》等书,都是他和高保衡等人编校印行的。臣,是他们对宋代皇帝的自称。这是他们在校书时所加的按语,就是提出的不同意见,以后见有"臣亿"等字均同。

[15] 书名,日本人东洞吉益著,是专讲《伤寒》《金匮》两书所用药物药性的。

[16] 铢,汉代一两的重量,就是二十四铢重量的总和,它的实际重量,约有现在八厘,一般又把它对折,约有四厘。

[17] 沸,音费,流质受热至发气泡时,便叫作沸。

[18] 顿服,即是一次服完的意思。

[19] 《玉函经》作甘澜水,成无己云:"扬之有力,取不助肾邪也。"

[20] 熬,现在一般叫炒。

[21] 《千金翼方》杯作杯,汪琥云:"黄耳杯,想系置水器也。"

[22] 鸡子即鸡蛋。

[23] 温粉,相当于现代用的爽身粉,可以吸收汗液。

[24] 同铅,铅,丹即黄丹。

[25] 张锡驹云:"本草并不言栀子能吐,奚仲景用为吐药,此皆不能思维经旨,以讹传讹者也。此因瓜蒂散内用香豉二合,而误传之也。"

[26] 《伤寒类方》云:"清浆水,即淘米泔水,久贮味酸为佳。"

[27] 陶弘景云:"晬时者,周时也,从今旦至明旦。"

[28] 平旦,即清早。

[29] 《本草序例》引吴氏云:"凡云弹丸及鸡子黄者,以四十梧桐子准之。"

[30] 粟,体触寒所生颗粒也,俗名鸡皮肤。

[31] 汪琥云:"麻沸汤,孰汤也,汤将熟时,其面沸泡如麻,以故云麻沸。"即是白开水。

[32] 白饮,即白米饮,即煮饭的米汤,见医垒元戎。

[33] 《名医别录》云:"方寸匕者,作匕正方一寸,抄散取不落为度。"匕,是古人的食具之一,曲柄浅斗,状如羹匙,有饮匕,牲匕、蔬匕、挑匕四种,形制相同,只是大小长短因所用而异,量药一般用

的是挑匕。

[34] 坼，音斥，分裂也。

[35] 成无己本、《金匮》始字都作妙。

[36] 潦水，即雨水，即从空旷所承贮雨水，非溜自屋檐者。

[37] 苦酒，即米醋。上，是好的意思。

[38] 即猪肉皮。

[39] 即白米粉。

[40] 即玉竹。

[41] 即炒去油的意思。

[42] 裈即裤裆。

八、药物分析

伤寒论一百十二方中，共用药九十三味，其中菖蒲和羊胆是代用药。不应计算在内，该有九十一味。其中滑石、瓜蒂、蜀椒、饴、鸡子黄、鸡子（白）、大戟、尧花、芫花、商陆、海藻、竹叶、茵陈、梓白皮、猪肤、天冬、萎蕤、生地黄、禹余粮、乌梅、连轺、白头翁、秦皮、贝母、旋覆花、代赭石、薤白、人尿、铅丹；巴豆、升麻、文蛤、裩裆灰、甘烂水、潦水、白粉等三十六味，仅用过一次；猪苓、通草、蜀漆、吴茱萸、虻虫、水蛭、赤小豆、麦门冬、赤石脂、苦酒、栝蒌实、麻子仁、葶苈、猪胆汁、酒等十五味，仅用过两次；泽泻、龙骨、阿胶、桃仁、甘遂、知母、黄柏、五味子、桔梗、葱白等十味，仅用过三次。除了这些因所用次数太少，不便分析外，兹就方里应用在四次以上的药物分别作如下的分析。

（一）甘草

大论诸方中用处最多的药物，首推甘草。包括加减法在内，它被用到七十次之多，占全书方剂的三分之二弱。其分布情况，略如下表。

方　　名	分量	主要药	方　　名	分量	主要药
桂枝汤	三两		桂枝加桂汤	二两	
桂枝加葛根汤	二两		桂枝甘草龙骨牡蛎汤	二两	
桂枝加附子汤	三两		桂枝加芍药汤	二两	
桂枝去芍药汤	二两		桂枝加大黄汤	二两	

（续表）

方　　名	分量	主要药	方　　名	分量	主要药
桂枝去芍药加附子汤	二两		麻黄汤	一两	
桂枝麻黄各半汤	一两 一两		麻黄杏仁甘草石膏汤	二两	
桂枝二麻黄一汤	二铢		大青龙汤	二两	
桂枝二越婢一汤	十八铢		小青龙汤	三两	
桂枝去桂加茯苓白术汤	二两		麻黄附子甘草汤	三两	
桂枝加厚朴杏子汤	二两		葛根汤	二两	
桂枝加芍药生姜人参新加汤	二两		葛根加半夏汤	二两	
桂枝甘草汤	二两	*	葛根黄芩黄连汤	二两	
茯苓桂枝甘草大枣汤	二两		小柴胡汤	三两	
小建中汤	二两		柴胡加芒硝汤	一两	
桂枝去芍药加蜀漆牡蛎龙骨救逆汤	二两		柴胡桂枝汤	一两	
柴胡桂枝干姜汤	二两		通脉四逆加猪胆汁汤	二两	
栀子甘草豉汤	二两		茯苓四逆汤	二两	
栀子蘖皮汤	一两		四逆散	二两 十分	
调胃承气汤	二两		当归四逆加吴茱萸生姜汤	二两	
桃核承气汤	二两		芍药甘草汤	四两	
半夏泻心汤	三两		理中丸	三两	
生姜泻心汤	三两		甘草附子汤	二两	
甘草泻心汤	四两	*	桂枝附子汤	二两	
黄芩汤	二两		去桂加白术汤	二两	
黄芩加半夏生姜汤	二两		茯苓桂枝白术甘草汤	二两	

（续表）

方　　名	分量	主要药	方　　名	分量	主要药
黄连汤	三两		芍药甘草附子汤	三两	
旋覆代赭汤	三两		桂枝人参汤	四两	
厚朴生姜半夏甘草人参汤	二两		甘草干姜汤	四两	*
白虎汤	二两		炙甘草汤	四两	*
白虎加人参汤	二两		麻黄连翘赤小豆汤	二两	
竹叶石膏汤	二两		甘草汤	二两	*
茯苓甘草汤	二两		桔梗汤	二两	
四逆汤	二两		麻黄升麻汤	六铢	
四逆加人参汤	二两		半夏散及汤	等分	
通脉四逆汤	二两		当归四逆汤	二两	

从上表可以看出，在下列几个方剂中，甘草是占着重要地位的。

1. 芍药甘草汤　白芍药　甘草（炙）各四两（脚挛急，作芍药甘草汤与之，其脚即伸。——29条）

2. 甘草干姜汤　甘草（炙）四两　干姜二两（厥，咽中干，烦躁吐逆者，作甘草干姜汤与之。——29条）

3. 桂枝甘草汤　桂枝四两　甘草（炙）二两（发汗过多，其人手叉自冒心，心下悸，欲得按者。——64条）

4. 炙甘草汤　甘草（炙）四两　生姜（切）三两　人参二两　生地黄一斤　桂枝（去皮）三两　阿胶二两　麦门冬（去心）半斤　麻仁半升　大枣三十枚（擘）　清酒七升（脉结代，心动悸。——177条）

5. 甘草汤　甘草二两（少阴病，二三日咽痛者。——311条）

6. 甘草泻心汤　甘草炙四两　黄芩三两　半夏三升（洗）　大枣十二枚（擘）　黄连一两（下利，日数十行，谷不化，腹中雷鸣，心下痞鞕而满，干呕，心烦不得安，胃中虚，客气

上逆。——185条）

甘草干姜汤、桂枝甘草汤都在扶阳，芍药甘草汤、甘草汤都在救阴，炙甘草汤阴阳两续，甘草泻心汤养脾胃以泻邪热，是甘草为可阴可阳之药，随其配伍不同而奏功。李东垣说："甘草气薄味厚，可升可降，阴中阳也。阳不足者，补脾之以甘，甘温能除大热，故生用气平，补脾胃不足，而泻心火；炙之则气温，补三焦元气，而散表寒，除热邪，去咽痛，缓正气，养阴血。"（《用药法象》）于此知道了伤寒论用甘草为什么多用炙，治少阴咽痛为什么又要生用的道理了。要之，甘缓作用，是甘草的唯一长处，《内经》说："病者苦急，急食甘以缓之。"凡阴阳有余不足，都能使人苦急，是以甘草之用日以广。孙思邈说："解百药之毒。"（《千金翼方》）甄权说："治七十二种金石毒。"（《药性本草》）都没有掌握住应用甘草的真义。

（二）桂枝

桂枝在大论诸方中，应用亦较广，仅次于甘草，用到它的计有四十三个方剂。如下表。

方　名	分量	主要药	方　名	分量	主要药
桂枝汤	三两	*	小建中汤	三两	
桂枝加葛根汤	二两		桂枝去芍药加蜀漆牡蛎龙骨救逆汤	三两	
桂枝加附子汤	三两		桂枝加桂汤	五两	*
桂枝去芍药汤	三两		桂枝甘草龙骨牡蛎汤	一两	
桂枝去芍药加附子汤	三两		桂枝加芍药汤	三两	
桂枝麻黄各半汤	十六铢		桂枝加大黄汤	三两	
桂枝二麻黄一汤	一两		麻黄汤	二两	
桂枝二越婢一汤	十七铢 十八铢		大青龙汤	二两	

（续表）

方　　名	分量	主要药	方　　名	分量	主要药
桂枝加厚朴杏子汤	三两		小青龙汤	三两	
桂枝加芍药生姜各一两人参三两新加汤	三两		葛根汤	二两	
桂枝甘草汤	四两	*	葛根加半夏汤	二两	
茯苓桂枝甘草大枣汤	四两		柴胡加龙骨牡蛎汤	一两半	
柴胡桂枝汤	四两		茯苓桂枝白术甘草汤	三两	
柴胡桂枝干姜汤	一两半		桂枝人参汤	四两	
桃核承气汤	三两		炙甘草汤	三两	
黄连汤	二两		麻黄升麻汤	六铢	
五苓散	三两		半夏散及汤	等分	
茯苓甘草汤	半两		乌梅丸	六两	
当归四逆汤	二两		四逆散（加减法）	五分	
当归四逆加吴茱萸生姜汤	三两		理中丸（加减法）	四两	
甘草附子汤	四两		去桂加白术汤（加减法）	四两	
桂枝附子汤	四两				

四十三方中，桂枝最占主要地位的有：

1. **桂枝汤**　桂枝（去皮）三两　芍药三两　甘草（炙）二两　生姜（切）三两　大枣十二枚（擘）（太阳中风，阳浮阴弱，热自发，汗自出，恶寒恶风，鼻鸣干呕——12 条）

2. **桂枝甘草汤**　见前。

3. **桂枝加桂汤**　桂枝（去皮）五两　芍药三两　生姜三两（切）　甘草（炙）二两　大枣十二枚（擘）（烧针令其汗，针处被寒，核起而赤，必发奔豚，气从少腹上冲心。——117 条）

《本经疏证》说：“桂枝用之之道有六：曰和营、曰通阳、曰利水、曰下气、曰行瘀、曰补中。其功之最大施之最广无如桂枝汤，则和营其首功也。”的确，桂枝的主要作用在和营，营气不和，百脉均病，无论病之在表在里，凡涉及营气不和的，总得用桂枝。太阳中风，是营弱卫强的病变，所以要用桂枝来调和营气，疏散菀阳，通达表邪。桂枝甘草汤证，是心阳不足，过汗伤营的证候，所以仍少不了桂枝的和营通阳。桂枝的另一主要作用为降冲逆，也就是《本草经疏》所说的下气。如桂枝加桂汤主治奔豚气从少腹上冲心，论第 15 条“太阳病，下之后，其气上冲者，可与桂枝汤方用前法”的治气上冲，甚至五苓散的水逆证，亦得用桂枝来治冲逆。桂枝为什么有降冲逆的作用呢？张隐庵解释说：“桂枝启水之生阳上交于肺，则上气平而咳逆除。”可见仍与它和营通阳的作用分不开，难怪它成为五苓散中的舵手了。

（三）大枣

大枣的应用，在论中占据了四十个方剂，如下表所列。

方　　名	分量	主要药	方　　名	分量	主要药
桂枝汤	十二枚		小柴胡汤 大柴胡汤	十二枚	
桂枝加葛根汤	十二枚		柴胡加芒硝汤	十二枚	
桂枝加附子汤	十二枚		柴胡加龙骨牡蛎汤	四枚	
桂枝去芍药汤	十二枚		柴胡桂枝汤	六枚	
桂枝去芍药加附子汤	十二枚		十枣汤	六枚	
桂枝麻黄各半汤	四枚		生姜泻心汤	十枚	*
桂枝二麻黄一汤	五枚		甘草泻心汤	十二枚	
桂枝二越婢一汤	四枚		黄芩汤	十二枚	
桂枝去桂加茯苓白术汤	十二枚		黄芩加半夏生姜汤	十二枚	

（续表）

方　　名	分量	主要药	方　　名	分量	主要药
桂枝加厚朴杏子汤	十二枚		黄连汤	十二枚	
桂枝加芍药生姜各一两人参三两新加汤	十二枚		旋覆代赭汤	十二枚	
茯苓桂枝甘草大枣汤	十五枚	*	当归四逆汤	廿五枚	
小建中汤	十二枚		当归四逆加吴茱萸生姜汤	廿五枚	
桂枝去芍药加蜀漆牡蛎龙骨救逆汤	十二枚		桂枝附子汤	十二枚	
桂枝加桂汤 桂枝加芍药汤	十二枚 十二枚		去桂加白术汤	十二枚	
桂枝加大黄汤	十二枚		炙甘草汤	三十枚	*
大青龙汤	十枚		吴茱萸汤	十二枚	*
葛根汤	十二枚		麻黄连翘赤小豆汤	十二枚	
葛根加半夏汤	十二枚		半夏泻心汤	十二枚	

这四十个方剂的大枣，它的主要作用，显现在下列几个方剂中。

1. 十枣汤　芫花（熬）　甘遂　大戟各等分　肥大枣十枚（其人汗漐漐出，发作有时，头痛，心下痞鞕满，引胁下痛，干呕短气，汗出不恶寒。——152 条）

2. 炙甘草汤　见前。

3. 茯苓桂枝甘草大枣汤　茯苓半斤　桂枝四两　甘草（炙）二两　大枣十五枚（擘）（发汗后，其人脐下悸，欲作奔豚。——63 条）

4. 吴茱萸汤　吴茱萸一升（洗）　人参三两　生姜六两（切）　大枣十二枚（擘）（吐利，手足逆准，烦躁欲死。——309 条；干呕吐涎沫。——378 条）

十枣汤为攻水峻剂，故选大枣为君药，培土以制水。茯苓桂枝甘草大枣汤利水制冲逆有余，独扶脾阳不足，不能不重用大枣；吴茱萸汤，降逆除寒有余，安中不足，仍不能不借重大枣。据此而知大枣的主要作用，则在安养脾阳。李士材说："大枣甘平，脾之果也，仲景治奔豚用大枣者，滋脾土以平肾气也；治水饮胁痛有十枣汤，益脾土而胜妄水也。"（《本草图解》）的是确论。

（四）生姜

生姜在大论的诸方中，有三十九个方剂用到它，分布情况如下表。

方　名	分量	主要药	方　名	分量	主要药
桂枝汤	三两		大柴胡汤	五两	
桂枝加葛根汤	三两		柴胡加芒硝汤	一两	
桂枝加附子汤	三两		柴胡加龙骨牡蛎汤	一两半	
桂枝去芍药汤	三两		柴胡桂枝汤	一两半	
桂枝去芍药加附子汤	三两		栀子生姜豉汤	五两	
桂枝麻黄各半汤	一两		生姜泻心汤	四两	*
桂枝二麻黄一汤	一两六铢		黄芩加半夏生姜汤	一两半	
桂枝二越婢一汤	一两二铢		旋覆代赭汤	五两	*
桂枝去桂加茯苓白术汤	三两		厚朴生姜半夏甘草人参汤	半斤	*
桂枝加厚朴杏子汤	三两		茯苓甘草汤	三两	
桂枝加芍药生姜各一两人参三两新加汤	四两		当归四逆加吴茱萸生姜汤	半斤	
小建中汤	三两		真武汤	三两	

（续表）

方　　名	分量	主要药	方　　名	分量	主要药
桂枝去芍药加蜀漆牡蛎龙骨救逆汤	三两		桂枝附子汤	三两	
桂枝加桂汤	三两		去桂加白术汤	三两	
桂枝加芍药汤	三两		炙甘草汤	三两	
桂枝加大黄汤	三两		吴茱萸汤	六两	*
大青龙汤	三两		麻黄连翘赤小豆汤	二两	
葛根汤	三两		理中丸（加减法）	三两	
葛根加半夏汤	二两		通脉四逆汤（加减法）	二两	
小柴胡汤	三两				

上表三十九个方剂中，生姜在其中起到主要作用的，有四个方剂。

1. *厚朴生姜半夏甘草人参汤*　厚朴半斤（炙，去皮）　生姜半斤（切）　半夏半升（洗）　甘草二两　人参一两（发汗后，腹胀满者。——66条）

2. *生姜泻心汤*　生姜四两（切）　甘草三两（炙）　人参三两　干姜一两　黄芩三两　半夏半升（洗）　黄连一两　大枣十二枚（擘）（胃中不和，心下痞鞕，干噫食臭，胁下有水气，腹中雷鸣下利。——157条）

3. *旋覆代赭汤*　旋覆花三两　人参二两　生姜五两　代赭一两　甘草三两（炙）　半夏半升（洗）　大枣十二枚（擘）（心下痞鞕噫气不除。——161条）

4. *吴茱萸汤*　见上。

黄宫绣说：“生姜气味辛窜，走而不守，据书所载，主治甚多，然总发表除寒，开郁散气，辟恶除邪数端而已。”（《本草求真》）辛窜两字，把生姜的主要作用形容殆尽了。辛则能散，窜则能消，凡因气寒而滞积的，最是生姜擅长。唯其如此，所以厚朴生姜半夏甘草人参汤证的胃气胀满要重用它，生姜泻心汤证的水气痞鞕要重用它，旋覆代赭汤证的伏饮痞硬要重用它；吴茱萸汤证的寒湿停滞而致呕逆要重用它，这些功效，都是由于它辛窜所发生的散寒行气的作用。

（五）芍药

芍药在大论诸方中，计三十三个方剂里面都有它，表列如下。

方　名	分量	主要药	方　名	分量	主要药
桂枝汤	三两		桂枝加芍药汤	六两	*
桂枝加葛根汤	二两		桂枝加大黄汤	六两	
桂枝加附子汤	三两		小青龙汤	三两	
桂枝麻黄各半汤	一两		葛根汤	二两	
桂枝二麻黄一汤	一两六铢		葛根加半夏汤	二两	
桂枝二越婢一汤	十八铢		小柴胡汤（加减法）	三两	
桂枝去桂加茯苓白术汤	三两		大柴胡汤	三两	
桂枝加厚朴杏子汤	三两		柴胡桂枝汤	一两半	
桂枝加芍药生姜各一两人参三两新加汤	四两		麻子仁丸 黄芩汤	半斤	
小建中汤	六两		白散方（加减法）	三两	
桂枝加桂汤	三两		黄芩加半夏生姜汤	三两	
黄连阿胶汤	二两		真武汤	二两	
四逆散	十分	*	附子汤	三两	
当归四逆汤	三两		芍药甘草附子汤	三两	
当归四逆加吴茱萸生姜汤	二两		麻黄升麻汤	六铢	

（续表）

方　　名	分量	主要药	方　　名	分量	主要药
芍药甘草汤	四两	*	通脉四逆汤（加减法）	二两	

这些方剂中的芍药，起到主导作用的，显示在下列几个方剂中。

1. **芍药甘草汤**　见前。

2. **桂枝加芍药汤**　桂枝三两（去皮）　芍药六两　甘草（炙）二两　大枣十二枚（擘）　生姜三两（切）（腹满时痛者，属太阴也。——279 条）

3. **四逆散**　甘草（炙）　枳实（破，水渍，炙干）　柴胡　芍药各十分（四逆，或咳或悸，或小便不利，或腹中痛，或泄利下重。——318 条）

芍药的作用，《本草经》载："除血痹，破坚积，寒热疝瘕，止痛，利小便。"《名医别录》载："通顺血脉，散恶血，逐贼血，去水气，利膀胱大小肠，消痈肿。"《伤寒论》的治拘挛，治腹满时痛下重等，无不用芍药，与《本经》、《别录》对芍药的使用，基本是一致的。历代注本草的，唯张隐庵真正懂得芍药的作用，他说："风木之邪，伤其中土，致脾络不能从经脉而外行；除血痹则腹痛，芍药疏通经脉，则邪气在腹而痛者，可以除也。心主血，肝藏血，芍药禀木气而治肝，禀火气而治心，故主除血痹，除血痹则坚积亦破矣。血痹为病，则身发寒热；坚积为病，则或疝或瘕，芍药能调血中之气，故皆治之。止痛者，止疝瘕之痛也，肝主疏泄，故利小便；益气者，益血中之气也，益气则血亦行矣。芍药气味苦平，后人妄改圣经，而曰微酸，元明诸家，相沿为酸寒收敛之品，凡里虚下利者，多用之以收敛。夫性功可以强辩，气味不可讹传，试将芍药咀嚼，酸味何在？"（《本草崇原》）陈修园亦同意张氏的说法，均有灼见。

（六）干姜

干姜在大论中占二十四方，略如下表。

方名	分量	主要药	方名	分量	主要药
小青龙汤	三两		柴胡桂枝干姜汤	二两	
小柴胡汤（加减法）	二两		栀子干姜汤	二两	
半夏泻心汤	三两		茯苓四逆汤	一两半	
生姜泻心汤	一两		白通汤	一两	
甘草泻心汤	三两		白通加猪胆汁汤	一两	
黄连汤	三两		理中丸	三两	
干姜黄芩黄连人参汤	三两	*	桂枝人参汤	三两	
四逆汤	一两半		甘草干姜汤	二两	*
四逆加人参汤	一两半		桃花汤	一两	
通脉四逆汤	三两	*	乌梅丸	十两	
通脉四逆加猪胆汁汤	三两		麻黄升麻汤	六铢	
干姜附子汤	一两	*	真武汤（加减法）	二两	

其中以下列四个方剂，显示了干姜的主要作用。

1. 干姜黄芩黄连人参汤　干姜　黄芩　黄连　人参各三两（寒格更逆吐下，食入即吐。——359条）

2. 甘草干姜汤　见前。

3. 干姜附子汤　干姜一两　附子一枚（生用）（昼日烦躁不得眠，夜而安静，脉沉微，身无大热。——61条）

4. 通脉四逆汤　甘草（炙）二两　附子（大者）一枚（生用）　干姜三两（强人可四两）（下利清谷，手足厥逆，脉微欲绝。——317条）

王好古说："干姜心脾二经气分药也。"（《本草纲目》引）真是一言中的，唯其是气分药，所以甄权说它有："通四肢关节，开五脏六腑，宣诸络脉"的作用。（《药性本草》）甘草干姜汤，干姜附子汤，通脉四逆汤等，都是它这一作用的显效，所以都能达到复脉回厥的功用。干姜黄芩黄连人参汤证，虽夹有胆火为祟，然亦为中寒证之一，方中仍依靠干姜为恢复脾阳的主力。张元素说："干姜其用有四：通心助阳一也，去藏腑沉寒涸冷二也，发诸经之寒气三也，治感寒腹痛四也。"(《医学启原》)其实这四个作用，只是一个作用，就是大扶心脾二经的阳气。

（七）附子

附子在大论中有二十三个方剂用到它，列如下表。

方　名	分量	主要药	方　名	分量	主要药
桂枝加附子汤	一枚		白通加猪胆汁汤	一枚	
桂枝去芍药加附子汤	一枚		四逆散（加减法）	一枚	
麻黄细辛附子汤	一枚		理中丸（加减法）	一枚	
麻黄附子甘草汤	一两		真武汤	一枚	
附子泻心汤	一枚		附子汤	二枚	
四逆汤	一枚	*	甘草附子汤	二枚	
四逆加人参汤	一枚		桂枝附子汤	三枚	
通脉四逆汤	一枚		芍药甘草附子汤	一枚	
通脉四逆加猪胆汁汤	一枚		乌梅丸	六两	
干姜附子汤	一枚		去桂加白术汤	三枚	
茯苓四逆汤	一枚		小青龙汤（加减法）	一枚	
白通汤	一枚				

从上表看出附子在方中起到主导作用的有六个方剂。

1. 桂枝加附子汤　桂枝三两（去皮）　芍药三两　甘草三两（炙）　生姜三两（切）　大枣十二枚（擘）　附子一枚（炮，去皮）（发汗，遂漏不止，其人恶风，小便难，四肢微急，难以屈伸。——20 条）

2. *四逆汤* 甘草(炙)二两 干姜一两半 附子一枚(生用去皮)(下利厥冷而恶寒者。——353条;大汗若大下利,而厥冷者。——354条;吐利汗出,发热恶寒,四肢拘急,手足厥冷者。——388条;下利清谷,内寒外热,脉微欲厥者。——389条)

3. *芍药甘草附子汤* 芍药 甘草(炙)各三两 附子一枚(炮,去皮)(发汗不解,反恶寒者,虚故也。——68条)

4. *桂枝附子汤* 桂枝三两(去皮) 附子三两(炮,去皮) 生姜三两(切) 大枣十二枚(擘) 甘草(炙)二两(风湿相搏,身体疼烦,不能自转侧,脉浮虚而涩。——174条)

5. *甘草附子汤* 甘草(炙)二两 附子二枚(炮,去皮) 白术二两 桂枝四两(去皮)(风湿相搏,骨节疼烦制痛不得屈伸,近之则痛剧,汗出短气,小便不利,恶风不欲去皮,或身微肿。——175条)

6. *附子汤* 附子二枚(炮,去皮) 茯苓三两 人参二两 白术四两 芍药三两(少阴病,得之一二日,口中和,其背恶寒。——304条)

上列以附子为主的六个方剂,无一不有恶风寒的证状,桂枝附子汤证虽没有明言,但该方即桂枝去芍药加附子汤,再加桂枝一两,附子二枚而成,桂枝去芍药加附子汤的主证,即是微恶寒,便证明桂枝附子汤证,必然恶寒了。为什么恶寒呢?也就是阳衰阴盛的结果。附子退阴回阳,是其擅长。虞抟说:"附子禀雄壮之质,有斩关夺将之气,能引补气药行十二经,以追复散失之元阳;引补血药入血分,以滋养不足之真阴;引发散药开腠理,以驱逐在表之风寒;引温暖药达下焦,以祛除在里之冷湿。"(《本草纲目》引)总的一句话,仍然是退阴回阳的作用。凡属阳衰的阴证,非用不可,凡属阳衰所引起的各种证候,都有效用。只是要注意一点,王好古说:"乌附非身凉而四肢厥者,不可概用,服附子以补火,必防涸水。"(《汤液本草》)这是经验之谈。

（八）人参

大论中有二十二个方剂用人参，列如下表。

方　　名	分量	主要药	方　　名	分量	主要药
桂枝加芍药生姜各一两人参三两新加汤	三两		竹叶石膏汤	二两	
小柴胡汤	三两		四逆加人参汤	二两	
柴胡加芒硝汤	一两		茯苓四逆汤	一两	
柴胡加龙骨牡蛎汤	一两半		理中丸	三两	
柴胡桂枝汤	一两半		附子汤	二两	
生姜泻心汤	三两		桂枝人参汤	三两	
黄连汤	二两		炙甘草汤	二两	
干姜黄芩黄连人参汤	三两		吴茱萸汤	三两	
旋覆代赭汤	二两		乌梅丸	六两	
厚朴生姜半夏甘草人参汤	一两		通脉四逆汤（加减法）	二两	
白虎加人参汤	三两		半夏泻心汤	三两	

这二十二个方剂中，人参占主要地位的有四个方剂。

1. **桂枝加芍药生姜各一两人参三两新加汤**　桂枝三两（去皮）　芍药四两　甘草（炙）二两　人参三两　大枣十二枚（擘）　生姜四两（发汗后，身疼痛，脉沉迟。——62 条）

2. **桂枝人参汤**　桂枝四两（别切）　甘草（炙）四两　白术三两　人参三两　干姜三两（协热而利，利下不止，心下痞鞕，表里不解。——163 条）

3. **理中丸**　人参　干姜　甘草（炙）　白术各三两（霍乱寒多不用水者。——386 条）

4. **四逆加人参汤**　甘草（炙）二两　附子一枚（生，去皮）　干姜一两半　人参一两（恶寒脉微而复利。——385 条）

发汗后，身疼痛，脉见沉迟，是营卫虚寒证；协热利，是中虚而外邪乘之，也就是里虚作利，霍乱寒多，即指里虚寒的吐泻而言；泄利而恶寒脉微，阳虚之极，所以都着重用人参来培补里虚。李东垣说："人参甘温，能补肺中元气，肺气旺，则四脏之气皆旺，精自生而形自盛，肺主诸气故也。张仲景云：病人汗后身热，亡血，脉沉迟者（即新加汤证）；下利身凉脉微血虚者（四逆加人参汤证），并加人参，古人血脱者益气，盖血不自生，须得生阳气之药乃生，阳生则阴长，血乃旺也。"（《用药法象》）是人参以补阳气为主，生津养阴，皆其培气之力所致。张洁古谓沙参可代人参，唯补虚宜熟用，除回阳固脱；非用不可外，一般可用沙参代。

（九）半夏

半夏在大论中有十个方剂，略如下表。

方　　名	分量	主要药	方　　名	分量	主要药
小青龙汤	半升		生姜泻心汤	半升	
葛根加半夏汤	半升	*	甘草泻心汤	半升	
小柴胡汤	半升		黄芩加半夏生姜汤	半升	*
大柴胡汤	半升		黄连汤	半升	
柴胡加芒硝汤	二十铢		旋覆代赭汤	半升	
柴胡加龙骨牡蛎汤	二合半		厚朴生姜半夏甘草人参汤	半升	
柴胡桂枝汤	二合半		竹叶石膏汤	半升	
小陷胸汤	半升		苦酒汤	十四枚	
半夏泻心汤	半升	*	半夏散及汤	等分	*

半夏在这十八个方剂中所起的主要作用，显示在下列几方中。

1. *葛根加半夏汤*　葛根四两　麻黄三两（去节）　甘草炙二两　芍药二两　桂枝二两（去皮）　生姜二两（切）　半夏半升（洗）　大枣十二枚（擘）（太阳与阳明合病，不下利，但呕者。——33 条）

2. *半夏泻心汤* 半夏(洗)半升 黄芩 干姜 人参 甘草各三两 黄连一两 大枣十二枚(擘)(心下痞,满而不痛者。——149条)

3. *黄芩加半夏生姜汤* 黄芩三两 芍药三两 甘草二两 大枣十二枚(擘) 半夏(洗)半升 生姜(切)一两半(下利而呕者。——172条)

4. *半夏散及汤* 半夏(洗) 桂枝(去皮) 甘草(炙)(少阴病,咽中痛。——313条)

葛根加半夏汤、黄芩加半夏生姜汤,都是用半夏的止呕作用。葛根加半夏汤证的呕,是由于胃液上迫,半夏涤饮以止呕;黄芩加半夏生姜汤证的呕是由于胃气上逆,半夏降逆气以止呕。半夏泻心汤的痞证,是由于寒热气结,半夏行气以消痞,少阴咽痛,是风邪与痰饮不患,所以半夏散主之,可见半夏的主要作用为涤饮行气。成无已说:"半夏之辛,以散逆气结气,行水气而润肾燥。"(《注解伤寒论》)殆已描写尽半夏的功能,而大论所用半夏诸方,亦了解得大半了。

(十) 黄芩

黄芩在大论中有十六个方剂用到它,如下表。

方名	分量	主要药	方名	分量	主要药
葛根黄芩黄连汤	三两	*	附子泻心汤	一两	
小柴胡汤	三两		生姜泻心汤	三两	
大柴胡汤	三两		甘草泻心汤	三两	*
柴胡加芒硝汤	一两		黄芩汤	三两	
柴胡加龙骨牡蛎汤	一两半		黄芩加半夏生姜汤	三两	
柴胡桂枝汤	一两半		干姜黄芩黄连人参汤	三两	*
柴胡桂枝干姜汤	三两		黄连阿胶汤	二两	
半夏泻心汤	三两		麻黄升麻汤	十八铢	

黄芩在上表方剂中,起到主导作用的有三个。

1. *黄芩汤*　黄芩三两　芍药二两　甘草(炙)二两　大枣十二枚(擘)(太阳与少阳合病,自下利者。——172 条)

2. *干姜黄芩黄连人参汤*　见前。

3. *葛根黄芩黄连汤*　葛根半斤　甘草(炙)二两　黄芩三两　黄连三两(桂枝证,医反下之,利遂不止,脉促,喘而汗出者。——34 条)

苏颂说:"张仲景治伤寒心下痞满,泻心汤,凡四方,皆用黄芩,以其主诸热,利小肠故也。"(《图经本草》)黄芩苦降,清热利湿,凡心下部位的热或湿,黄芩无有不除。黄芩汤证之下利,以及葛根黄芩黄连汤证之下利,皆属热利,所以都主以黄芩。干姜黄芩黄连人参汤证,系中寒而夹胆火者,中寒,故主以干姜,而清胆火,则非黄芩莫属了。唯枯者,略上行而清肺热,是其所别。

(十一) 茯苓

大论中用茯苓处方的,有十五个方剂,如下表。

方　名	分量	主要药	方　名	分量	主要药
桂枝去桂加茯苓白术汤	三两		理中丸(加减法)	二两	
茯苓桂枝甘草大枣汤	半斤		真武汤	三两	
四逆散(加减法)	五分		附子汤	三两	
小柴胡汤(加减法)	四两		茯苓桂枝白术甘草汤	四两	
五苓散	十八铢		麻黄升麻汤	六铢	
猪苓汤	一两		柴胡加龙骨牡蛎汤	一两半	
茯苓甘草汤	二两		小青龙汤(加减法)	四两	
茯苓四逆汤	四两				

其中具有代表性的，当推：

1. *茯苓桂枝甘草大枣汤方* 茯苓半斤 桂枝四两 甘草(炙)二两 大枣十五枚(擘)(脐下悸，欲作奔豚。——65条)

2. *茯苓桂枝白术甘草汤* 茯苓四两 桂枝三两 白术 甘草(炙)各二两(心下逆满，气上冲胸，起则头眩，脉沉紧。——67条)

3. *茯苓甘草汤* 茯苓二两 桂枝二两 甘草(炙)一两 生姜三两(切)(伤寒厥而心下悸，宜先治水。——356条)

以上三证，总是由于水饮停潴，所以茯苓都是主药。茯苓桂枝甘草大枣汤证，与茯苓甘草汤证，水均停于下焦；茯苓桂枝白术甘草汤证水停于中焦，是其所异。陶宏景说："茯苓白色者补，赤色者利。"(《名医别录》)是以上三方，均宜用赤苓，论中还有个茯苓四逆汤，即四逆汤加茯苓四两人参一两，治阴阳两虚证的烦躁(发汗，若下之，病仍不解，烦躁者。——69条)，便应该用白茯苓了。

(十二) 麻黄

麻黄在大论诸方中，凡占十四个方剂，列如下表。

方　　名	分量	主要药	方　　名	分量	主要药
桂枝麻黄各半汤	一两		麻黄细辛附子汤	二两	
桂枝二麻黄一汤	十六铢		麻黄附子甘草汤	二两	
桂枝二越婢一汤	十八铢		葛根汤	三两	
麻黄汤	二两	*	葛根加半夏汤	三两	
麻黄杏仁甘草石膏汤	四两	*	桂枝四葛根汤	三两	
大青龙汤	六两	*	麻黄连翘赤小豆汤	二两	
小青龙汤	三两		麻黄升麻汤	二两	

这十四个方剂中，以麻黄为主药的，有三个方剂。

1. *麻黄汤* 麻黄(去节)三两 桂枝(去皮)二两 甘草

(炙)一两　杏仁(去皮尖)七十个(太阳病,头痛发热,身疼腰痛,骨节疼痛,恶风无汗而喘者。——35条)

2. *大青龙汤*　麻黄(去节)六两　桂枝(去皮)二两　甘草(炙)二两　杏仁(去皮尖)四十个　生姜(切)三两　大枣十二枚(擘)　石膏如鸡子大(碎)(太阳中风,脉浮紧,发热恶寒,身疼痛,不汗出而烦躁者。——38条)

3. *麻黄杏仁甘草石膏汤*　麻黄(去节)四两　杏仁五十个(去皮尖)　甘草(炙)二两　石膏半斤(碎,绵裹)(汗出而喘,无大热者。——63条)

麻黄的主要作用,为疏畅肺气膹郁。肺主皮毛,如寒伤卫气,皮毛外闭,便发热无汗,这时麻黄与桂枝同用,一个开卫闭,一个畅营行,便汗泄而热退,麻黄汤,大青龙汤,就是这样的作用,相反,麻黄不与桂枝同用,便止能泄肺定喘,所以麻杏甘石汤证,就是出汗亦不禁忌麻黄了。钱潢说:"麻黄汤之制,欲用麻黄以泄营分之汗,必先以桂枝开卫分之邪,则汗出而邪去矣。所以麻黄不与桂枝同用,止能泄肺,而不至大汗泄也,观后贤之麻黄定喘汤(李东垣方:麻黄、草豆蔻各一钱,益智仁一分半,厚朴、吴茱萸各二分,甘草、柴胡梢、黄芩各一分,当归尾、苏木、升麻、神曲各五厘,红花少许,全蝎一枚,治小儿寒郁而喘。又张石顽方:麻黄八分,杏仁十四粒,厚朴八分,款冬、桑白皮、苏子各一钱,甘草八分,半夏、黄芩各一钱二分),皆因之以立法也。"(《伤寒溯源集》)可见单称麻黄为发汗药,与临床应用不尽符合。笔者在临床上治气郁喘息,有用至半斤,喘平而不汗出之验。

(十三)大黄

大黄在大论中,也有十四个方剂选用了,列如下表。

方　名	分量	主要药	方　名	分量	主要药
桂枝加大黄汤	二两	*	抵当丸	三两	

（续表）

方　　名	分量	主要药	方　　名	分量	主要药
大柴胡汤	二两		大陷胸汤	六两	
大承气汤	四两	*	大陷胸丸	半斤	
小承气汤	四两		麻子仁丸	一斤	
调胃承气汤	四两		大黄黄连泻心汤	二两	*
桃核承气汤	四两		附子泻心汤	二两	
抵当汤	三两		茵陈蒿汤	二两	

上列十四方中，大黄的主要作用，显示在下列几个方剂。

1. *大黄黄连泻心汤*　大黄二两　黄连一两（心下痞，按之濡，其脉关上浮者。——154条）

2. *小承气汤*　大黄四两（酒洗）　厚朴二两（炙，去皮）　枳实三枚（大者炙）（腹大满不通。——208条）

3. *桂枝加大黄汤*　桂枝三两（去皮）　大黄二两　芍药六两　生姜三两　甘草（炙）　大枣十二枚（擘）（腹满大实痛者。——279条）

大黄总是泻热通积的药，无热无积便不能用。泻心汤主要是泻热，小承气汤、桂枝加大黄汤，主要是通积。唯其仅是热，所以按之濡；唯其是宿积，所以满痛不通。成无已说："热淫所胜，以苦泄之，大黄之苦，以荡涤余热，下燥结而泄胃强。"（《注解伤寒论》）这几句话写尽了大黄的主要作用。但需注意的，大黄所泻之热，必在中下焦，如热在上而欲导之下行，可用酒制。李士材说："欲下行者，必生用之，若邪在上者，必须酒服，引上至高，驱热而下也。"（《本草图解》）这确是经验之谈。又大黄所泻之热，都是欲使之泄而外出的，所以邹澍说："火盛而能著血，则无处不可著矣。故著隧道，则为血闭寒热，著横络则为症瘕积聚，著肠胃则为留饮宿食。大黄通血闭，贯火用于土中，在隧道则隧道通，在横络则横络通，在胃肠停滞则下，故本经著其功用曰，荡涤肠胃，推陈致新，通利水谷。"（《本草疏证》）如不欲通泄外出的，便用不着大黄了。

（十四）黄连

大论在十二个方剂中选用了黄连，如下表。

方　名	分量	主要药	方　名	分量	主要药
葛根黄芩黄连汤	三两		甘草泻心汤	一两	
小陷胸汤	一两		黄连汤	三两	
半夏泻心汤	一两		干姜黄芩黄连人参汤	三两	
大黄黄连泻心汤	一两		黄连阿胶汤	四两	
附子泻心汤	一两		白头翁汤	三两	
生姜泻心汤	一两		乌梅丸	十六两	

其中的主要方剂，有下列几个。

1. *黄连阿胶汤*　黄连四两　黄芩二两　芍药二两　鸡子黄二枚　阿胶三两（心中烦，不得卧。——303 条）

2. *黄连汤*　黄连三两　甘草（炙）三两　干姜三两　桂枝三两（去皮）　人参二两　大枣十二枚（擘）　半夏半升（洗）（胸中有热，胃中有邪气，腹中痛，欲呕吐。——173 条）

3. *白头翁汤*　白头翁二两　黄连三两　黄蘖三两　秦皮三两（热利下重欲饮水。——371、373 两条）

黄连阿胶汤证，阴不足而阳有余，所以烦不得卧，非重用黄连不足以清其积热。黄连汤证，下虽寒而上则热，故君黄连以清上热。白头翁汤证，纯为火郁湿蒸，仍得用黄连来清火去湿，即诸泻心汤用它，亦还是在清除邪热，所以黄连最是清除心腹积热的专品。张元素说："黄连治郁热在中，烦躁恶心，兀兀欲吐，心下痞满。"（《医学启原》）黄连的作用，略尽于此。黄连与大黄相较，黄连泻热，大黄也泻热；黄连泻中下焦热，大黄也泻中下焦热，黄连味厚下泄，大黄也味厚下泄，好像是一样的功用，其实它们有很大的区别。大黄气味俱厚，以攻破见长，黄连味厚于气，以清燥最著，大黄优于破有形之积，黄连善于消无形之滞。大黄专于入府，黄连专于入藏，大黄优于治实而拙于治虚，黄连便虚实火俱可用，只要能权衡其轻重就行了。

（十五）白术

白术在大论里，有十个方剂选用了它，表列如下。

方名	分量	主要药	方名	分量	主要药
桂枝去桂加茯苓白术汤	三两		理中丸	三两	
五苓散	十八铢		真武汤	二两	
附子汤	四两		茯苓桂枝白术甘草汤	二两	
甘草附子汤	二两		桂枝人参汤	三两	
去桂加白术汤	四两		麻黄升麻汤	六铢	

其中最有代表性的，如下。

1. *桂枝去桂加茯苓白术汤* 芍药三两 甘草（炙）二两 生姜（切） 茯苓各三两 大枣十二枚（擘）（心下满，微痛，小便不利者。——28条）

2. *去桂加白术汤* 附子三枚（炮，去皮） 生姜三两（切） 大枣十二枚（擘） 甘草二两（炙） 白术四两（风湿相搏，大便坚，小便自利者。——174条）

3. *附子汤* 见前。

桂枝去桂加茯苓白术汤证，是水郁于中，既不能汗，又不能尿，所以用白术同茯苓去水利湿。去桂加白术汤证是湿困脾脏，脾阳停而胃纳阻，所以重用白术除湿以运脾。附子汤证，阳虚而水不化，所以白术独重，行其水寒。可见白术自是除湿专药，不过白术是益脾以化湿，因而小便利不利，均无所禁，而与茯苓猪苓行水以去湿者，截然不同。

（十六）杏仁

杏仁在大论中，十个方剂有它，如表所列。

方　　名	分量	主要药	方　　名	分量	主要药
桂枝麻黄各半汤	廿四枚		大青龙汤	四十枚	
桂枝二麻黄一汤	十六个		小青龙汤（加减法）	半升	
桂枝加厚朴杏子汤	五十个		大陷胸丸	半升	
麻黄汤	七十个		麻子仁丸	一升	
麻黄杏仁甘草石膏汤	五十个		麻黄连轺赤小豆汤	四十个	

它的主要作用，表现在下列几个方剂里。

1. *麻黄汤*　见前。

2. *麻黄杏仁甘草石膏汤*　见前。

3. *桂枝加厚朴杏子汤*　桂枝三两　甘草（炙）二两　生姜（切）　芍药三两　大枣十二枚（擘）　厚朴二两炙（去皮）　杏仁五十枚（去皮尖）（太阳病，下之微喘。——43条）

杏仁为利气泄肺专药。以上三方，均有喘证，所以都重用杏仁。李东垣说："杏仁下喘，治气也；桃仁疗狂，治血也，俱治大便秘，当分气血。昼则便难行，阳气也；夜则便难行，阴血也，故虚人便秘，不可过泄，脉浮者属气，用杏仁、陈皮；脉沉者属血，用桃仁陈皮。"（《用药法象》）日人吉益为则谓杏仁主治停水。（见《药征》）这是舍本逐末，不是杏仁的主要作用。逐水，只是气行而水泄的结果，正如李东垣用以通便之说。明乎此，杏仁的主治，便大为了然。

（十七）栀子

栀子在大论方中凡八见，计如下表。

方　　名	分量	主要药	方　　名	分量	主要药
栀子豉汤	十四个	*	栀子干姜汤	十四个	
栀子甘草豉汤	十四个		栀子蘗皮汤	十五个	*
栀子生姜豉汤	十四个		枳实栀子汤	十四枚	

（续表）

方　　名	分量	主要药	方　　名	分量	主要药
栀子厚朴汤	十四个		茵陈蒿汤	十四枚	

在这八个方剂里面，有两个方剂栀子是起着主要作用的：

1. 栀子蘖皮汤　肥栀子十五个（擘）　甘草一两（炙）　黄蘖二两（伤寒身黄发热。——26条）

2. 栀子豉汤　栀子十四个（擘）　香豉四合（绵裹）（虚烦不得眠反复颠倒，心中懊憹。——76条）

栀子有解热利湿作用，唯其解热，所以能治烦躁，栀子豉汤是其例；唯其利湿，所以能疗身黄，栀子蘖皮汤是其例。朱震亨说："栀子泻三焦之火，屈曲下行，能降火从小便中泄出。"（《本草纲目》引）可算尽得栀子的性能。黄宫绣对栀子的掌握使用，颇具经验，他说："就其轻清以推，则浮而上者，其治亦上，故能治之肺之火，凡在上而消渴躁烦，懊憹不眠，头痛目赤肿痛等证，得此以除。就其味苦而论，则苦而下者，其治亦下，故能泻肝肾膀胱之火，凡在下而见淋闭便结，黄疸疝气，吐衄血利，损伤血瘀等证，得此以泄，但治上宜生，治下宜炒黑，惟其上下皆入，而究则由肺达下，故能旁及而皆治者也，此为实邪实热则相宜，若使并非实热，概为通用，恐不免有损食泄泻之虞矣。"（《本草求真》）唯其栀子宜于实证，不宜于虚证，所以汪琥解释栀子豉汤的虚烦证说："作汗吐下后暴虚看，非真气虚也。"（《伤寒辨注》）其实栀子豉汤证的虚烦，只是懊憹不安的形容词，即热甚而感觉心胸虚空无着，烦乱不安之意，并不是虚实之虚，汪氏的解释，反觉费辞了。

（十八）柴胡

大论中凡七个方剂都选用了柴胡，列如表。

方　　名	分量	主要药	方　　名	分量	主要药
小柴胡汤	半斤	*	柴胡桂枝汤	四两	
大柴胡汤	半斤		柴胡桂枝干姜汤	半斤	

（续表）

方　名	分量	主要药	方　名	分量	主要药
柴胡加芒硝汤	二两十六铢		四逆散	等分	
柴胡加龙骨牡蛎汤	四两				

从上表看出小柴胡汤是使用柴胡的代表方剂。

小柴胡汤　柴胡半斤　黄芩三两　人参三两　半夏半斤（洗）　甘草（炙）　生姜（切）各三两　大枣十二枚（擘）（往来寒热胸胁苦满，嘿嘿不欲饮食，心烦喜呕。——96条）

王好古说："柴胡能去脏腑内外俱乏，既能引清气上行而顺阳道，又入足不阳，在经主气，在脏主血，前行则恶势，欲退则恶寒，唯气之微寒，味之薄者，故能行经。"（《汤液本草》）柴胡的唯一作用，即在助少阳经气，以解表里之邪，既不吐、不汗、不下，使病潜然而解，亦可汗可吐可下，使病机好转而病得解。王好古谓"去脏腑内外俱乏"，即指此意义，所以它有和解药的称号。柴胡的和解作用，究应怎样体会呢？钱潢有较好的解释，他说："邪在少阳，内逼三阴，达表之途辽远，汗之徒足以败卫亡阳；少阳虽外属三阳，而入里之路较近，下之适足以陷邪伤胃，汗下俱所不宜，故立小柴胡汤以升发少阳之郁邪，使清阳达表而解散之，即所谓木郁达之之义也。"（《伤寒溯源集》）据此，柴胡的和解作用，实即升散清阳，开解郁结之义。所以李东垣亦说："柴胡能引清气而行阳道，引胃气上行，升腾而行春令。"（《用药法象》）李时珍亦说："柴胡乃引清气，退热必用之药。"（《本草纲目》）什么是清气呢？钱潢说："所谓清气者，下焦所升清阳之气也。谓之清阳者，盖谷之浊气降于下焦，为命门真阳之所蒸，其清气腾达于上，聚膻中而为气海，通于肺而为呼吸，布于皮肤而为卫气，运行于周身内外上中下而为三焦。附于肝胆而为少阳风木，故清阳不升，内无以达生发阳和之气，所以外不能驱邪出表矣。"（《伤

寒溯源集》卷七）

（十九）石膏

石膏在大论中亦有七个方剂选用它，计如下表。

方　　名	分量	主要药	方　　名	分量	主要药
桂枝二越婢一汤	廿四铢		白虎加人参汤	二斤	
麻黄杏仁甘草石膏汤	半斤	*	竹叶石膏汤	一斤	
大青龙汤	鸡子大	*	麻黄升麻汤	六铢	
白虎汤	一斤	*			

其中石膏列主要地位的有三个方剂。

1. *白虎汤*　知母六两　石膏一斤（碎）　甘草二两（炙）　粳米六合（伤寒脉滑而厥，里有热。——350 条；腹满身重难以转侧，口不仁，面垢，谵语遗尿。——219 条）

2. *大青龙汤*　见前。

3. *麻黄杏仁甘草石膏汤*　见前。

石膏是专清肺胃热的药。李东垣说："石膏足阳明药也，故仲景治伤寒阳明证，身热目痛，鼻干不得卧。身以前，胃之经也，胸前，胃之室也。邪在阳明，肺受火制，故用辛寒以清肺气，所以有白虎之名。"（《用药法象》）石膏所治，多为表里热多证，否则便宜审用，即从上列三方所主治，亦可以窥其端倪。张隐庵说："石膏清阳明而和中胃。《灵枢经》云，两阳合明，是为阳明。又云，两火并合，故为阳明。是阳明上有燥热之主气，复有前后之火热，故伤寒有白虎汤，用石膏、知母，甘草、粳米，主资胃府之津，以清阳明之热，又阳明主阖而居中土，故伤寒有越婢汤，石膏配麻黄，发越在内之邪，从中土以出肌表。盖石膏质重，则能入里，味辛则能发散，性寒则能清热，其为阳明之宣剂凉剂者如此。"（《本草崇原》）总之，清里达表，生津散热，石膏功用，略尽于此。唯均宜生用，煅则无益。

（二十）枳实

枳实在大论全部方剂中，亦占七方，略如表。

方　　名	分量	主要药	方　　名	分量	主要药
大柴胡汤	四枚		小承气汤	三枚	
栀子厚朴汤	四枚		麻子仁丸	半斤	
枳实栀子汤	三枚	*	四逆散	十分	
大承气汤	五枚				

其中有代表性的，即枳实栀子汤一个方剂。

枳实栀子汤　枳实三枚（炙）　栀子十四个（擘）　豉一升（绵裹）（大病差后劳复者。——393 条）

枳实为除满消结药，《金匮》里的枳术汤治“心下如盘”，厚朴七物汤治腹满，《大论》的承气汤等，都是左证。《名医别录》说：“破结实，消胀满。”的是经验之谈。枳实栀子汤证，证不具述，当亦为劳复宿食之类，否则便不能用这破结药。王好古说：“枳壳主高，枳实主下，高者主气，下者主血，故壳主胸膈皮毛之病，实主心腹脾胃之病。”（《汤液本草》）临床时可参考。

（二十一）细辛

细辛在大论里六个方剂有它，略如表列。

方　　名	分量	主要药	方　　名	分量	主要药
小青龙汤	三两	*	当归四逆加吴茱萸生姜汤	三两	
麻黄细辛附子汤	二两	*	乌梅丸	六两	
当归四逆汤	三两		真武汤（加减法）	一两	

细辛在上列方中起到主要作用的有两个方剂。

1. *小青龙汤*　麻黄（去节）　芍药　细辛　干姜　甘草（炙）　桂枝（去皮）各三两　五味子半升　半夏半升（洗）

（心下有水气，咳而微喘，发热不渴。——41条）

2. *麻黄细辛附子汤* 麻黄（去节）二两 细辛二两 附子一枚（炮，去皮）（少阴病，始得之，反发热，脉沉者。——301条）

细辛为自里达表的辛温发散药，凡里有在经之寒湿最是擅长，小青龙汤的心下有水气，是寒湿，麻黄附子细辛汤证的脉沉，也是寒湿，都用细辛发其在里之寒湿而出于表。所以缪希雍说："细辛味辛温而无毒，入手少阴太阳经，风药也。风性升，升则上行，辛则横走，温则发散，故主咳逆头痛脑动，百节拘挛，风温痹痛死肌。盖痹及死肌，皆是感地之湿气，或兼风寒所成，风能除湿，湿能散寒，辛能开窍，故疗如上诸风寒湿疾也。"（《本草经疏》）即如小青龙汤证的心下有水气，麻黄附子细辛汤证的脉沉，均为寒水内注，不得外散，故用气辛味烈的细辛温水藏而散其寒湿，使水气与卫气相和而作汗。于此益足以说明细辛之所以能内散寒湿的道理了。

（二十二）芒硝

芒硝在大论中有六个方剂用到它，计如下表。

方　名	分量	主要药	方　名	分量	主要药
柴胡加芒硝汤	二两		大陷胸汤	一升	*
大承气汤	三合		大陷胸丸	半升	*
调胃承气汤	半升	*	桃核承气汤	二两	

其中主要的有三个方剂。

1. *大陷胸汤* 大黄六两（去皮） 芒硝一升 甘遂一钱匕（结胸热实，心下痛，按之石鞕。——135条）

2. *大陷胸丸* 大黄半升 葶苈子半升（熬） 芒硝半斤 杏仁半升（去皮尖，熬黑）（热入因作结胸，项强如柔痓状。——131条）

3. *调胃承气汤* 大黄四两（去皮，清酒洗） 甘草二两（炙） 芒硝半升（胃气不和，谵语。——29条；蒸蒸发

热。——248 条；腹胀满。——249 条）

成无己说："《内经》云，咸味下泄为阴。又云，咸以软之，热淫于内，治以咸寒。气坚者，以咸软之；热盛者，以寒消之，故张仲景大陷胸汤、大承气汤、调胃承气汤，皆用芒硝以软坚去实热，热不至坚者，不可用也。"（《注解伤寒论》）大黄泄热，芒硝软坚，是其不同点；热而未坚者，用大黄不用芒硝，小承气汤是其例；坚而热不盛者，用芒硝不用大黄，柴胡加芒硝汤是其例。

（二十三）牡蛎

牡蛎在大论里亦有六个方剂选用它，如下表。

方名	分量	主要药	方名	分量	主要药
桂枝去芍药加蜀漆牡蛎龙骨救逆汤	五两	*	牡蛎泽泻散	等分	*
桂枝甘草龙骨牡蛎汤	二两		柴胡桂枝干姜汤	二两	
柴胡加龙骨牡蛎汤	一两半		小柴胡汤（加减法）	四两	

其中在两个方剂，牡蛎在里面是比较主要的。

1. 牡蛎泽泻散　牡蛎（熬）　泽泻　蜀漆（暖水洗去腥）　葶苈子（熬）　商陆根（熬）　海藻洗（去咸）　栝蒌根各等分（从腰以下有水气。——395 条）

2. 桂枝去芍药加蜀漆牡蛎龙骨救逆汤　桂枝三两（去皮）　甘草（炙）二两　生姜三两（切）　大枣十二枚（擘）　牡蛎五两（熬）　龙骨四两　蜀漆三两（洗去腥）（亡阳必惊狂，卧起不安。——112 条）

牡蛎的主要作用有二：重用为咸寒软坚药。成无己说："牡蛎之咸，以消胸膈之满，以泄水气，使痞者消，硬者软。"（《注解伤寒论》）牡蛎泽泻汤是其例。与龙骨合用为平亢阳，镇惊怯药。邹澍说:“龙骨之用在火不归土而搏水,牡蛎之用在阳不归阴而化气,龙骨之引火归土,可借以化气生精;牡蛎之召阳归阴,可惜以平阳秘阴。”(《本经疏证》)救逆汤是其例。

(二十四) 厚朴

厚朴在大论中亦占六方,如下表。

方　　名	分量	主要药	方　　名	分量	主要药
桂枝加厚朴杏子汤	二两		小承气汤	二两	
栀子厚朴汤	四两	*	麻子仁丸	一尺	
大承气汤	半斤		厚朴生姜半夏甘草人参汤	半斤	

厚朴在这六个方剂中,其中两个方剂有它的代表性。

1. *厚朴生姜半夏甘草人参汤*　厚朴半斤(炙,去皮)　生姜半斤(切)　半夏半升(洗)　甘草二两　人参一两(发汗后腹胀满者。——66 条)

2. *栀子厚朴汤*　栀子十四个(擘)　枳实四枚(水浸,炙令黄)　厚朴四两(炙,去皮)(心烦腹胀,卧起不安。——79 条)

厚朴为导气滞消胀满药。朱震亨说:“厚朴气温,能泻胃中之实,其治腹胀者,因其味辛,以提其滞气,滞行则去之。”(《本草补遗》)李东垣说:“苦能下气,故泻实满,温能行气,故散湿满。”(《用药法象》)皆经验之谈。两证,一属寒,一属热,寒热之因虽各有不同,而其中有气滞则一,所以都重用厚朴以导滞消满。

(二十五) 蜜

蜜在大论中亦有六方,如表列。

方　　名	分量	主要药	方　　名	分量	主要药
蜜煎方	七合	*	理中丸		
乌梅丸			麻仁子丸		
猪肤汤	一升	*	大陷胸丸	二合	

其中蜜占主要的有两个方剂。

1. *蜜煎方*　食蜜七合，微火煎，凝如饴状，捻作挺，内谷道中。（津内竭，虽鞕不可攻，宜蜜煎导而通之。——233 条）

2. *猪肤汤*　猪肤一斤　白蜜一升　白粉五升（下利咽痛，胸满心烦。——310 条）

李时珍说："蜜之功有五：清热也、补中也、解毒也、润燥也、止痛也。生则性凉，故能清热；熟则性温，故能补中；甘而和平，故能解毒；柔而濡泽，故能润燥；缓可以去急，故能止心腹肌肉疮疡之痛。"（《本草纲目》）前方即所以润燥，后方即所以止痛。

（二十六）香豉

香豉在大论中凡五见，表列如下。

方　　名	分量	主要药	方　　名	分量	主要药
栀子豉汤	四合	*	枳实栀子汤	一升	
栀子甘草豉汤	二合		瓜蒂散	一合	
栀子生姜豉汤	四合				

香豉的主要作用，却显现在栀子豉汤中。

栀子豉汤　见前。

香豉苦寒，治时疾热病，烦躁满闷，表热能散，里热能清，所以伤寒病的烦热，无一不用它。有人说，栀子豉汤主要是栀子，但瓜蒂散证亦满而烦，便没有栀子了，可见香豉确能除烦热无疑，它和栀子比较，栀子清里热而利湿，香豉两解表里邪热，是其不同。

（二十七）当归

在大论方剂中，在四个方剂选用了当归，如下表。

方　名	分量	主要药	方　名	分量	主要药
乌梅丸	四两		当归四逆汤	三两	
麻黄升麻汤	一两		当归四逆加吴茱萸生姜汤	三两	

以上四方，应以当归四逆汤为主方。

当归四逆汤　当归三两　桂枝三两（去皮）　芍药三两　细辛三两　甘草二两（炙）　通草二两　大枣二十五枚（擘）（手足厥寒，脉细欲绝者。——351条）

方治脉细欲绝，即营分大亏的征象，所以主用当归以补营。成无已说："脉者，血之府，诸血皆主心，凡通脉者，必先补心益血，故张仲景治手足厥寒，脉细欲绝者，用当归之苦温以助心血。"（《注解伤寒论》）所见甚是。

（二十八）葛根

葛根在论中有四个方剂用到它，如下表。

方　名	分量	主要药	方　名	分量	主要药
桂枝加葛根汤	四两		葛根加半夏汤	四两	
葛根汤	四两	*	葛根黄芩黄连汤	半斤	

以上四方中葛根起重要作用的有两个方剂。

1．*葛根汤*　葛根四两　麻黄三两（去节）　桂枝二两（去皮）　生姜三两（切）　甘草二两（炙）　芍药二两　大枣十二枚（擘）（太阳病，项背强几几，无汗恶风。——31条）

2．*葛根黄芩黄连汤*　葛根半斤　甘草二两（炙）　黄芩三两　黄连三两（桂枝证下之，利不止，脉促，喘而汗出。——34条）

李东垣说："干葛其气轻浮，鼓舞胃气上行，生津液，又解肌热,治脾胃虚弱泄泻圣药。”(《用药法象》)是葛根的主要作用为生津达表。项背强,即由津液不能外达,利不止,即是津液的不能上升,所以总以葛根为主。阳明是燥金主事,葛根既能升发津液,因而为阳明专药。

(二十九) 粳米

粳米在论中,亦在四个方剂选用它的,列表如下。

方名	分量	主要药	方名	分量	主要药
白虎汤	六合		竹叶石膏汤	半升	
白虎加人参汤	六合		桃花汤	一升	*

以上四方,唯桃花汤里的粳米是有重要作用的。

桃花汤　赤石脂一斤(一半全用,一半生筛)　干姜一两　粳米一升(少阴病,下利便脓血。——306条)

粳米有止烦、止渴、止泄的作用,其所以然的道理,正如寇宗奭说:“平和五脏,补益气血。”(《本草衍义》)这是一味以食养胜病的药物,桃花汤用以培正止血,白虎汤用以生津止渴,竹叶石膏汤用以培元除烦。

(三十) 栝蒌根

栝蒌根在论中亦有四个方剂用到它,如下表。

方名	分量	主要药	方名	分量	主要药
小青龙汤(加减法)	三两		柴胡桂枝干姜汤	四两	
小柴胡汤(加减法)	四两	*	牡蛎泽泻散	等分	

栝蒌根的主要作用,表现在小柴胡汤的加减法里面。

小柴胡汤加减法　若渴去半夏加人参,合前成四两半,栝蒌根四两。

成无己说:“津液不足则为渴,栝蒌根味苦微寒,润枯燥而通行津液,是为渴所宜也。”(《注解伤寒论》)不仅此也,柴胡桂枝干姜汤，因有渴而心烦证，栝蒌根亦用到四两，可以想见。

提纲

（1）甘草的主要作用在甘温缓急，甘温多半扶阳，缓急多半为益阴的结果。

（2）桂枝的主要作用在和营通阳，其解表、行瘀、补中、降逆等功效，都是由于它和营通阳这一作用的发展。

（3）大枣的主要作用在安养脾阳。

（4）生姜辛窜，凡因气因寒而滞积的，最是擅长。

（5）芍药为通顺血脉药，最能消散气积，畅行阴液。

（6）干姜宣通心脾阳气，消散寒涸。

（7）附子长于退阴回阳，凡属阳虚证均合用。

（8）人在擅补肺气，扶元阳，沙参可代人参用。

（9）半夏的主要作用为涤饮行气。

（10）黄芩苦降，清热利湿，凡心下部的热或湿盛，用之无有不除。

（11）茯苓白色的补气，赤气的利水。

（12）麻黄的主要作用为疏畅肺气膹郁。

（13）大黄为泻热通积药。

（14）黄连为清除心腹积热的专品，凡心腹部火郁证，最能清除。

（15）白术是除湿专药，尤善于益脾化湿。

（16）杏仁利气泄肺，优于治喘。

（17）栀子有解热利湿作用，专清三焦之火屈曲下行。

（18）柴胡专助少阳经气，两解表里。

（19）石膏为清除肺胃热实药，表里两热证最擅长。

（20）枳实为除满消积药，凡血分、里分的积滞最适宜。

（21）细辛为自里达表的辛温发散药。

（22）芒硝善于软坚泻燥结。

（23）牡蛎重用能软坚利水，与龙骨并用善于潜阳。
（24）厚朴为导气滞消胀满药。
（25）蜜为清热解毒润肠药。
（26）香豉善治时行热病，除烦消闷。
（27）当归为补心益血药。
（28）葛根善于生津达表，两解阳明药。
（29）粳米在养胃阴，止烦止泄的作用。
（30）栝蒌根为润燥行津液药。

复习题

（1）甘草、桂枝、大枣、生姜四药在大论一百十二方中运用最广，试各就其主要方剂，仔细地分析它们的主要作用。

（2）黄芩、黄连同为清热药，试就论中诸方说明其同与不同的作用？

（3）如果说麻黄不是发汗药，为什么麻黄汤有发汗作用？

（4）茯苓与白术、大黄与芒硝、厚朴与枳实，在临床究竟如何鉴别应用，试就论中所述各方分析说明之。

附：检查表

条文号码	分　　类	条文号码	分　　类
1	太阳病	25	汗法
2	太阳病	26	渴
3	太阳病	27	不可汗
4	烦躁　病机	28	利法
5	病机	29	烦躁　谵语
6	太阳病	30	误汗
7	病机	31	恶风　无汗
8	病机	32	下利原因　下利表证
9	病机	33	呕吐
10	病机	34	下利
11	病机	35	恶风　头痛　无汗
12	发热	36	胸胁满　不可下
13	恶风　头痛	37	胸胁满
14	恶风	38	恶风　烦躁
15	治法举要	39	汗法
16	治法举要	40	呕吐
17	治法举要	41	利法
18	治法举要	42	汗法
19	治法举要	43	误下
20	恶风　小便不利	44	治法举要
21	胸胁满	45	治法举要
22	温法	46	衄　发热　汗法
23	恶寒	47	衄
24	烦躁	48	烦躁　治法举要

（续表）

条文号码	分　　类	条文号码	分　　类
49	悸　治法举要	77	烦躁
50	不可汗	78	清法
51	汗法	79	腹满　烦躁
52	汗法	80	清法
53	自汗	81	治法举要
54	自汗	82	发热 头眩 悸 振栗
55	汗法	83	不可汗
56	头痛 小便白 不大便	84	便血
57	烦躁	85	不可汗
58	病机	86	衄
59	小便不利　治法举要	87	振栗
60	振栗	88	误汗
61	烦躁	89	误汗
62	补法	90	治法举要
63	利法	91	治法举要
64	悸	92	发热　头痛
65	悸　奔豚	93	汗吐下后的变证
66	腹满	94	振栗
67	头眩　振栗	95	发热　自汗
68	恶寒	96	少阳病 寒热往来 胸胁满 烦躁
69	烦躁	97	寒热往来
70	恶寒	98	不能食
71	小便不利　渴　烦躁	99	恶风　胸胁满
72	渴　烦躁	100	补法
73	利法	101	振栗
74	渴　烦躁	102	悸　烦躁
75	误汗	103	呕吐　烦躁
76	烦躁　懊侬	104	潮热　胸胁满　下利

（续表）

条文号码	分类	条文号码	分类
105	下利　谵语	130	结胸
106	发狂	131	结胸原因　结胸证治　痞
107	小便不利　谵语	132	结胸　不可下
108	谵语	133	结胸
109	利法	134	恶寒　小便与发黄　懊憹　发黄　结胸
110	小便不利　烦躁　谵语　振栗	135	结胸
111	小便不利　衄　哕　谵语　发黄	136	寒热往来　结胸
112	发狂	137	少腹满硬
113	谵语	138	结胸
114	便脓血	139	结胸
115	火逆	140	误下　吐法
116	烦躁	141	结胸　治法举要
117	奔豚	142	谵语　痞
118	火逆	143	谵语
119	火逆	144	和法
120	不能食　误吐	145	谵语
121	误吐	146	呕吐
122	误汗	147	寒热往来　小便不利
123	呕吐	148	和法
124	少腹满硬　小便不利　发狂	149	呕吐　振栗　结胸　痞
125	少腹满硬　小便利　发黄　发狂	150	结胸
126	少腹满硬　小便利	151	痞
127	悸	152	下利　呕吐
128	结胸	153	发黄
129	结胸	154	痞

（续表）

条文号码	分　　类	条文号码	分　　类
155	自汗　痞	183	恶寒
156	小便不利　痞	184	恶寒
157	痞	185	呕吐
158	呕吐　痞	186	阳明病　病机
159	下利	187	小便与发黄　发黄
160	汗吐下后的变证	188	病机
161	汗吐下后的变证	189	懊侬
162	误下　吐法	190	病机
163	痞	191	不能食
164	恶寒　痞	192	自汗
165	下利	193	病机
166	心下满 心中满　吐法	194	不能食　哕
167	结胸	195	小便与发黄　发黄
168	渴	196	无汗
169	渴	197	无汗
170	渴	198	头眩
171	和法	199	小便与发黄　发黄
172	下利　呕吐	200	小便与发黄　发黄
173	呕吐	201	潮热
174	温法	202	衄
175	恶风	203	自汗　小便不利　不大便
176	清法	204	呕吐　治法举要
177	悸　补法	205	心下硬满
178	病机	206	小便与发黄　发黄
179	不大便	207	烦躁
180	阳明病	208	恶寒　潮热　腹满　不大便
181	汗吐下后的变证	209	潮热　不大便
182	阳明病　自汗　发热	210	谵语

（续表）

条文号码	分　　类	条文号码	分　　类
211	评语	239	不大便　烦躁
212	阳明病　不大便　评语	240	发热
213	自汗　不大便　评语	241	腹满　不大便　烦躁
214	潮热　不大便　评语	242	小便不利
215	不能食	243	呕吐
216	评语	244	小便利　渴
217	评语	245	不大便
218	不大便　评语	246	病机
219	评语	247	小便利　不大便
220	潮热　不大便　评语	248	发热
221	懊侬	249	腹满
222	渴	250	小便利　不大便
223	发热　小便不利	251	不大便　烦躁
224	阳明病　治法举要	252	不大便
225	下利	253	自汗　下法
226	不能食　哕	254	腹满　下法
227	衄	255	腹满　下法
228	懊侬	256	下法
229	潮热　胸胁满	257	瘀血
230	胸胁满　呕吐	258	便脓血
231	哕　发黄	259	发黄
232	哕	260	发黄
233	小便利	261	发黄
234	恶寒	262	发黄
235	汗法	263	少阳病
236	发热　发黄	264	悸
237	瘀血	265	评语
238	烦躁　懊侬	266	少阳病　胸胁满

（续表）

条文号码	分　　类	条文号码	分　　类
267	谵语	295	少阴病　下利
268	自汗	296	下利　烦躁
269	烦躁　病机	297	头眩　下利
270	能食　病机	298	烦躁
271	病机	299	病机
272	病机	300	下利　烦躁
273	太阴病　腹满	301	发热
274	病机	302	汗法
275	病机	303	烦躁
276	汗法	304	恶寒
277	下利　温法	305	温法
278	小便与发黄	306	便脓血
279	腹满	307	便脓血
280	不可下	308	便脓血
281	少阴病	309	烦躁
282	少阴病　小便白　下利　渴　烦躁	310	下利　烦躁　咽痛
283	自汗	311	咽痛
284	谵语	312	咽痛
285	不可汗	313	咽痛
286	不可汗　不可下	314	温法
287	下利	315	下利虚寒证　下利顺逆机势
288	下利	316	下利
289	烦躁	317	下利
290	病利	318	悸　下利
291	病利	319	下利　呕吐　烦躁
292	发热　下利	320	下法
293	便脓血	321	下利　下法
294	衄　厥　无汗	322	腹满　不大便

（续表）

条文号码	分类	条文号码	分类
323	温法	351	厥
324	呕吐	352	利法
325	下利	353	自汗　下利
326	渴	354	厥
327	病机	355	心中满心下满　烦躁
328	病机	356	悸　厥
329	渴	357	下利
330	厥	358	下利
331	发热　厥	359	呕吐
332	能食	360	下利
333	能食	361	下利
334	便脓血	362	下利
335	厥	363	便脓血
336	厥	364	不可汗
337	厥	365	下利
338	厥阴病　厥	366	下利
339	能食　小便白　便脓血　厥	367	下利　便脓血
340	少腹满鞕	368	下利
341	厥阴病　便脓血　厥	369	下利
342	厥阴病　厥	370	下利　厥
343	烦躁　厥	371	下利
344	厥	372	下利
345	下利　厥	373	下利　渴
346	自汗　下利	374	下利　评语
347	不可下	375	下利　烦躁
348	厥	376	呕吐
349	厥	377	呕吐　厥
350	厥	378	头痛

（续表）

条文号码	分　　类	条文号码	分　　类
379	呕吐	389	自汗
380	哕	390	厥
381	哕	391	烦躁
382	霍乱	392	阴阳易
383	霍乱	393	劳复
384	能食　霍乱	394	劳复
385	下利	395	劳复
386	霍乱	396	劳复　补法
387	汗法	397	劳复
388	发热　呕吐	398	劳复